暢銷10年增訂版
芳療使用手冊

30款常備精油×107種身心對症配方×26種按摩手法，
從入門到考證都適用的圖解教科書

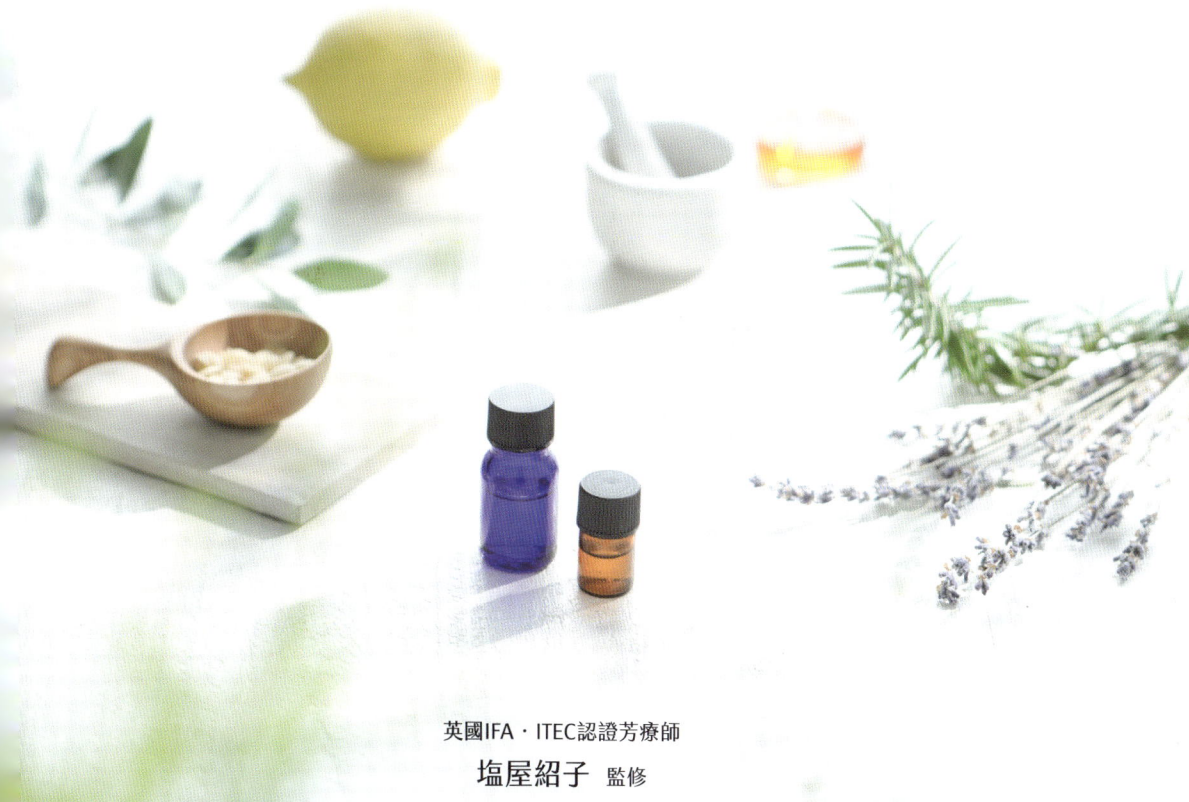

英國IFA・ITEC認證芳療師
塩屋紹子 監修

前言

　　很榮幸2015年出版的《芳療使用手冊》，受到許多讀者的愛戴，在10年之後為各位獻上的「增訂版」，不僅更新了芳療相關資訊，並以「抗老逆齡」為主題補充芳療按摩的篇章，希望各位會喜歡。

　　芳香療法起源於埃及，後來盛行於歐洲，而約莫40年前日本才剛開始推廣。當時僅出現一小部分的芳療愛好者，如今在街頭卻能看見各式各樣的芳療專門店。芳香療法中的基本材料「精油」，近來也很常添加於天然保養品、洗沐用品、家事清潔用品等產品中。芳香療法可以說是在無形中已滲透進我們的日常生活。

　　精油是從植物上萃取芳香成分所製成。開始芳香療法的第一步，就是挑選一瓶自己喜歡的精油，將香氣帶入生活中。習慣你的第一瓶精油之後，隨著增添不同的精油，能感受到更豐富的香氣種類，生活也能變得更多彩多姿。

　　享受芳香療法的方式相當多元，例如，利用水氧機讓香氣在寢室中擴散、在浴缸中滴幾滴精油享受香氣沐浴、使用精油製成的保養品或家事用品等等。請務必從能配合自己的生活型態、容易執行的方法開始嘗試。不

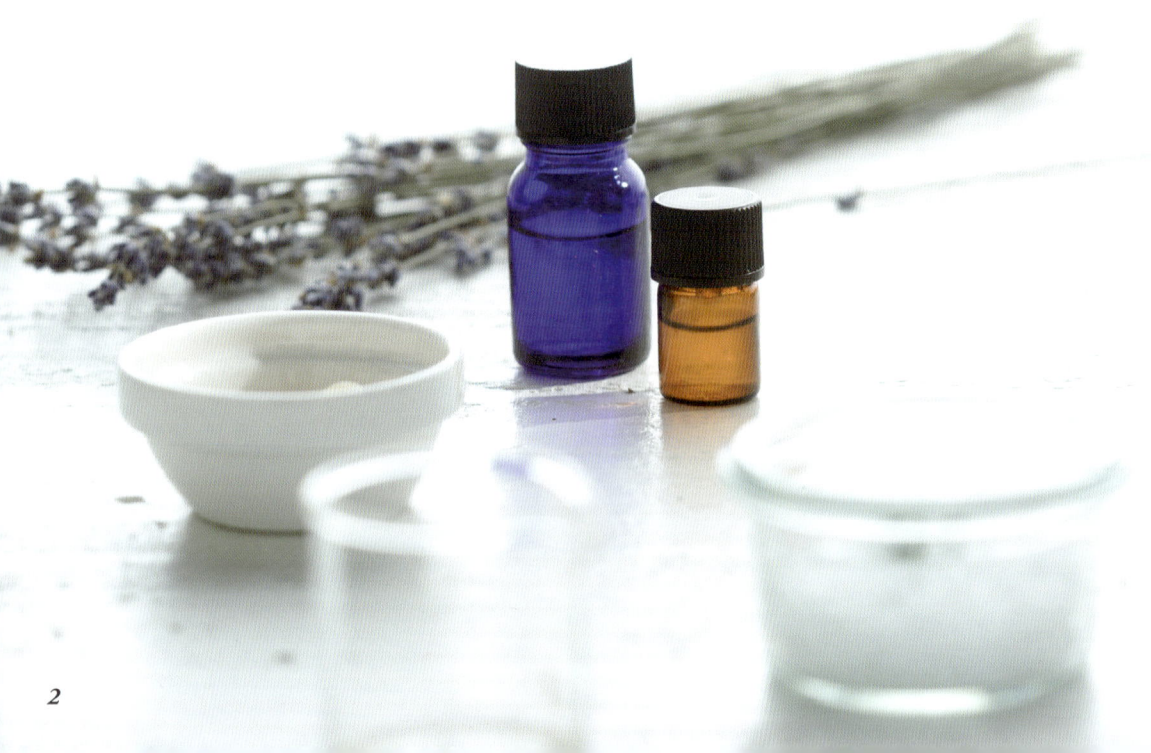

過，在享受芳香療法之前，先了解它的基礎知識也非常重要，因為必須正確且安全地使用精油，才能得到最好的效果。本書會以淺顯易懂的方式，詳細解說精油的基礎知識與用法。

而對基本的芳香療法熟悉後，希望各位務必嘗試芳療按摩。透過按摩手法，皮膚和呼吸系統可以吸收精油內的植物成分，有助於身心健康和美容。這本「增訂版」為了讓各位能更輕鬆嘗試芳療按摩，特別追加了全新章節——只要以一瓶精油和簡單步驟就能進行的「抗老逆齡」芳療按摩。書中並附有教學影片QR CODE，讓各位能跟著影片輕鬆照做。此外，想要挑戰更經典的芳香療法按摩，在本書的特別附錄〈芳香療法按摩全書〉也有詳盡的解說，對於自我護理和增進家人之間的溝通都很有幫助，請務必體驗看看。

有意從事芳療工作的讀者，本書也介紹了目前在日本最主要的幾種檢定與證照資訊，提供各位參考。

芳香療法能促進我們的身心健康，並讓生活變得更豐富多彩。但願這本書能幫助您和身邊的親朋好友，一起度過幸福的每一天。

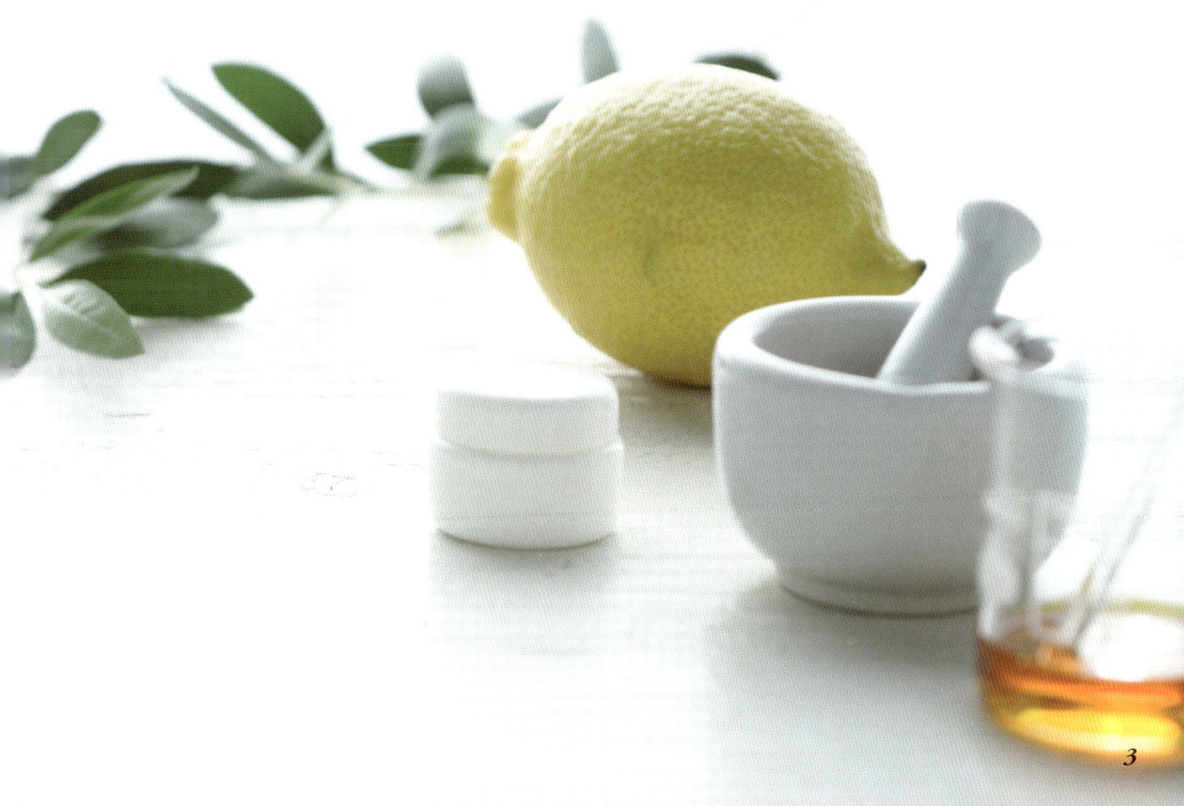

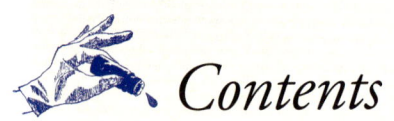

Contents

前言 2

第1章
初學入門必備！
芳香療法的基礎知識

什麼是芳香療法？ 10
芳香療法與自然療法的歷史 12
精油為什麼有用？
影響身心的四大途徑 14
精油從何而來？
認識芳療的基礎 16
從植物到精油，
芳香物質的萃取方法 18
買對才有效！精油的選購訣竅 20
避免精油變質的正確保存法 21
安心使用精油的六大重點 22

第2章
發揮精油療癒力！
芳療的日常應用方法

● 空間薰香
蠟燭式薰香台 24
插電式薰香燈／水氧機 25
面紙／其他專用商品 26
蒸氣／室內噴霧 27
● 浸泡沐浴
全身浴 28
半身浴 29
手浴／足浴 30
Column 外出也能用的芳療巧思 31

● 嗅吸
利用臉盆 32
利用馬克杯／利用面紙 33
● 濕敷 34
● 按摩 35
● 其他使用方法
自製精油保養品／自製精油日用品／
為生活增添香氣 36

第3章
居家常備款！
CP值最高的精油圖鑑

植物精油的七大香氣類別 38
改善身心的精油對症功效 40
快速了解各精油的注意要點 41
精油的使用說明 42
● 依蘭 43
● 甜橙 44
● 德國洋甘菊 45
● 羅馬洋甘菊 46
● 快樂鼠尾草 47
● 葡萄柚 48
● 絲柏 49
● 檀香 50
● 摩洛哥茉莉 51
● 杜松 52
● 馬鬱蘭 53
● 天竺葵 54
● 茶樹 55
● 橙花 56
● 廣藿香 57
● 黑胡椒 58
● 乳香 59
● 岩蘭草 60

- 胡椒薄荷 ……………………… 61
- 佛手柑 ………………………… 62
- 安息香 ………………………… 63
- 沒藥 …………………………… 64
- 香蜂草（檸檬香蜂草）……… 65
- 尤加利（桉樹）……………… 66
- 薰衣草 ………………………… 67
- 檸檬 …………………………… 68
- 檸檬香茅 ……………………… 69
- 玫瑰原精 ……………………… 70
- 奧圖玫瑰 ……………………… 71
- 迷迭香 ………………………… 72

精油品牌推薦 …………………… 73

第4章
調配精油的第一步！
認識不同的基底油

從挑選到使用！
基底油的基礎知識 ……………… 78
基底油的使用說明 ……………… 79
- 杏桃仁油 ……………………… 80
- 酪梨油 ………………………… 80
- 摩洛哥堅果油 ………………… 81
- 橄欖油 ………………………… 81
- 山茶花油（椿油）…………… 82
- 葡萄籽油 ……………………… 82
- 石栗油 ………………………… 83
- 小麥胚芽油 …………………… 83
- 甜杏仁油 ……………………… 84
- 芝麻油（胡麻油）…………… 84
- 月見草油（晚櫻草油）……… 85
- 荷荷芭油 ……………………… 85
- 昆士蘭堅果油 ………………… 86
- 玫瑰果油 ……………………… 86

第5章
做自己的芳療師！
掌握精油的調配原則

調香八步驟，
調出自己的專屬精油 …………… 88
Column 按摩精油的濃度與稀釋方法 93
對症舒緩！
精油的身心作用一覽表 ………… 94
調香不失敗！
精油的契合度對照表 …………… 98
調整前中後調！
傳播速度與香氣強度表 ………… 100
享受每一刻過程，
專業芳療師的調香建議 ………… 101
Column 關於精油的Q&A ……… 102

第6章
走入香氣國度！
認識日本的精油與芳療

日本特有的香氛風情 …………… 104
採用在地香氣的品牌 …………… 105
日本特有的精油介紹 …………… 106
- 羅漢柏   ● 日本扁柏
- 烏樟   ● 日本五葉松
- 日本柳杉   ● 日本櫻樺
- 柳葉木蘭   ● 日本冷杉

產自飛驒高山的精油 …………… 108
日本精油的使用方法推薦 ……… 110
Column 腳掌與足部反射區示意圖 … 112

5

第7章
改善身心常見困擾的芳療處方箋

- ● 心靈照護 ············· 114
- 舒緩放鬆 ············· 115
- 幫助入眠 ············· 116
- 提升專注力 ············· 117
- 增加動力 ············· 118
- 振奮心情 ············· 119
- 安定心靈 ············· 120
- 製造浪漫氛圍 ············· 121
- ● 壓力問題 ············· 122
- 頭痛・偏頭痛 ············· 123
- 眼睛疲勞 ············· 124
- 疲累感 ············· 125
- 肩膀僵硬・痠痛 ············· 126
- 改善肩膀痠痛的按摩方法 ············· 127
- ● 循環系統問題 ············· 128
- 怕冷・手腳冰冷 ············· 129
- 腿部浮腫 ············· 130
- 改善腿部浮腫的按摩方法 ············· 131
- 高血壓・低血壓 ············· 132
- 痔瘡 ············· 133
- 凍瘡 ············· 133
- ● 免疫、呼吸系統問題 ············· 134
- 感冒・流行性感冒 ············· 135
- 喉嚨痛・咳嗽 ············· 136
- 免疫力低落 ············· 137
- 流鼻水・鼻塞 ············· 138
- ● 消化系統問題 ············· 140
- 便秘 ············· 141
- 腸胃不適（消化不良・脹氣・胃痛）············· 142
- 噁心反胃 ············· 143
- 宿醉 ············· 143
- ● 肌膚問題 ············· 144
- 乾燥・皺紋 ············· 145
- 青春痘・粉刺 ············· 146
- 曝曬 ············· 147
- 輕度傷口 ············· 147
- ● 婦科問題 ············· 148
- 月經不順・無月經 ············· 149
- 經痛 ············· 150
- 改善經痛的按摩方法 ············· 151
- 經前症候群（PMS）············· 152
- 更年期不適 ············· 153
- ● 年長者照護 ············· 154
- 記憶力衰退 ············· 154
- 關節疼痛 ············· 154
- 腿部抽筋 ············· 154

第8章　附QR碼教學影片！
抗老逆齡的芳香療法按摩

只要一瓶精油和基底油！
喚醒青春活力的芳療按摩手法 ············· 156
- ● 消除年齡感的手部按摩 ············· 157
- ● 預防指尖乾燥的指甲按摩 ············· 158
- ● 呈現光澤秀髮的頭皮按摩 ············· 159
- ● 避免落髮的頭皮按摩 ············· 160
- ● 提亮肌膚的臉部按摩 ············· 161
- ● 消除抬頭紋的臉部按摩 ············· 162
- ● 消除魚尾紋的臉部按摩 ············· 163
- ● 消除法令紋的臉部按摩 ············· 164
- ● 避免眼皮下垂的眼部按摩 ············· 165
- ● 緊實拉提的頸部按摩 ············· 166
- ● 打造小V臉的下顎按摩 ············· 167
- ● 維持彈性的胸部按摩 ············· 168

- 緩解更年期的安撫按摩⋯⋯⋯⋯⋯169
- 提升睡眠品質的舒眠按摩⋯⋯⋯⋯170

第9章
簡單DIY！
精油保養品與日用品

保養品&日用品的常用基本材料⋯⋯172
適合不同膚質的精油與基底油⋯⋯⋯175
適合製作日用品的精油⋯⋯⋯⋯⋯⋯175
讓過程更順手的基本工具⋯⋯⋯⋯⋯176
- 浴鹽⋯⋯⋯⋯⋯⋯⋯⋯⋯⋯⋯⋯178
- 沐浴油⋯⋯⋯⋯⋯⋯⋯⋯⋯⋯⋯179
- 發泡浴鹽⋯⋯⋯⋯⋯⋯⋯⋯⋯⋯180
- 身體磨砂膏⋯⋯⋯⋯⋯⋯⋯⋯⋯182
- 卸妝油⋯⋯⋯⋯⋯⋯⋯⋯⋯⋯⋯183
- 泥漿面膜⋯⋯⋯⋯⋯⋯⋯⋯⋯⋯184
- 化妝水⋯⋯⋯⋯⋯⋯⋯⋯⋯⋯⋯185
- 蜂蠟保濕霜⋯⋯⋯⋯⋯⋯⋯⋯⋯186
- 洗髮精・護髮乳⋯⋯⋯⋯⋯⋯⋯188
- 頭皮護理油⋯⋯⋯⋯⋯⋯⋯⋯⋯189
- 爽身粉⋯⋯⋯⋯⋯⋯⋯⋯⋯⋯⋯190
- 驅蟲噴霧⋯⋯⋯⋯⋯⋯⋯⋯⋯⋯191
- 室內香氛噴霧⋯⋯⋯⋯⋯⋯⋯⋯192
- 清潔噴霧⋯⋯⋯⋯⋯⋯⋯⋯⋯⋯193
- 萬用芳香小蘇打⋯⋯⋯⋯⋯⋯⋯194

第10章
芳香療法的檢定與
資格認證

AEAJ的檢定與資格認證⋯⋯⋯⋯⋯196
JAA的資格認證⋯⋯⋯⋯⋯⋯⋯⋯⋯202
NARD JAPAN的資格認證⋯⋯⋯⋯⋯204
芳療師的職業與活躍場所⋯⋯⋯⋯⋯206
Column 從事芳療工作持之以恆的
　　　　祕訣⋯⋯⋯⋯⋯⋯⋯⋯⋯208

特別附錄
芳香療法按摩全書

序言⋯⋯⋯⋯⋯⋯⋯⋯⋯⋯⋯⋯⋯211
按摩油的製作方法⋯⋯⋯⋯⋯⋯⋯⋯212
開始芳香按摩⋯⋯⋯⋯⋯⋯⋯⋯⋯⋯213
芳香按摩的基本技巧⋯⋯⋯⋯⋯⋯⋯214
- 放鬆紓壓&舒眠⋯⋯⋯⋯⋯⋯⋯216
- 維持荷爾蒙平衡⋯⋯⋯⋯⋯⋯⋯218
- 緊緻臉部線條⋯⋯⋯⋯⋯⋯⋯⋯220
- 護髮・頭皮保養⋯⋯⋯⋯⋯⋯⋯222
- 鎖骨線・胸型保養⋯⋯⋯⋯⋯⋯224
- 緊實腰部線條⋯⋯⋯⋯⋯⋯⋯⋯226
- 緊實臀部線條⋯⋯⋯⋯⋯⋯⋯⋯228
- 提升親子關係的嬰兒按摩⋯⋯⋯230
- 互動交流的幼兒按摩⋯⋯⋯⋯⋯232
- 舒緩疲憊的青春期按摩⋯⋯⋯⋯234
- 增進情感的情侶按摩⋯⋯⋯⋯⋯236
- 安定心靈的年長者按摩⋯⋯⋯⋯238

使用精油之前,請務必閱讀以下內容。

- 請留意第3章中明確記載之注意事項。請認真閱讀並且遵守這些注意事項,以及您購買之精油所附的說明書。
- 精油的刺激性強,因此請不要將精油原液直接沾染肌膚。不小心沾到時,請立即用大量清水沖洗。
- 絕對不能飲用精油。萬一不小心誤飲且口腔中殘留精油時,請用大量清水漱口,並且立即尋求醫師的診斷。
- 請不要讓精油接觸到眼睛。不小心接觸到眼睛時,請用大量清水清洗,並且立即尋求醫師的診斷。
- 請注意家具沾染到精油時,可能引起變色或變質。不小心沾到時,請立即用面紙等擦拭。
- 精油靠近火源,可能會引發起火,所以請不要在火源附近使用精油。
- 請將精油保管在兒童與寵物觸摸不到的位置。
- 請詳閱41頁的內容,根據體質或身體狀況慎重使用精油。
- 本書介紹各種有利於心理和生理的精油之使用方法,但是精油並非藥物,不能當成治療目的使用。孕婦、病患以及對健康狀況有疑慮的讀者,請務必諮詢醫師。本書的作者、出版社不承擔使用精油所產生的傷害以及其他一切的責任。

本書影片的注意事項

- 禁止複製、轉售、轉讓本書中的QR CODE。
- 禁止擅自將本書任何影片上傳至網路。
- 本服務可能會更改或終止,恕不另行通知。

第1章

初學入門必備！
芳香療法的基礎知識

Aromatherapy Basic Lecture

芳香療法是指，利用精油將身心引導到更佳狀態的療法。
芳香療法經過怎樣的歷史沿革產生，
精油的香氣如何影響我們的身心？
如何製作精油，如何正確使用？
在實際開始芳香療法之前，
讓我們先從學習芳香療法的基礎知識開始！

Lesson.1
Aromatherapy Basic

什麼是芳香療法？

芳香療法是運用香氣的療法

芳香療法的英文為「Aromatherapy」，是由表示「芳香」的Aroma，和表示「療法」的Therapy合併後的新詞彙，中譯為「芳香療法」。日常生活中，我們被各式各樣的香氣所圍繞，但是芳香療法所使用的是以特殊方法從植物中萃取出來的「精油」。利用植物的療法有藥用香草、中藥等各類療法，而芳香療法則是利用「精油」來達到調整身心平衡、緩和疼痛和炎症等症狀的效果。

芳香療法這個詞彙是從歐洲傳來的，不過我們應該都曾有過這樣的經驗，當聞到玫瑰的香氣時，會產生幸福的感覺；當聞到柑橘類的香氣時，會分泌唾液引發食慾；當聞到薄荷的香氣，鼻子就會通暢無比。這些都是植物香氣所帶來的效果。即便沒有使用過精油，但是我們都有類似的體驗，並且知道香氣所帶來的身心具體效果。[※1]

讓我們的生活更加豐富多彩的香氣

裝在藍色或棕色小瓶子裡面的精油，有各式各樣的使用方式。最普遍的使用方式是「薰香」。薰香一般是透過水氧機等專用器具，讓香氣在室內擴散開來，不過，即使只是在面紙上滴1～2滴精油、放在身邊，也是一種薰香方法。

還有另一種使用方式，是將精油融入到沐浴當中，透過將精油滴入浴缸裡，一邊享受香氣、一邊泡澡，讓精油成分被皮膚吸收。像這樣，只要身邊

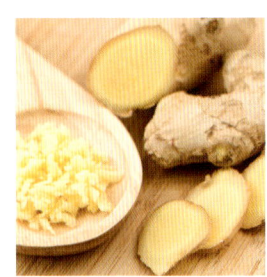

[※1]
日本傳統的植物療法
在日本代代相傳的「祖母的智慧」中，也存在許多運用植物的方法。
例如：
● 身體感到寒冷時喝薑茶
● 冬至時泡柚子浴來保暖
● 在傷口上塗抹蘆薈
● 用山茶花油來護理頭髮
雖然芳香療法源自於海外，但這些傳統智慧與芳香療法的理念非常接近。

擁有喜歡的芳香精油，立刻就能開始進行芳香療法。有芳香療法的生活，讓我們的日常變得更美好且豐富多彩。[※2]

芳香的力量也能被運用在醫療上

芳香療法能夠調整心理和生理的平衡，因此在醫療上也能夠發揮效用。現今社會，不論是傳染病和感染症都日益減少，不過一些生活習慣病以及身心症等疾病煩惱的人，卻日益增加。現代人所追求的不僅止於疾病的治癒，更在於預防疾病。且不僅僅看單一症狀，而是要將心理和生理做到整體調和。而這些正是芳香療法和藥用香草等自然療法最能達到效果的領域。現代人已經開始利用結合現代醫學用藥與自然療法優點的整合性醫療。[※3]

使用當地精油的芳療日漸普及

大約40年前，芳香療法這個詞彙開始備受討論。最初是芳香療法的書籍大量出版，後來芳香療法的愛好者日益增多，至今，街上也隨處可見芳香療法的專賣店。隨著日本旅遊的盛行，日本本土的芳香療法也漸受外國人喜愛。由於日本國內有許多具有絕佳功效的植物，於是，當地的蒸餾所開始試著從這些植物萃取出精油，甚至發展出適合當地人的精油使用方式。[※4]

未來，芳香療法領域仍會不斷進化，相信會有從更多角度切入的探索與研究，並引導我們走向更美好的生活。

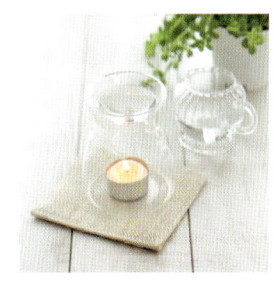

[※2]
薰香：參考24～27頁
沐浴：參考28～30頁

[※3]
許多國家都提出了大量關於精油的研究結果和論文
為了能夠讓芳香療法的效果更上一層樓，使用最新技術來證明精油效能的化學分析也在日益進步中。許多國家紛紛提出各項研究結果和論文等，被發表在IFA（國際芳療師協會）的論壇上。

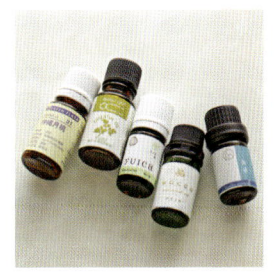

[※4]
日本獨賣的精油
第6章中將詳細介紹，日本產的植物精油，包括烏樟、柳杉、扁柏以及冷杉等。

Lesson.2

The History of Aromatherapy and the Naturopathy

芳香療法與自然療法的歷史

西元前的埃及利用植物來製作木乃伊

芳香療法的起源，可以追溯到遙遠的西元前。讓我們一邊學習芳香療法的歷史，一邊解開人類與植物，以及與芳香療法的關係。

首先，西元前3000年的古埃及，眾所周知那個時代曾經製作木乃伊，當時就已經使用本書第3章中介紹的乳香和沒藥等物質來取代防腐劑。

到了西元前4世紀的古希臘時代，「醫學之父」希波克拉底登場。他是一位建立西洋醫學基礎的重要人物。醫師的經驗讓他以科學方式分析疾病，並且解說了按摩的重要性以及效果。他的論述全部記載在《希波克拉底全集》當中。[※1][※2]

西元後關於植物學及醫學的書籍大量出版

西元以後，隨著植物學與醫學的發展，名揚千古的人物和書籍陸續登場。首先，西元77年，博物學家普林尼發表了其著作《博物志》。該著作是一本全37卷的大規模自然科學書籍，直到現在仍極具參考價值。之後，軍醫迪奧斯科里德斯在其著作《藥物論》中收錄了約600種植物，並根據其藥理功效進行分類整理，千百年間被廣為流傳運用。[※3]隨後，在西元1020年前後，阿拉伯的哲學家兼醫學家伊本·西那著作的《醫典》則是集合了羅馬、希臘、阿拉伯的醫學大成。該書籍直到17世紀為止，都被當作醫學教科書使用。[※4]

此外，在14世紀前後的中世紀歐洲，以教會和修

[※1]
傳統療法「阿育吠陀」的起源
西元前1500至1000年左右的印度，誕生了崇拜自然諸神的讚歌集《梨俱吠陀》，在其中得以窺見「阿育吠陀」的源流。阿育吠陀療法一直流傳至今，並對芳香療法產生了重大的影響。

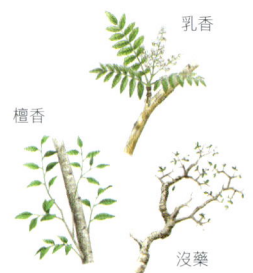
乳香
檀香
沒藥

[※2]
聖經中的香氣
聖經中也有對於香氣的記載。《舊約聖經》中，阿拉伯南部某國，席巴女王贈送給以色列所羅門王的禮物中，除了黃金和珠寶以外，還有乳香和檀香（白檀香）等。此外，《新約聖經》中記載了，耶穌誕生於馬廄時，有東方三賢士來朝拜，不僅奉上了黃金，還獻上乳香與沒藥。

[※3]
中國的藥物誌
中國也有關於藥物的記載，被稱為本草書。最古老的本草書是西元2-3世紀的漢代時期編撰的，其中最著名的是《神農本草經》，該書與西方的迪奧斯科里德斯所著《藥物論》，並稱為東西方的藥學經典。

道院為中心的僧院醫學普及，於是利用各種植物的自然療法也得以被實踐並且充分運用。[※5]

芳香療法這個新詞彙開始流行

經歷了這些歷史，進入20世紀以後，法國化學家蓋特佛賽（René Maurice Gattefossé）提出了「芳香療法」這個詞彙。蓋特佛賽在化學實驗中遭遇事故被燒燙傷，治療中使用了薰衣草精油，實際感受到精油的效果。因為這樣的經驗，讓身為化學家的蓋特佛賽開始研究精油，並在1937年編著了《芳香療法Aromathérapie》一書。以此為契機，「芳香療法」一詞得以流傳開來。

眾所周知利用精油治療獲得成效的人物是1940～1950年代法國的珍‧瓦涅（Jean Valnet）醫師。她運用精油製作的藥劑來治療因戰爭受傷的士兵們，令當時的醫師和護理師們也受到芳香療法的啟蒙。[※6]

「整體芳香療法」從歐洲傳到亞洲

現在的日本，芳香療法的主流是利用基底油稀釋後的精油進行按摩護理，實際開始實施這種療法的是活躍在1950～1960年代的法國生物化學家瑪格麗特‧摩利（Marguerite Maury）。她研究各國的傳統醫學以及哲學，提出了一套能使身心平衡的方法論，並將研究成果發表在其著作上。該著作對英國的芳香療法產生了莫大的影響，其療法獲得大量芳療師的實踐和運用。這種療法被稱之為「整體芳香療法」，台灣引進時間也超過10年以上。

[※4]
伊本‧西那
以芳香蒸餾水的醫學應用而知名的人物。

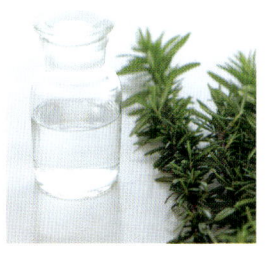

[※5]
匈牙利皇后水
相傳14世紀前後，匈牙利皇后接近晚年時，罹患手腳疼痛的疾病，當時的僧侶為皇后獻上了以迷迭香等為原材料的藥物，不僅治癒了皇后的疾病，其效果還令鄰國的王子向年過70歲的皇后求婚。從此以後，該藥被稱為「返老還童之水」，流傳至今。

[※6]
珍‧瓦涅
在法國，精油內服以及將芳香療法當成藥物的利用方法已經根深蒂固。這是以珍‧瓦涅醫師的啟蒙為主要基礎而發展起來的。

Lesson.3
Power of Essential oils

精油為什麼有用？
影響身心的四大途徑

精油對身心產生影響的 4 種途徑

本書第10頁中，已經說明了芳香療法是利用精油將身心引導至更佳狀態的一種療法。那麼，精油是如何對我們的身心產生影響的呢？以下是其傳遞的4種途徑。[※1]

[※1]
利用電訊號傳遞以及利用血液循環傳遞
精油成分可以透過感覺器官、呼吸器官、皮膚、消化器官等途徑被人體所吸收。其中，感覺器官（嗅覺）是將感知到的香氣轉為電訊號、傳遞到腦部；呼吸器官、皮膚和消化器官則是利用血液循環，將精油成分傳遞至全身並發揮效用。

● **經由感覺器官（嗅覺）傳遞到腦部的途徑**

當鼻腔吸入含有精油揮發成分分子的空氣時，這些分子會附著在鼻內深處上部的嗅上皮黏膜上。隨後，這些分子接觸到嗅覺細胞頂端的纖毛（嗅毛），被轉換為電訊號，傳達給大腦，大腦於是得以識別「香氣」。

腦是由大腦、小腦和腦幹所構成，其中，大腦占據了最大部分。大腦分為新皮質和舊皮質（大腦邊緣系統）。新皮質是邏輯思考、判斷、語言表達等高度智能活動的場所；舊皮質（大腦邊緣系統）則是與維持生命和繁衍相關的本能中樞，包含食慾、性慾等，也是引發喜怒哀樂、恐懼等情緒，以及儲存記憶的場所。舊皮質還與腦幹的一部分一下視丘，共同負責控制自律神經、內分泌系統（荷爾蒙）以及本能行為。

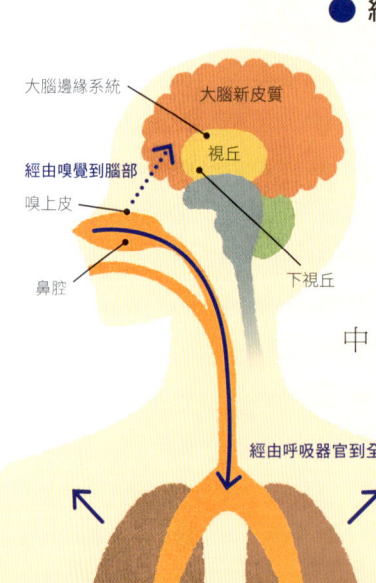

通過嗅覺感受的香氣，會被直接傳遞到舊皮質（大腦邊緣系統）和下視丘，不經思考，直接作用在生理以及心理上，將身心調整到更佳狀態。[※2]

● **經由呼吸器官傳遞到全身的途徑**

鼻腔吸入的精油成分，會被鼻腔黏膜吸收、進入血管。此外，經過咽喉、氣管、支氣管進入肺部的成分，則透過肺部最深處肺泡的薄膜進入血管。這些進入血管的成分，都會透過血液循環運送到全身而發揮效用。

● **經由皮膚傳遞到全身的途徑**

通常，一般物質是無法穿透皮膚的，不過精油的成分是非常小的分子結構，所以能夠從皮膚滲透到體內。之後，進入血管和淋巴管，隨著血液和淋巴的循環運送到全身而發揮效用。

● **經由消化器官傳遞到全身的途徑**

芳香療法除了外用，另一種是透過內服，由食道、胃、小腸等消化器官的黏膜吸收精油成分的方法。從黏膜吸收的成分，透過血液循環運送到全身而發揮效用。雖然與經由呼吸器官和皮膚吸收時一樣，是透過血液循環運送到全身的傳遞途徑，但是內服時，大量的精油成分直接進入體內，也有發生危險的可能性，所以<u>絕對禁止自行判斷實施</u>。[※3]

[※2]
嗅覺是屬於原始本能並且具有特殊機能的感覺
人類擁有視、聽、嗅、味、觸這五種感覺。嗅覺是其中屬於原始的並且具有特殊功能的感覺。其原因在於，其他的感覺都必須經過理性活動的新皮質才能傳達到舊皮質，只有嗅覺能夠不經過新皮質而直接傳達到本能中樞系統的舊皮質（大腦邊緣系統）。

[※3]
請不要飲用精油 ⚠
只有擁有豐富知識和經驗的專家以及部分醫師，才能實施口服精油這種利用方法。自行判斷的風險非常高。

Lesson.4
Basic knowledge of Essential oils

精油從何而來？
認識芳療的基礎

精油是從植物萃取出來的高濃度成分

芳香療法必不可少的精油，到底是什麼樣的物質呢？日本推廣與普及芳香療法的最大協會——公益社團法人日本芳香環境協會（以下稱為AEAJ）[※1]，將精油定義為「從植物的花朵、葉子、果皮、樹皮、根部、種子及樹脂中萃取出來的天然素材，再從其中的有效成分萃取而成的揮發性芳香物質。各種植物擁有其特有的香氣和功效，是芳香療法的基本」。從這個定義上我們也可以瞭解，裝在小瓶子裡的液體，濃縮著從植物萃取出來的各種成分。

精油是用特殊方法從植物中萃取出來的，如同在定義中所描述，萃取部位則根據植物而有花朵、葉子、果皮等不同差異。這是由植物分泌香氣（芳香物質）的腺體所在位置而決定的。[※2]

精油會因為生長地點和天候
散發出不同的香氣

精油根據其種類，價格差異很大。這是由於植物與從中萃取精油的量以及所花費的工夫各不相同的緣故。即使收穫量較多的植物，也只能萃取出極少量的精油，當然，價格就變得昂貴。此外，從不使用農藥等培育出來的植物萃取出的有機精油，也因為需花費大量的勞力和時間，變得更為高價。[※3]

萃取精油的植物是在自然界中養育而成的，因此，即使是同一種植物，培育地的氣候、土壤都會影響其生長狀況；即使是相同地點，也會因為天候的影

[※1]
AEAJ
公益社團法人日本芳香環境協會（AEAJ）的網站，提供芳香療法的各類資訊，包含檢定和資格認證的相關訊息。
https://www.aromakankyo.or.jp

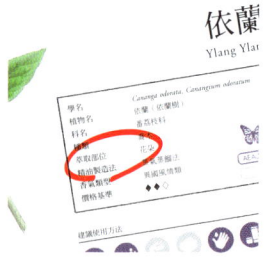

[※2]
分泌香氣的腺體
譬如，依蘭（參考43頁）的甜蜜香氣來自於花朵；胡椒薄荷（參考61頁）的清涼香氣來自於葉子；葡萄柚（參考48頁）的美味香氣來自於果皮中的分泌腺。第3章精油的介紹中記載著精油的萃取部位，讓我們能夠掌握分泌香氣的腺體在植物的哪個部分。

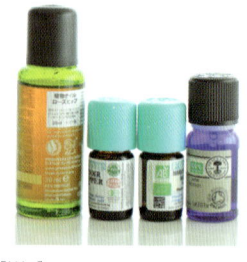

[※3]
有機精油和基底油
實施有機認證審核的機構繁多。102頁中針對這些認證標誌有更多說明。

響而發生變化。也就是說，同樣種類的精油，其香氣也可能因為原料植物的產地或年份而有所不同。[※4]

所含有機化合物的差異
正是精油的獨特個性

精油中，聞到薰衣草的香氣令人放鬆，甜橙的香氣令人產生食慾，迷迭香的香氣令頭腦清醒，很多人都有這樣的普遍印象，這些差異是由精油所含成分的不同而造成的。在本書第3章精油的介紹中，將詳細說明各種精油對我們的身心會產生怎樣的影響。

植物在進行光合作用的過程中，製造出各種有機化合物。精油是數十種到數百種有機化合物的集合，有機化合物根據其結構和功效，可以分為幾個主要類別，每種精油中不同類別成分的比例，決定了精油的特性和作用，也正是這些差異形塑了精油的獨特個性。隨著科學技術發展，對精油中有機化合物的分析與研究也十分活躍。

充分掌握香氣傳播速度和強度
有效進行調配

各種精油香氣的傳播速度（揮發性）和香氣的強度各不相同。香氣的傳播速度，由快至慢用「前調」「中調」「後調」表示；香氣的強度用「Blending Factor」的10階段數字表示。掌握這兩者，對調配精油會有很大幫助。體驗調配專屬精油的樂趣，能夠更有效地幫助我們加深對芳香療法的理解。[※5]

[※4]
化學型精油
某些品種的植物，特別容易受培育環境以及天候影響，萃取出的精油其分子和比例會出現明顯差異，被稱為「化學型（chemotype）精油」。更多說明請參考102頁。

[※5]
傳播速度與香氣強度
請瀏覽88頁中關於兩者的詳細說明。第3章精油的介紹中，也記載了關於精油的傳播速度與香氣強度的數據，100頁則有一覽表。歡迎參考這些資料，請務必嘗試看看精油的調配樂趣。

Lesson.5
Manufacturing of Essential oils

從植物到精油，芳香物質的萃取方法

根據精油成分的特性，選擇製造方法

從植物原料中提煉精油的方法主要有以下5種，根據精油成分是否易溶於水，或是遇熱是否產生變化等特性，會決定其製造方法。

● **蒸氣蒸餾法**[※1]

利用水蒸氣蒸煮植物原料的製造方法，按照下列順序進行。

[※1]
用蒸氣蒸餾法製造的精油
依蘭、德國洋甘菊、羅馬洋甘菊、快樂鼠尾草、絲柏、檀香、杜松、馬鬱蘭、天竺葵、茶樹、橙花、廣藿香、黑胡椒、乳香、岩蘭草、胡椒薄荷、沒藥、香蜂草、尤加利、薰衣草、檸檬香茅、奧圖玫瑰、迷迭香等。

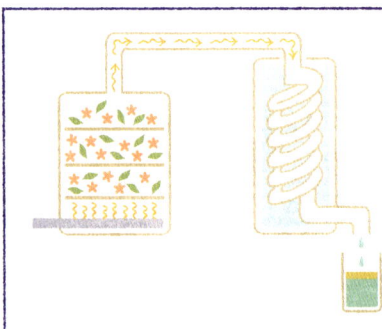

❶ 將植物原料放入蒸餾塔，利用下方產生的水蒸氣，蒸發植物的芳香成分。
❷ 含有芳香成分的水蒸氣集中在冷凝器中。
❸ 集中後的水蒸氣經過冷卻水冷卻，變成液體。
❹ 液體由精油與純露（※）兩者所構成。
❺ 取出精油裝入瓶中。

※關於純露，請參考102頁。

這種方法最常見，本書中介紹的大部分精油都是利用此法製成。但是，此法因為會接觸熱源與水蒸氣，所以不適用於經不起這些萃取過程的植物。

● **壓榨法**[※2]

此方法主要用於壓榨柑橘類果皮製作而成的精油。以前是用手工壓榨，現在則是利用機械滾筒壓榨後以離心法分離。因為不利用熱能，所以過程中芳香成分幾乎不會發生變化，可以獲得最原始自然的香氣，是該方法的特徵。但是，用此方法提取的芳香成分易發生變化。

[※2]
用壓榨法製造的精油
甜橙、葡萄柚、佛手柑、檸檬等。

● **揮發性有機溶劑萃取法**[※3]

利用揮發性有機溶劑溶解出芳香成分的方法，按照下列順序進行。

> ❶ 將植物原料與揮發性的有機溶劑（石油乙醚等）一起放入萃取塔中。
> ❷ 常溫下，植物內的天然蠟成分與芳香成分被溶解出來。
> ❸ 取出植物，讓溶劑揮發後，留下含有芳香成分與蠟成分的半固態凝香體。
> ❹ 利用酒精溶解出芳香成分，將蠟成分分離。
> ❺ 去除酒精，最終獲得芳香成分。

以此方法從花朵取得的物質被稱為「原精（Absoulte）」，從樹脂等取得的物質被稱為「香料浸膏（Resinoid）」，在香水中常被當成定香劑使用。

● **脂吸法**[※4]

利用油脂吸附芳香成分的製造方法，是在揮發性有機溶劑萃取法被採用之前的傳統方法。該方法將花朵等排列在常溫固態的油脂（牛油、豬油等）上，分為讓芳香成分吸附的冷浸法（Enfleurage），和使用加熱後的油脂浸泡花朵等的溫浸法（Maceration）。吸附芳香成分到飽和狀態的油脂「香脂」完成後，用酒精溶解出芳香成分。隨後去除酒精，最終得到的芳香成分被稱為「原精」。

● **超臨界流體萃取法**[※5]

這是較為新穎、利用液化氣體萃取芳香成分的方法。對二氧化碳等氣體施加高壓，二氧化碳會變成介於氣體和液體之間、具有兩者性質的流體狀態（超臨界狀態）。將植物原料加入其中，流體會滲入或擴散到植物中，納入芳香成分。恢復流體壓力，液化氣體氣化後留下芳香成分。這種方法取得的精油被稱為「萃取精華（Extract）」。

[※3]
用揮發性有機溶劑萃取法製造的精油
摩洛哥茉莉、安息香、玫瑰原精等。

[※4]
用脂吸法製造的精油
以往該方法是萃取玫瑰和茉莉花等最常用的方法，但現在幾乎沒有在使用了。

[※5]
超臨界流體萃取法
因為需要昂貴的設備，所以並不是目前常用的製造方法。

買對才有效！精油的選購訣竅　　Rule.1

所謂的芳香療法，是透過使用從自然植物中萃取的精油來獲得療效。挑選時請務必先聞聞香氣後再加以選擇。

❶ 到專賣店購買

如果有去過日本，不難發現精油在各種店家甚至雜貨店都可以買到。但請儘量在芳香療法專賣店購買，不僅香氣的種類更豐富多樣，而且幾乎所有的香氣都可以實際聞到。另外的好處在於，專賣店的員工大多擁有專業知識，可以提供最專業的建議。當需要再次選購時，也可以利用芳療專賣店所經營的網路商店購買。

❷ 務必挑選喜歡的香氣

雖然每個人購買精油的目的各有不同，不過最重要的是使用喜歡的香氣。譬如想要購買幫助睡眠的精油，可以先試聞116頁中建議的精油，選出最喜歡的香氣購買。如果因為「書上寫〇〇精油對〇〇有幫助」，而選用了自己並不喜歡的香氣，這樣其實無法獲得芳香療法最大效果。唯有讓身心感覺到舒暢的香氣，才是最適合的精油。

❸ 根據身體狀況慎用精油

正確使用精油，對於提升我們的身心狀態有非常大的效果。但是，其中也有部分需要根據個人身體狀況慎用的精油。41頁將集中介紹這部分的內容，請務必確認後再使用。

❹ 養成確認植物學名的習慣

精油的名稱，根據產地和品牌有不同的命名，購買的時候，請選擇記載著學名（世界共通的學術名稱）的商品，確認後再購買。請參考第3章精油介紹中所記載的學名。

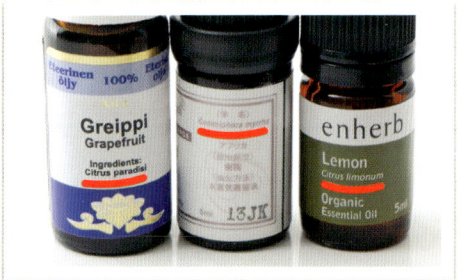

❺ 類精油產品必須特別注意

精油是百分百從植物中萃取出來的天然物質，芳香療法正是使用了這樣的精油才能夠獲得相應療效。請留意，有些店家會銷售裝在類似的小瓶子，卻是以合成香料製作的產品。因此，選購時要選擇瓶身上明確標示著「精油」「Essential oil」的商品。

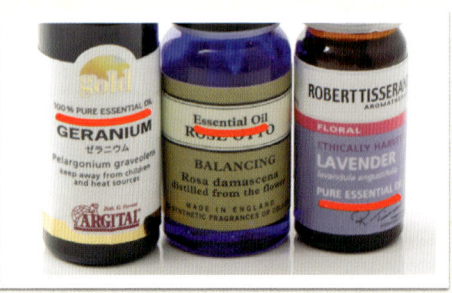

避免精油變質的正確保存法

Rule.2

採用正確的方法保管精油，才能夠長久享受自然美好的香氣，也可以確保精油的品質。

1 確實拴緊瓶蓋

精油非常敏感，接觸空氣會加速成分的變化。使用後，請立即確實拴緊瓶蓋，確保品質。

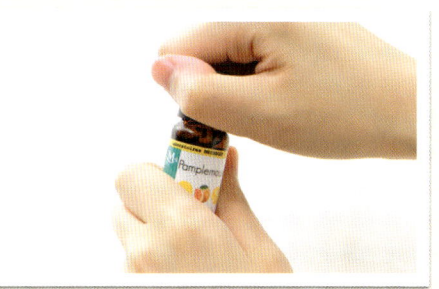

2 存放在陰涼處　夏天放置在冰箱裡保管

不僅是空氣接觸，當精油遇到高溫、濕氣和紫外線等，也會加速成分的變化。請避開陽光直射、濕氣多的浴室，以及廚房靠近火源的位置，放在陰涼處保管。若是氣溫很高的酷暑，必須放在冰箱裡保管。

3 為了安全起見，放在兒童跟寵物都觸摸不到的位置

為了避免兒童誤飲，以及寵物從高處摔破瓶子等，請將精油保管在兒童跟寵物觸摸不到的位置。

4 確認包裝上的使用期限

請遵守精油包裝上標示的使用期限。一般開封後的精油請於一年以內使用完畢，柑橘類精油相較其他精油成分變化迅速，所以請儘快使用完畢。即使還沒有過期，但若是感覺產生了變化，很可能就是精油劣化，請停止使用。

保管精油的專用商品

在芳香療法專賣店，通常都能購買到保管精油的專用箱盒和小包包等，可以善加利用。也有部分芳療師會利用葡萄酒櫃來保管精油或基底油等。

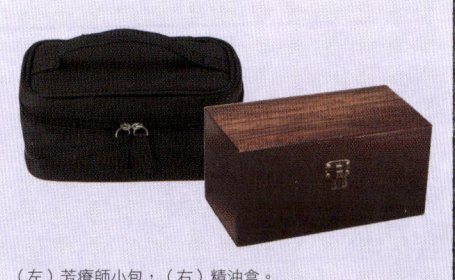

（左）芳療師小包，（右）精油盒。

安心使用精油的六大重點

Rule.3

精油雖然含有豐富的自然恩惠，不過如果使用方法錯誤，也可能導致危險。開始使用前，請務必特別確認以下事項。

① 不能直接塗抹在肌膚上 必須與基底油等混合使用

精油雖然是安全的物質，不過因為濃縮了植物的成分，直接塗抹在肌膚上可能產生過度強烈的刺激。使用在按摩的時候，需要混合基底油一起使用（參考93頁）；加入自製保養品時，需要混合基本材料（參考172～173頁）來使用。如果沾到肌膚，請立即用大量流動的水清洗。

② 絕對不能飲用

精油飲用方法只有擁有專業知識和經驗的專家才能實施，請千萬不要自行內服。萬一不小心誤飲或是在口腔中殘留精油時，請用大量的清水漱口，並且馬上接受醫師的檢查。就醫時，請攜帶誤飲精油的瓶子。

③ 不要誤入眼睛

請不要讓精油接觸到眼睛。萬一不小心接觸到眼睛時，也不要搓揉，請用大量清水清洗，並立即接受醫師的檢查。

④ 使用時注意火源

精油可能引發起火。務必不要靠近火源。若在接近火源的廚房使用精油時，請充分小心。

⑤ 考量年齡與身體狀況 調整精油用量

〈高齡・過去有病史者〉體力衰退、體質變敏感的情況下，容易對精油產生不適反應。建議先以本書介紹用量一半以下的滴數開始使用。

〈兒童〉與成人相比，兒童的體重輕、體力弱，所以3歲以下的幼兒，除了薰香以外，請不要使用精油。3歲以上兒童使用時，請從本書介紹用量的1/10開始使用，且最多不要超過1/2的滴數。

〈孕婦〉懷孕期間容易對香氣變得敏感，並引發身體變化。請特別注意，也有不適合孕婦使用的精油（參考41頁）。但是芳香療法對孕婦的身心照顧非常有效。建議與值得信賴的芳療師諮詢後，再進行護理為佳。

如果對香氣感到不適，或者身體狀況發生異常變化時，請立即中止使用。

⑥ 進行肌膚過敏測試

使用按摩精油或自製的保養品之前，請進行肌膚過敏測試。在前臂內側塗抹適量精油，待約24～48小時後觀察身體反應。若肌膚發生異常，請立即用大量流水沖洗，並馬上停止使用。

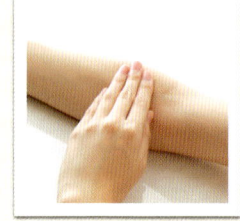

第 2 章

發揮精油療癒力！
芳療的日常應用方法

How to Enjoy Aromatherapy

在生活中有許多能享受芳香療法樂趣的方法，
利用專用的水氧機將精油香氣擴散到房間、
在泡澡的溫水中加入精油、以及混合基底油進行按摩等。
如果發現喜歡的精油，請採用自己覺得最簡便的方法，
開始實施芳香療法吧！

空間薰香　　　　　AROMA DIFFUSE

薰香是將精油芳香成分擴散在空氣中，在享受香氣的同時達到調整身心平衡的一種方法。可利用市售的水氧機，或者用於面紙等隨身物品。請選擇適合自己生活方式的做法來實施薰香吧！

蠟燭式薰香台

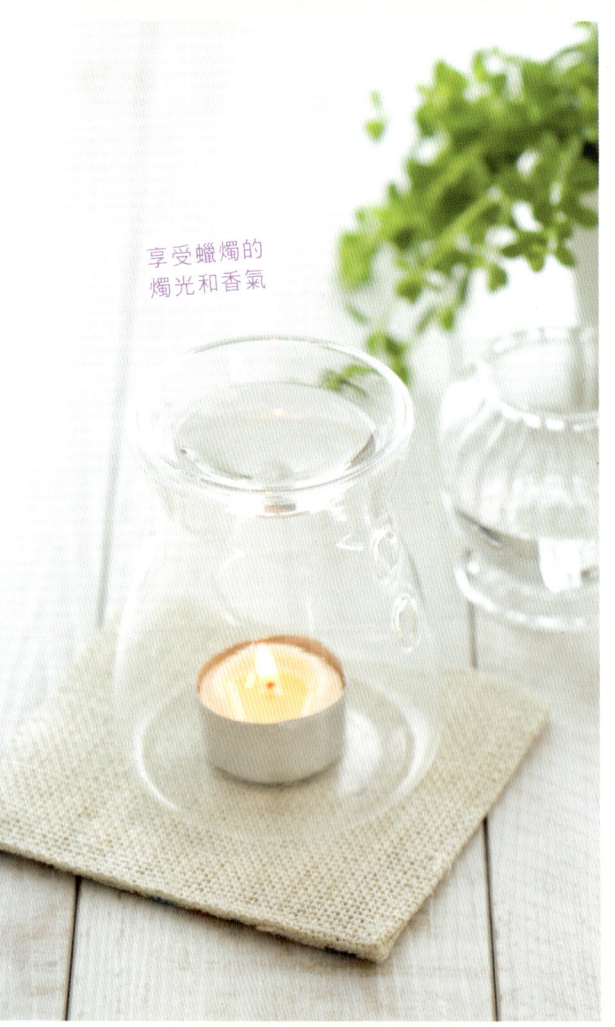

享受蠟燭的
燭光和香氣

利用蠟燭的熱能來加溫精油，讓香氣擴散到空氣中。蠟燭的燭光不僅能打造出浪漫氣氛，提升放鬆效果更是一流。

使用方法　　　　　　　HOW TO USE

❶ 在燭台上面的盤子加水後，滴入1～5滴的精油。請根據空間大小以及香氣強度來調整精油滴數。
❷ 將蠟燭點燃。

⚠ 注意
- 請不要在旁邊放置易燃物品。
- 請不要放在容易打翻的地方。
- 請不要放置在易燃的材質上。
- 絕對避免空燒。
- 使用燭火時要特別注意，離開時記得吹熄燭火。
- 請在兒童與寵物觸摸不到的位置使用。

插電式薰香燈

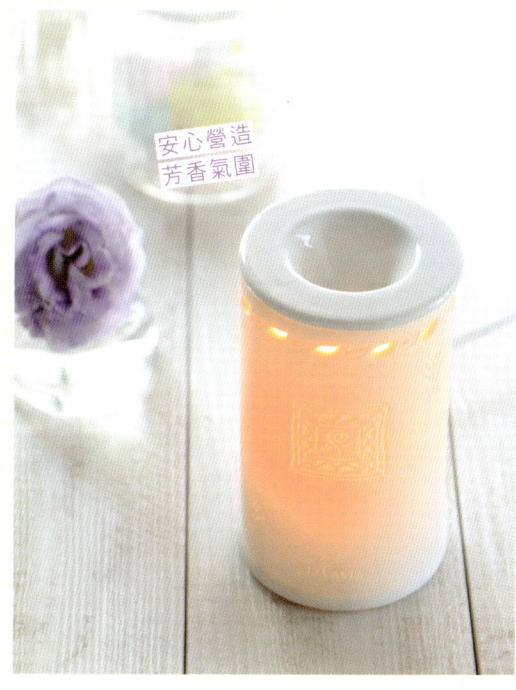

安心營造
芳香氛圍

利用電燈的熱能加溫精油,就能讓香氣擴散到空氣中。因為沒有火源所以可以安心使用,也能營造溫暖的居家氛圍。

使用方法　HOW TO USE

❶ 在薰香燈上面的盤子裡滴入1～5滴精油。請根據空間大小和香氣強度,調整精油滴數。
❷ 打開電源。

⚠ 注意

● 請放在兒童與寵物觸摸不到的位置。

ADVICE
蠟燭式薰香台和
插電式薰香燈的清理

香氣蒸發後的精油,很難用清潔劑清洗乾淨。建議使用化妝棉沾無水酒精(參考173頁)擦拭,會更容易清理。

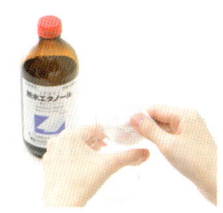

水氧機

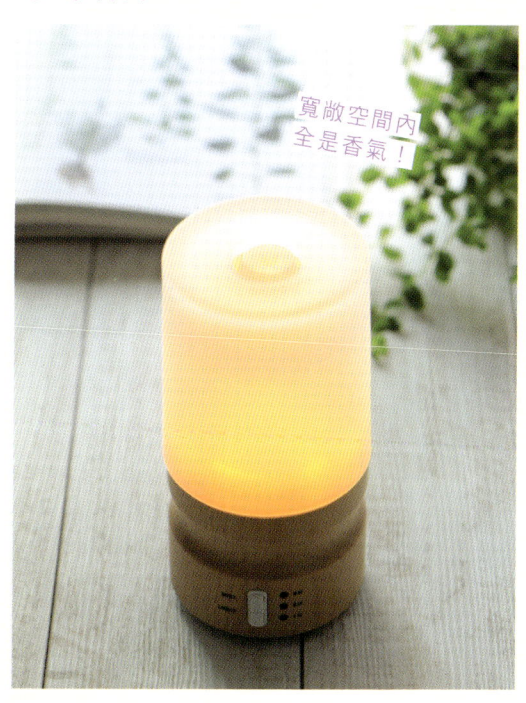

寬敞空間內
全是香氣!

利用內部的風扇或超音波振動,讓香氣擴散到空氣中。適用於在寬敞空間內享受香氣。

使用方法　HOW TO USE

● 根據產品不同,使用方法也會有所差異,請務必遵照產品使用說明書。

面紙

將精油滴在面紙上。雖然只有非常靠近時才能感受到香氣,但是這個方法在使用上最為簡便。滴在精油痕跡不顯眼的手帕也OK。

使用方法　　　　　　HOW TO DO

● 在面紙上滴1～2滴精油。

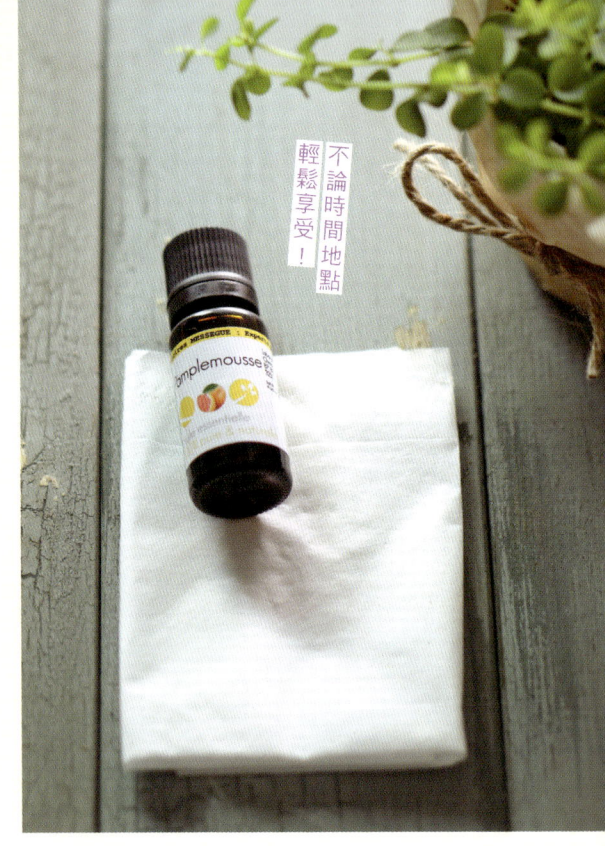

不論時間地點 輕鬆享受!

其他專用商品

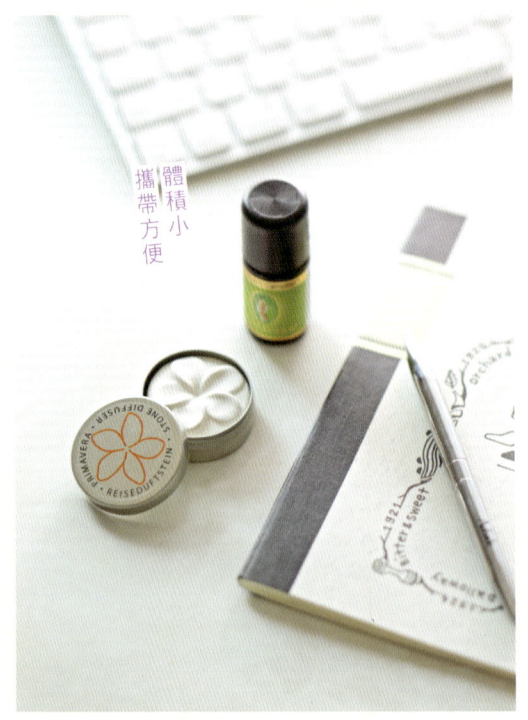

體積小 攜帶方便

將精油滴在木製或素陶器的專用商品上,放置在書桌或餐桌。因為也可以隨身攜帶,所以在辦公室或者出門旅行時都可以享受薰香的美好。

使用方法　　　　　　HOW TO USE

● 在專用商品上滴1～2滴精油。

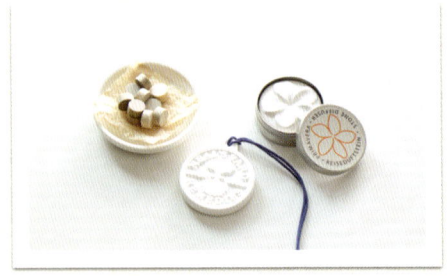

香氣小物／Yuica(左)
芳香吊飾／Neal's Yard Remedies(中)
香氛盒／Primavera(右)

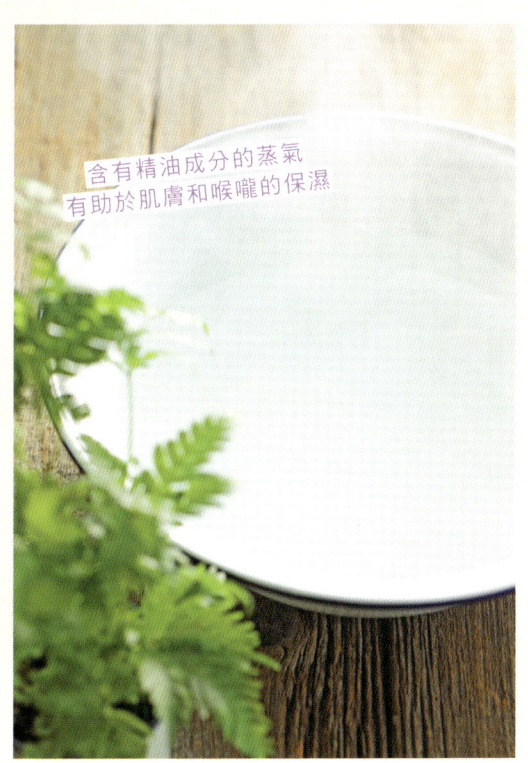

含有精油成分的蒸氣
有助於肌膚和喉嚨的保濕

蒸氣

在大盤子或臉盆等容器中放入較燙的熱水，滴入精油，享受與蒸氣一起擴散的香氣。

使用方法　　　　　　　　HOW TO DO

1. 準備大盤子或臉盆等容器，放入較燙的熱水。請注意不要燙傷。
2. 滴入1～5滴精油。請根據房間大小和香氣強度，調整精油滴數。

室內噴霧

在空氣中噴灑含精油的水分，讓香氣擴散。製作方法很簡單，為每個房間準備不同香味也是不錯的選擇。

製作方法　　　　　　　　HOW TO MAKE

- 請參考192頁的詳細說明。

使用方法　　　　　　　　HOW TO USE

- 噴灑於空氣中。請注意不要直接噴灑在皮膚上。

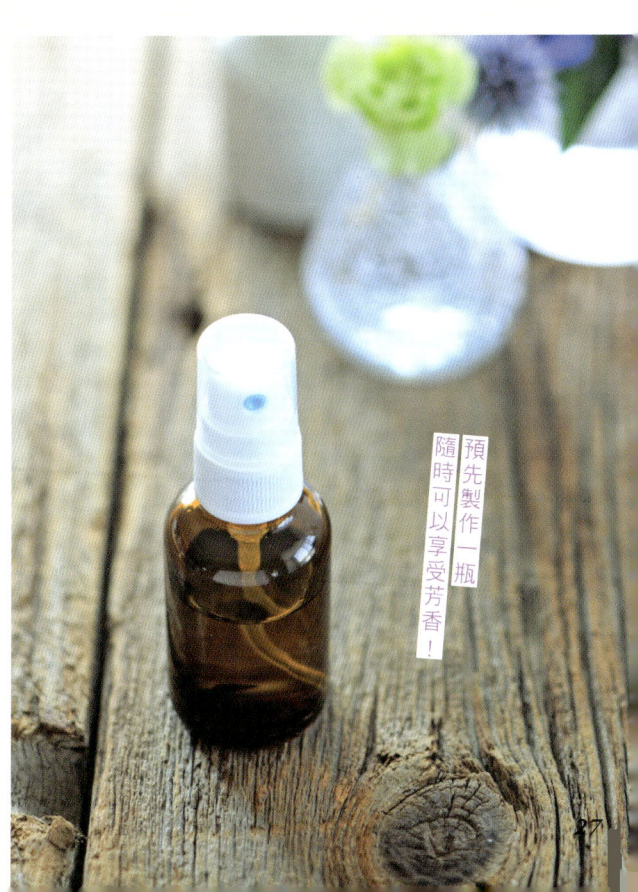

預先製作一瓶
隨時可以享受芳香！

浸泡沐浴 BATHING

把身體浸泡在混合了精油的溫水裡，是一種不僅能夠享受香氣，還能讓精油成分滲透進肌膚的方法。泡澡的溫熱與放鬆效果，再搭配精油使用，讓身心徹底療癒。除了全身浴之外，還有半身浴、手浴、足浴等方式，請都試試看吧！

全身浴

將精油加在浴缸的溫水中，浸泡到肩部。身體變溫暖，並且水的重量加壓在身上，會讓血液循環變好。

方法　HOW TO DO

1. 在浴缸中放入溫水，將1～5滴精油以天然鹽（2大匙）或基底油（1/2大匙）稀釋後加入，並充分攪拌。精油滴數可根據香氣強度調整。
2. 浸泡到肩膀位置。

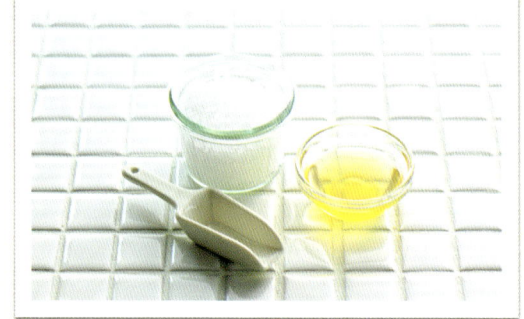

使用浴鹽和沐浴精油等，可以增加發汗作用以及保濕作用。製作方法請參考178～179頁。

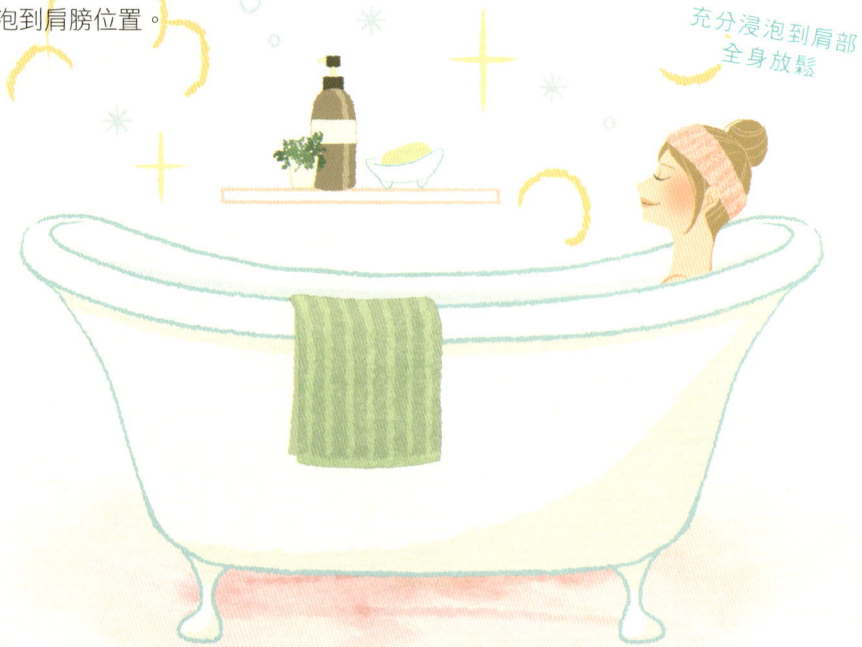

充分浸泡到肩部
全身放鬆

半身浴

浴缸中放入約一半的溫水，加入精油混合後，浸泡到胸口。與全身浴相比，對身體的負荷小，所以可以長時間浸泡。

方法　　HOW TO DO

1. 在浴缸中放入適量溫水，將1～3滴精油以天然鹽（2大匙）或基底油（1/2大匙）稀釋後加入，並充分攪拌。精油滴數可根據香氣強度調整。
2. 大約浸泡到胸口的位置。為了避免上半身著涼，可以在肩膀上圍乾毛巾。

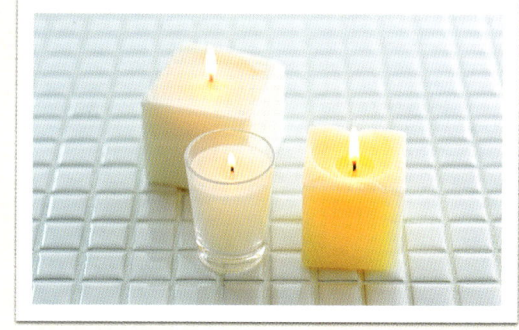

想要在泡澡時間放鬆，可以一邊點上香氛蠟燭。柔和的燭光能夠舒緩身心的緊張。

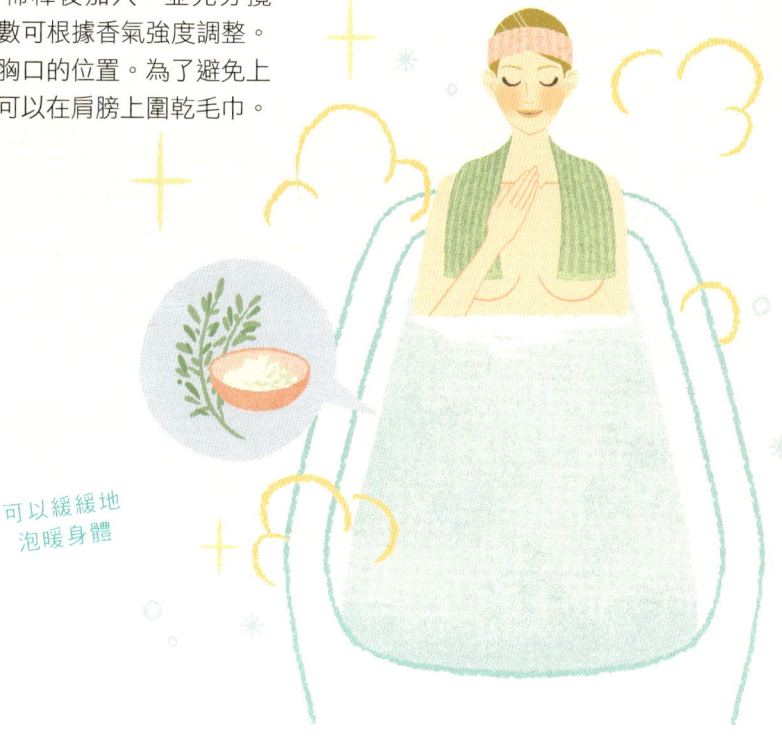

可以緩緩地泡暖身體

⚠ 全身浴和半身浴的注意事項　　PRECAUTIONS

- 因為精油是不溶於水且具有刺激性的物質，所以滴入浴缸前，請先使用天然鹽（參考178頁）或基底油（參考179頁）稀釋後再加入。
- 肌膚敏感者，精油滴數須斟酌減少。
- 使用「可能對皮膚產生刺激的精油」（參考41頁）時，請利用較少的精油滴數泡澡。肌膚敏感者，請慎用這類精油。
- 兒童以及高齡者沐浴時的精油使用量，請參考22頁。
- 沐浴中如果感到刺激皮膚，請立即沖洗。

手浴

手浴屬於局部浴的一種,也就是將身體的一部分浸泡在混合精油的溫水中,以溫暖身體的方法。因為做法簡單,所以也推薦當成一種轉換心情的方式。

方法 HOW TO DO

❶ 在臉盆等容器中放入溫水,將1〜3滴精油以天然鹽(1小匙)或基底油(1/2小匙)稀釋後加入,並充分攪拌。精油滴數可根據香氣強度調整。
❷ 浸泡到大約雙手手腕上方的位置。

⚠ 局部浴的注意事項

● 同29頁的全身浴・半身浴的注意事項。請仔細閱讀後再實施。

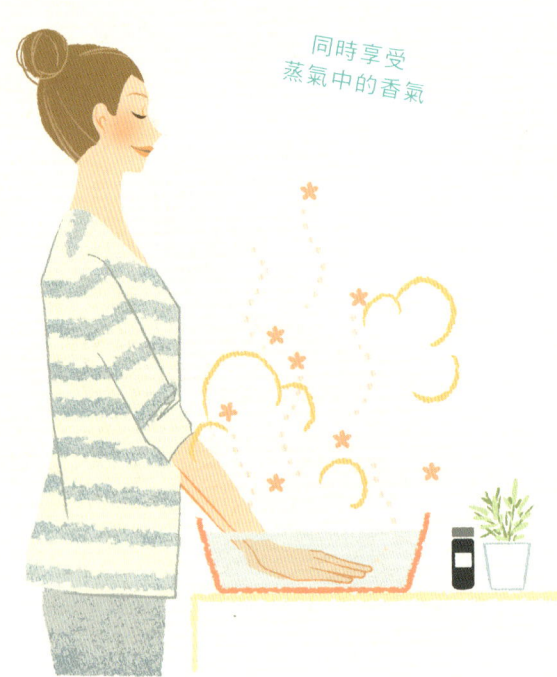

同時享受蒸氣中的香氣

足浴

局部浴中浸泡足部的方法稱為足浴。身體末端的腳變得溫暖,全身的血液循環就會變好。無法泡澡的時候,建議進行足浴溫暖身體。足浴對於凍瘡的護理也很有效果。

方法 HOW TO DO

❶ 在浴盆等容器中放入溫水,將1〜3滴精油以天然鹽(1小匙)或基底油(1/2小匙)稀釋後加入,並充分攪拌。精油滴數可根據香氣強度調整。
❷ 浸泡到大約雙腳小腿肚的位置。

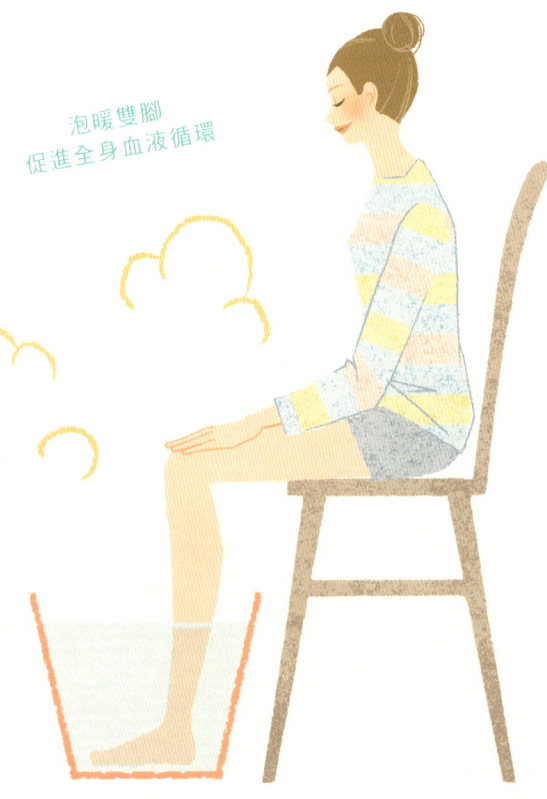

泡暖雙腳促進全身血液循環

外出也能用的芳療巧思　COLUMN

善用一些巧思或者便利的商品,讓精油也能夠在外出時使用。香氣的效果讓我們的生活變得更加舒適。

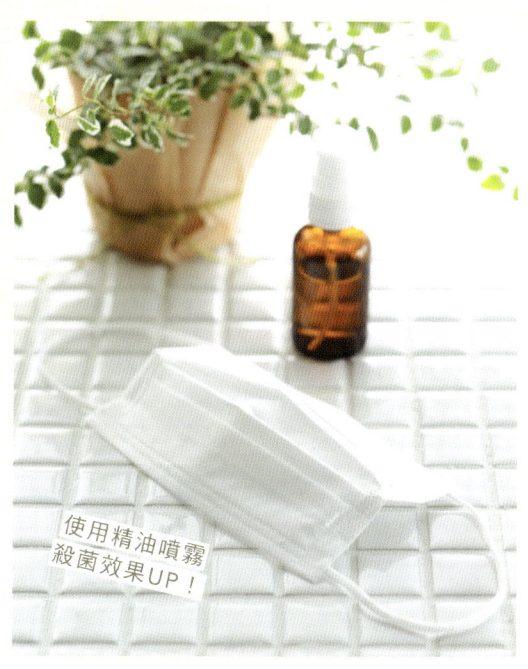

使用精油噴霧
殺菌效果UP！

口罩噴霧

利用茶樹和尤加利樹等具有殺菌作用的精油製作噴霧,噴在口罩上。也能夠有效預防感冒等傳染性疾病。

製作方法　HOW TO MAKE

- 噴霧瓶裡放入無水酒精（1/2小匙）,加入3～6滴精油,搖晃攪拌。再加入30ml純水並且搖晃,確實攪拌均勻即完成。

使用方法　HOW TO USE

- 將噴霧按壓1～2下,噴在口罩外側（鼻子不會接觸到的面）,再佩戴口罩。

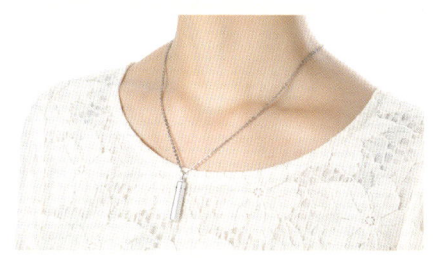

芳香墜飾

內部裝有精油濾芯的墜飾。受到體溫的加熱後,香氣會溫和、緩緩地散發出來。

使用方法　HOW TO USE

- 將2～3滴精油滴在內部的濾芯上,再佩帶墜飾。詳情請參照說明書。

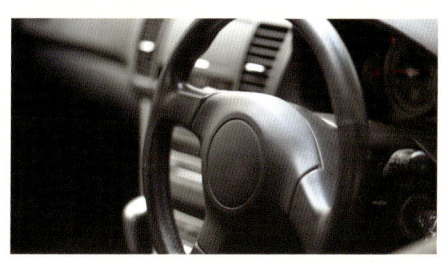

車內消臭劑

利用精油改善車子裡面令人厭惡的味道。柑橘類的精油廣受好評,容易暈車者建議使用薄荷精油。

使用方法　HOW TO USE

- 在面紙或化妝棉上滴1～2滴精油,插在空調送風口處。

 嗅吸　　　　　　　　　　　　　　INHALING

有意識的吸入精油香氣的方法。透過鼻腔和口腔吸入芳香成分，不僅對人體的呼吸系統有好處，而且透過深呼吸嗅聞香氣，可以達到讓人心情放鬆、沉靜的效果。而且只要利用面紙等，在外出時也能輕鬆實踐。

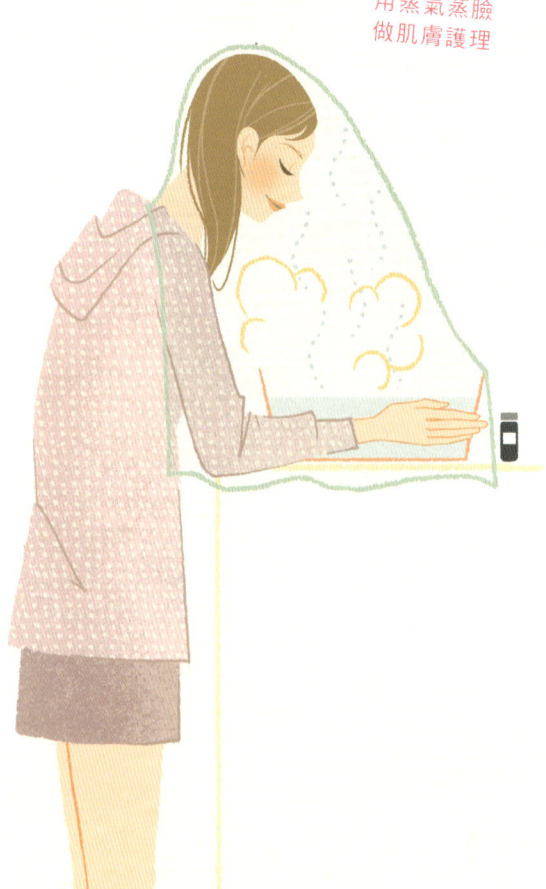

用蒸氣蒸臉做肌膚護理

利用臉盆

從臉盆升起來的大量蒸氣，可以同時由口腔和鼻腔吸入。同樣的方法，也能讓蒸氣接觸肌膚，達到護膚功效，稱之為臉部蒸氣美容。

方法　　　　　　　　　　HOW TO DO

1. 在臉盆中放入熱水，滴入1～3滴精油。請根據香氣強度調整精油滴數。
2. 臉部伸到熱水上方約30cm的距離，為了讓蒸氣不易往外逸散，可以用浴巾覆蓋整個頭部。
3. 閉上眼睛，用鼻子和嘴巴吸入蒸氣。做蒸氣美容時，將臉部面對著蒸氣，進行時間約1分鐘。

⚠ 注意
- 實施時間過長，容易造成身體的負擔。
- 咳嗽或氣喘病發作時，可能會加重病情，請避免使用此方法。

利用馬克杯

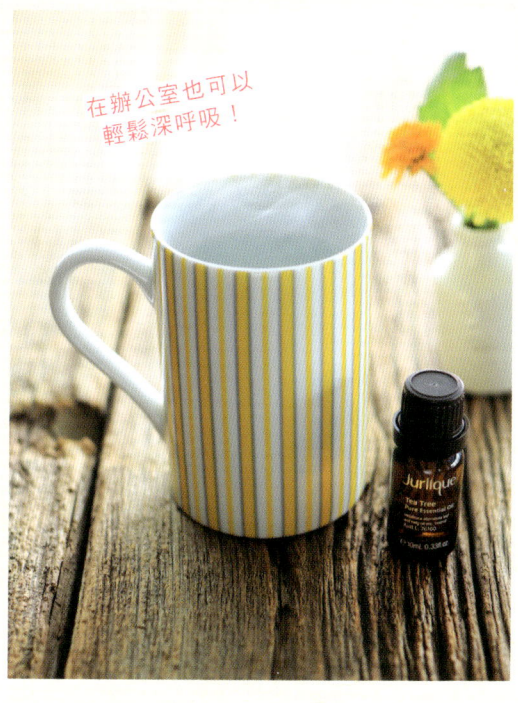

在辦公室也可以輕鬆深呼吸！

比臉盆更容易實施的方法是利用馬克杯。在辦公室等地點想要放鬆時，推薦這種方法。

方法　　HOW TO DO

❶ 馬克杯中放入熱水，滴入1～3滴精油。請根據香氣強度調整精油滴數。
❷ 將馬克杯靠近臉部，透過鼻子以及嘴巴吸入蒸氣。

⚠ 注意

● 請注意不要讓自己和他人誤飲。

利用面紙

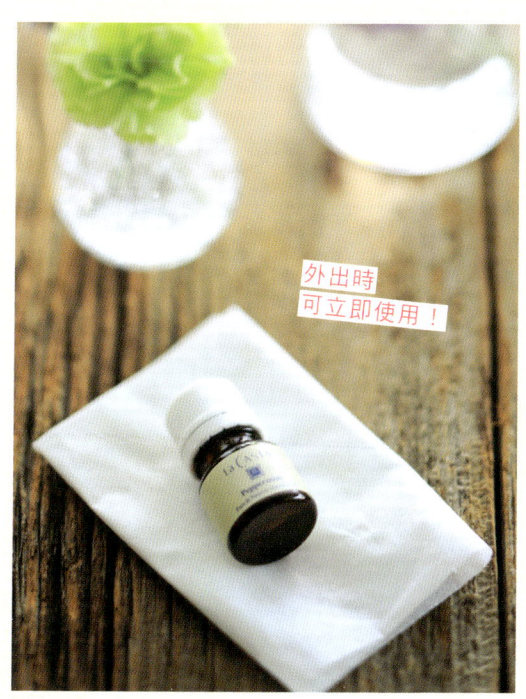

外出時可立即使用！

出門在外想要享受精油香氣時，面紙非常好用。隨身攜帶薰衣草等用途廣泛的精油，立即就可以使用。

方法　　HOW TO DO

❶ 在面紙上滴1～3滴精油。請根據香氣強度調整精油滴數。
❷ 將面紙靠近臉部，透過鼻子以及嘴巴吸入香氣。

濕敷

COMPRESS

在熱水或冷水中混合精油，用浸泡在其中的毛巾敷貼身體。除了可以讓身體溫暖或降溫之外，還能夠有效緩解疼痛和炎症等。一般來說，急性問題使用冷濕敷，而慢性症狀則適合使用溫濕敷。

緩緩加溫
緩和肩頸僵硬
與肌肉痠痛

參考第7章的芳香療法處方箋，選擇不同功效的精油來實施。建議溫濕敷使用在放鬆身心時，冷濕敷使用在消除疲勞時。

製作方法   HOW TO MAKE

1. 臉盆中放入熱水或冷水，滴入1～3滴精油。
2. 將毛巾或布巾，好像要撈取浮在熱水或冷水上的精油般浸入水中。請不要讓毛巾或布巾的兩端浸泡到水裡。
3. 拿著毛巾或布巾的兩端擰乾。

使用方法   HOW TO USE

- **溫濕敷** 敷貼在身上，蓋上保鮮膜並且再壓上一條乾毛巾，用來保持溫度。感覺變冷後請立即取下，或者重新製作。
- **冷濕敷** 敷貼在身上，可以搭配保冷劑使用，延長冰涼的溫度。

⚠ 注意

- 肌膚敏感者，請慎用「可能對皮膚產生刺激的精油」（參考41頁）。

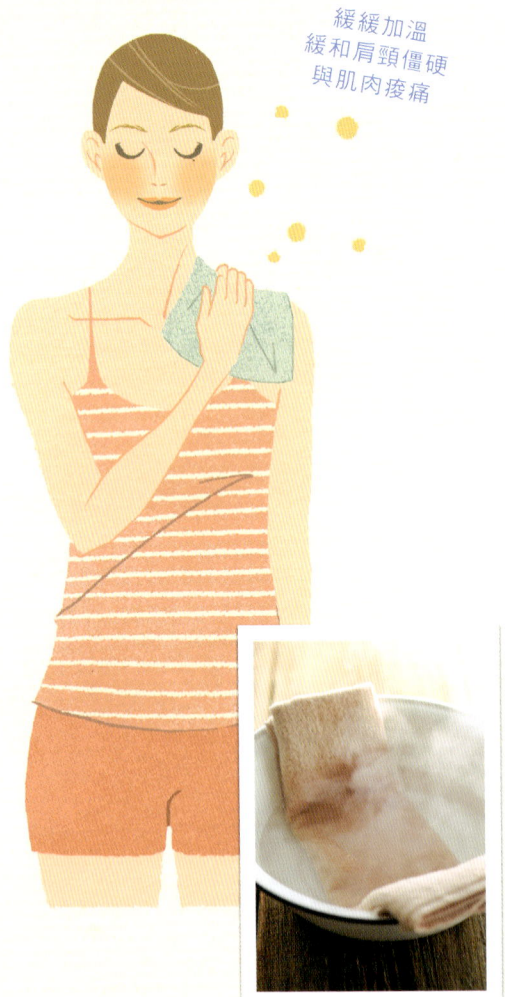

只浸泡毛巾和布巾的中央部分，拿著沒有泡濕的兩端擰乾。

 **按摩**　　　　　　　　　　　　　MASSAGE

將混合精油的基底油塗抹在身體上按摩的方法。因為可以從鼻腔享受香氣，同時從肌膚吸收精油成分，所以也被認為是芳療效果最顯著的方法。

雖然自己進行芳香按摩也可以得到相應的效果，不過如果幫家人或親友按摩，透過肌膚接觸，更能夠提高放鬆效果。

方法　　　　　　　　　　HOW TO DO

- 請參考特別附錄〈芳香療法按摩全書〉中的詳細說明。

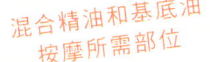 **注意**

- 按摩時，請使用將精油混合基底油稀釋製成的按摩油，或使用市售按摩油。
- 實施按摩前，請務必閱讀〈芳香療法按摩全書〉214頁的注意事項。

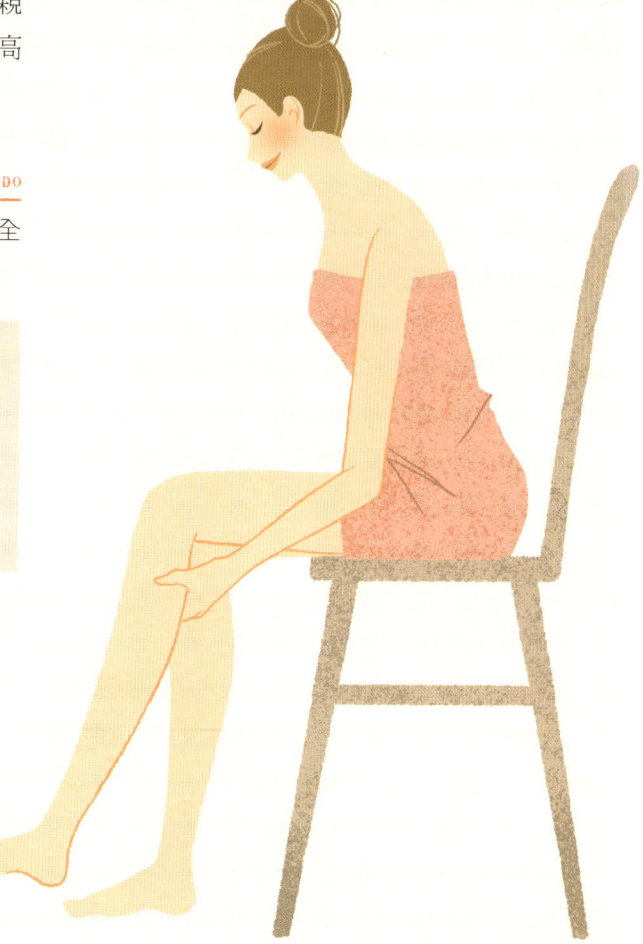

混合精油和基底油
按摩所需部位

35

其他使用方法　OTHER USES

想要享受芳香療法，還有其他各式各樣的方法。請嘗試適合自己的方法，讓生活變得更加快樂、豐富多彩。

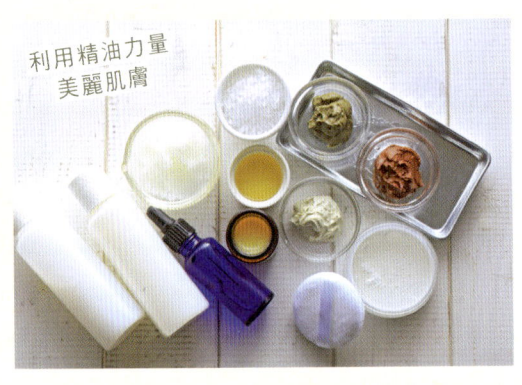

利用精油力量美麗肌膚

自製精油保養品

使用172～174頁的基本材料，再搭配精油，就能自製精油保養品。精油中也有具有滋潤、緊緻、柔潤等功效的類型，對肌膚護理和頭髮護理等很有效果。

● 各種精油保養品的製作方法，請參考第9章（178～191頁）。

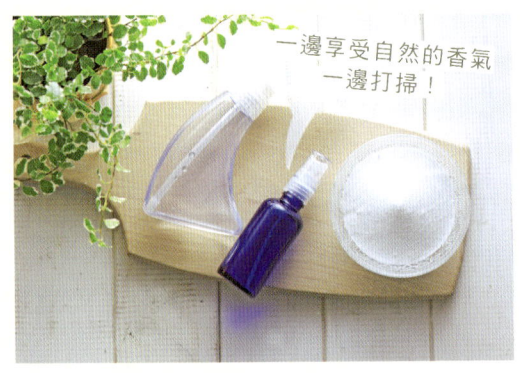

一邊享受自然的香氣一邊打掃！

自製精油日用品

與保養品一樣，日用品也可以自行製作。精油中有具備殺菌作用的種類，也有具消臭、除蟲功效的種類，使用在家事上更是如魚得水。在享受香氣的同時做家事，事半功倍。

● 各種精油日用品的製作方法，請參考192～194頁。

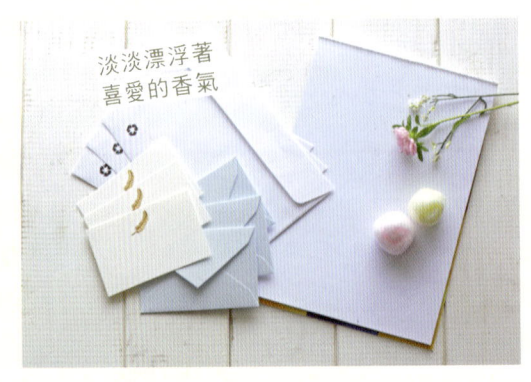

淡淡漂浮著喜愛的香氣

為生活增添香氣

精油的舒適香氣，也可以活用於提升好感度。譬如，將含有1～2滴精油的化妝棉，與名片和信紙信封等放在一起，遞送時就會洋溢著美好的芳香。也建議放在用來收納內衣以及手帕等的抽屜中。

第3章

居家常備款！
CP值最高的精油圖鑑

Profile of Essential oils

在芳療專賣店中，您會發現各式各樣的精油。
本書精選了30種日常易於使用的精油，
介紹它們的特性、使用方式，
以及會為我們的身心帶來哪些效果。
請參考本章內容，找到您喜歡的精油，
享受它帶來的香氣生活吧！

Classification of Aroma

植物精油的
七大香氣類別

根據萃取的部位，精油的香氣各有其特色，大致上可以分為七個類別。掌握自己喜愛的香氣大都屬於哪個類別，可以成為挑選精油時的一個基準。請參考從43頁開始的精油介紹，其中也明確記載了精油所屬的類別及其圖示。此外，初次學習調配兩種以上精油時，運用同類別、香氣類似的精油，不僅契合度較佳，也比較不容易失敗。

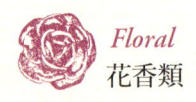

Floral
花香類

屬於女性甜美華麗偏強烈的香氣

這一類從花朵萃取的精油，散發出甜美華麗的香氣。特別適合想營造浪漫氛圍，或者想散發溫柔感時使用。雖然花香類是經常被添加在香水中的香氣，但因為氣味濃郁，所以喜好與接受度也因人而異。

德國洋甘菊　(P.45)
羅馬洋甘菊　(P.46)
摩洛哥茉莉　(P.51)
天竺葵　(P.54)
橙花　(P.56)
薰衣草　(P.67)
玫瑰原精　(P.70)
奧圖玫瑰　(P.71)

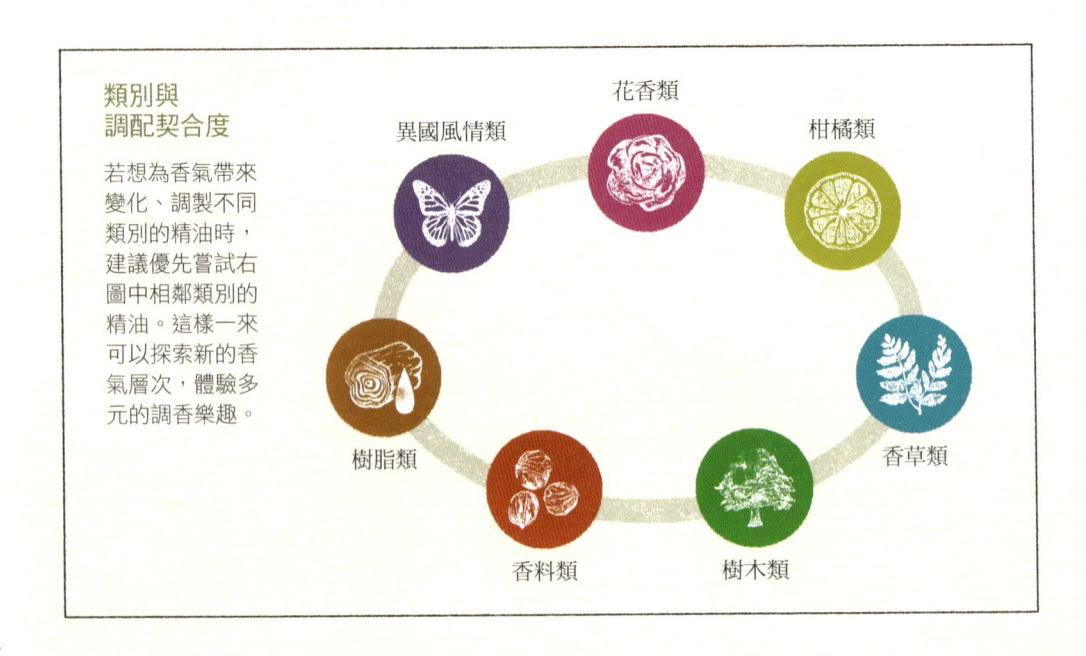

類別與調配契合度

若想為香氣帶來變化、調製不同類別的精油時，建議優先嘗試右圖中相鄰類別的精油。這樣一來可以探索新的香氣層次，體驗多元的調香樂趣。

異國風情類　花香類　柑橘類
樹脂類　　　　　　　香草類
　　　香料類　樹木類

Citrus 柑橘類

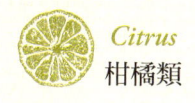

每個人都熟悉的美味柑橘香氣

這一類從柑橘果皮萃取的精油，酸甜的香氣讓人精神為之一振。因為這種香氣是每個人都曾經聞過的香味，普遍接受度高，柑橘類是芳香療法初學者也很容易運用的香氣。

- 甜橙 (P.44)
- 葡萄柚 (P.48)
- 佛手柑 (P.62)
- ※香蜂草 (P.65)
- 檸檬 (P.68)
- ※檸檬香茅 (P.69)

※雖然不是柑橘，卻散發出柑橘類的香氣。

Herbal 香草類

藥草的香氣有利於消除疲勞

這一類主要是從有藥效的葉子（香草）中萃取的精油，散發出藥草般清爽的香氣。其中也有很多被拿來做為料理用的香草，是大家熟悉並且有親切感的植物。想要頭腦清醒或者恢復精神時，香草類芳香非常有效。

- 快樂鼠尾草 (P.47)
- 馬鬱蘭 (P.53)
- 胡椒薄荷 (P.61)
- 迷迭香 (P.72)

Trees 樹木類

好像身處森林中令人放鬆的香氣

這一類從葉子以及樹木等萃取的精油，讓人好像沉浸在森林浴一般，散發出清爽的香氣。樹木類芳香也被描述為木質的芳香。非常適合使用在想要舒緩緊繃的情緒，以及想要放鬆時的沐浴。

- 絲柏 (P.49)
- 杜松 (P.52)
- 茶樹 (P.55)
- 尤加利 (P.66)

Exotic 異國風情類

感受異國情調每種香氣都有個性

這一類精油雖然萃取部位各不相同，不過共通點是令人聯想到亞洲寺廟般的異國風情。能夠有效緩和緊張不安，平復心情。因為大部分都是有個性的香氣，所以個人喜好會特別的明顯。

- 依蘭 (P.43)
- 檀香 (P.50)
- 廣藿香 (P.57)
- 岩蘭草 (P.60)

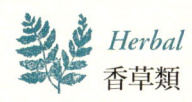

Resin 樹脂類

樹木的香氣讓人好想深呼吸

這一類從樹脂萃取的精油，令人想起樹木的獨特芳香。樹脂類穩重的印象，也被描述為大地的芳香。因為樹脂類精油能夠幫助我們深呼吸，所以很適合想要穩定心情的時候使用。另外，這類精油大多數都具有護膚效果，是該類別的特徵。

- 乳香 (P.59)
- 安息香 (P.63)
- 沒藥 (P.64)

Spice 香料類

辛香料的香氣提升身心的能量

這一類從料理使用的辛香料植物中萃取的精油，散發出辛辣的香氣。建議使用在想要打起精神、提升能量的時候。具有溫暖身體的功效，也是香料類精油的特徵。薑以及肉桂等精油也屬於這個類別。

- 黑胡椒 (P.58)

第 3 章　ＣＰ值最高的精油圖鑑　植物精油的七大香氣類別

改善身心的精油對症功效

精油對身心具有各式各樣的功效。這裡將說明本章節精油所介紹的功效含義。

活血
血液循環變好,溫暖身體的功效。

強肝
刺激並促進肝臟和膽囊機能的功效。

強壯
有效提升身體各種機能的功效。

去痰
促進痰液排出的功效。

消除脹氣
促進排出腸內累積氣體的功效。

血壓下降
降低血壓的功效。

血壓上升
提高血壓的功效。

收縮血管
收縮血管壁的功效。

解毒
排出體內毒素的功效。

解熱
降低身體高溫的功效。

健胃
緩和胃部不適,強健胃部的功效。

抗病毒
抑制病毒的功效。

抗憂鬱
緩和憂鬱情緒的功效。

消炎
緩解炎症的功效。

振奮
讓情緒開朗的功效。

抗風濕
緩解風濕症狀的功效。

助性
提升性慾的功效。

促進細胞成長
促進皮膚細胞成長的功效。

助眠
促使睡眠的功效。

殺菌
殺死細菌的功效。

強壯子宮
強化子宮機能的功效。

激勵
增進能量的功效。

止血
止住出血的功效。

收斂
緊縮身體組織的功效。

淨化
排出體內累積的老廢物質以及毒素的功效。

促進消化
幫助消化的功效。

增進食慾
提升食慾的功效。

頭腦清晰
刺激頭腦,提高效率的功效。

制汗
抑制汗液分泌的功效。

促進膽汁分泌
促使膽汁分泌的功效。

鎮痙
緩解痙攣的功效。

鎮靜
舒緩興奮的功效。

鎮痛
舒緩疼痛的功效。

通經
促進月經,維持經期穩定的功效。

止臭
抑制臭味的功效。

抗疤
促進治癒皮膚腫塊以及傷痕的功效。

調節皮膚功能
舒緩皮膚刺激,使皮膚更柔軟的功效。

促進分娩
促進平安生產的功效。

調整荷爾蒙
調整荷爾蒙分泌平衡的功效。

驅蟲
讓害蟲不敢靠近的功效。

強化免疫
提高免疫力的功效。

癒傷
止住傷口出血並且治療的功效。

利尿
增加尿量,排出體內多餘水分的功效。

快速了解各精油的注意要點

正確使用精油,對我們的身心健康非常有幫助。但是請特別注意,根據身體狀況,也有需要慎用的精油。

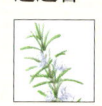

● 高血壓者須慎用的精油
迷迭香

● 癲癇患者慎用的精油
迷迭香

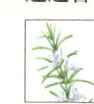

● 兒童須慎用的精油
胡椒薄荷／檸檬香茅／迷迭香

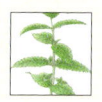

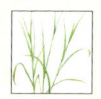

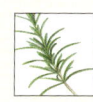

● 月經期間須慎用的精油
快樂鼠尾草／馬鬱蘭／沒藥

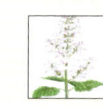

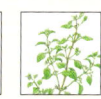

※3歲以下的幼童,除了薰香以外,請勿使用精油。

● 懷孕期間慎用的精油
快樂鼠尾草／絲柏／摩洛哥茉莉／杜松／馬鬱蘭／胡椒薄荷／沒藥／迷迭香

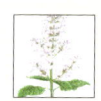

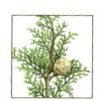

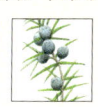

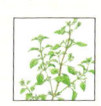

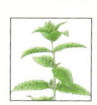

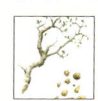

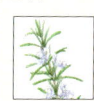

● 可能對皮膚產生刺激的精油
依蘭／甜橙／摩洛哥茉莉／茶樹／黑胡椒／胡椒薄荷／安息香／香蜂草／尤加利／檸檬／檸檬香茅

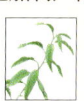

● 具有光毒性※
使用在肌膚上須避免曝曬紫外線的精油
葡萄柚／佛手柑／檸檬

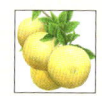

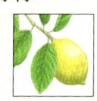

※光毒性也稱作光敏性,是指塗抹在肌膚上之後,對日光等強烈紫外線產生反應,引起皮膚發炎。柑橘類精油所含的香柑內脂等,就是其代表性的成分。

● 只記載本章中所介紹的精油。

● 根據個人體質,對精油的反應各不相同,這裡記載的注意事項並不一定涵蓋所有狀況。

● 使用精油前,請務必閱讀第8頁和22頁。

精油的使用說明

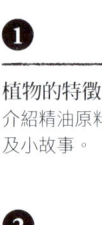

How to Use

❶ 植物的特徵
介紹精油原料植物的特徵及小故事。

❷ 傳播速度
指香氣的揮發性。精油的香氣依照前調、中調、後調的順序散發香氣。詳細說明在17頁。

Blending Factor
表示香氣強度的數值。數字越小香氣越強，數字越大香氣越弱，本書中介紹的精油，1表示最強，7表示最弱。

調配建議
將二種以上香氣作調配時的建議。

❸ 契合度佳的精油
調配精油時，契合度較好的精油。每個人對於香氣的喜好各不相同，僅供參考使用。
※因為玫瑰原精和奧圖玫瑰的香氣類似，所以統一以「玫瑰」表示。

❻ 主要功能
精油具有的代表性功效。可參考40頁的說明。

❼ 精油的功效
精油如何在我們的身心發揮作用，分成心理、生理、肌膚三個方面。

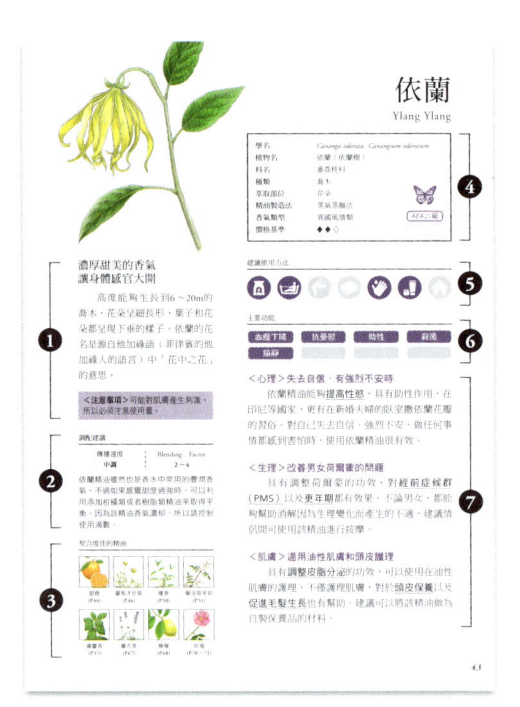

❺ 建議使用方法
用圖示表示各種精油的建議使用方法。詳細使用方法在下列頁數中說明。

- 薰香 24～27頁
- 沐浴 28～30頁
- 嗅吸 32頁
- 濕敷 34頁
- 按摩 210～239頁
- 自製保養品 178～191頁
- 自製日用品 192～194頁

- 花香類
- 柑橘類
- 香草類
- 樹木類
- 異國風情類
- 樹脂類
- 香料類

❹ 學名
世界共通的學術名稱，前面是屬名，後面則是種小名。精油的名稱根據國家和品牌各不相同，購買時，請以學名為主。

植物名
精油原料植物的名稱。

科名
生物學分類上科的名稱。

種類
根據精油原料植物的外觀或生育期間等的分類。

萃取部位
精油從原料植物中萃取的部位。

精油製造法
從原料植物中製造精油的方法。詳細說明在18～19頁。

香氣類型
根據香氣的特徵，分成7個類別的名稱與圖示。詳細說明在38～39頁。

價格基準
用◆的數量表示平均價格的基準，因各廠牌差異較大，價格僅供參考。
◆◇◇ ～NT.500（10ml）
◆◆◇ NT.500～1500（10ml）
◆◆◆ NT.1500～（10ml）

[AEAJ1級]
AEAJ芳香療法檢定1級測試對象的精油

[AEAJ1級]
AEAJ芳香療法檢定2級測試對象的精油

第3章　CP值最高的精油圖鑑　精油的使用說明

42

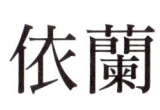

依蘭
Ylang Ylang

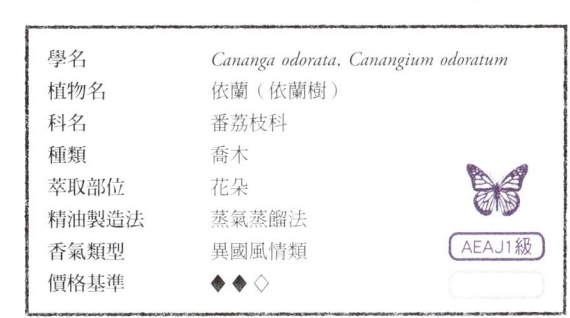

學名	*Cananga odorata, Canangium odoratum*
植物名	依蘭（依蘭樹）
科名	番荔枝科
種類	喬木
萃取部位	花朵
精油製造法	蒸氣蒸餾法
香氣類型	異國風情類
價格基準	◆◆◇

AEAJ1級

建議使用方法

主要功能
血壓下降　抗憂鬱　助性　殺菌
鎮靜

濃厚甜美的香氣
讓身體感官大開

高度能夠生長到6～20m的喬木，花朵呈細長形，葉子和花朵都呈現下垂的樣子。依蘭的花名是源自他加祿語（菲律賓的他加祿人的語言）中「花中之花」的意思。

<注意事項>可能對肌膚產生刺激，所以必須注意使用量。

調配建議

傳播速度	Blending Factor
中調	2～4

依蘭精油雖然也是香水中常用的豐潤香氣，不過如果感覺甜度過度時，可以利用添加柑橘類或者樹脂類精油來取得平衡。因為該精油香氣濃郁，所以請控制使用滴數。

契合度佳的精油

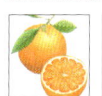

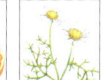

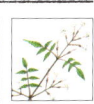

甜橙 (P.44)　羅馬洋甘菊 (P.46)　檀香 (P.50)　摩洛哥茉莉 (P.51)

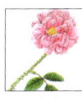

廣藿香 (P.57)　薰衣草 (P.67)　檸檬 (P.68)　玫瑰 (P.70～71)

<心理>失去自信，有強烈不安時

依蘭精油能夠**提高性慾**，具有助性作用，在印尼等國家，更有在新婚夫婦的臥室撒依蘭花瓣的習俗。對自己失去自信、強烈不安，做任何事情都感到害怕時，使用依蘭精油很有效。

<生理>改善男女荷爾蒙的問題

具有調整荷爾蒙的功效，對**經前症候群（PMS）**以及**更年期**都有效果。不論男女，都能夠幫助消解因為生理變化而產生的不適，建議情侶間可使用該精油進行按摩。

<肌膚>適用油性肌膚和頭皮護理

具有**調整皮脂分泌**的功效，可以使用在油性肌膚的護理，不僅護理肌膚，對於**頭皮保養**以及**促進毛髮生長**也有幫助。建議可以將該精油做為自製保養品的材料。

第3章　CP值最高的精油圖鑑　依蘭

43

甜橙
Orange Sweet

學名	*Citrus sinensis*
植物名	甜橙
科名	芸香科
種類	喬木
萃取部位	果皮
精油製造法	壓榨法
香氣類型	柑橘類
價格基準	◆◇◇

AEAJ1級
AEAJ2級

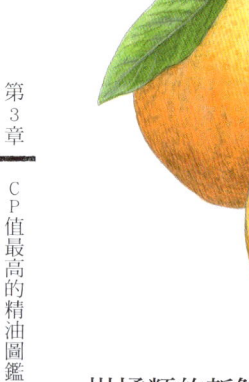

柑橘類的新鮮香氣
緩解憂鬱情緒

高度10m左右的喬木。柑橘中，除了這裡介紹的甜橙，還有苦橙（*Citrus aurantium*），可以從花朵中萃取出橙花油，從枝葉中萃取出苦橙葉精油。

＜注意事項＞ 可能對肌膚產生刺激，所以必須注意使用量。

調配建議

傳播速度	Blending Factor
前調	4

甜橙精油與柑橘類精油契合度佳，不過如果全都是柑橘類，香氣很快就會揮發掉。與揮發性中調～後調的花香類調配，才能讓香氣持久。

契合度佳的精油

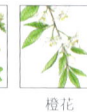

- 葡萄柚（P.48）
- 檀香（P.50）
- 天竺葵（P.54）
- 橙花（P.56）
- 乳香（P.59）
- 佛手柑（P.62）
- 安息香（P.63）
- 玫瑰（P.70～71）

建議使用方法

主要功能

健胃　抗憂鬱　殺菌　促進消化
增進食慾　鎮痙　鎮靜　利尿

＜心理＞緩解緊張，感受幸福

緩解緊繃的情緒，讓人放鬆，帶來心理上的幸福感。適合長期心情憂鬱、負面思考、身體倦怠、沒有精神等狀況。對於因為不安和煩惱而無法入睡的狀況也有效果。

＜生理＞增進食慾，促進消化

對於消化器官，特別是胃部很有功效。聞到美味香氣時，可以增進食慾，促進消化，緩解過量飲食所造成的胃脹消化不良。因為甜橙精油能夠促進淋巴的循環，所以也建議使用於改善浮腫現象。

＜肌膚＞活化肌膚，促進血液循環

具有活化肌膚的功效。在感覺肌膚暗沉、乾燥時可以使用甜橙精油。該精油能夠照顧油性肌膚，有效護理青春痘、粉刺、鼻頭毛孔的黑頭以及橘皮組織等。

德國洋甘菊
Chamomile German

學名	*Matricaria recutita, Matricaria chamomilla*
植物名	德國洋甘菊
科名	菊科
種類	一年生草本
萃取部位	花朵
精油製法	蒸氣蒸餾法
香氣類型	花香類
價格基準	◆◆◆

AEAJ1級

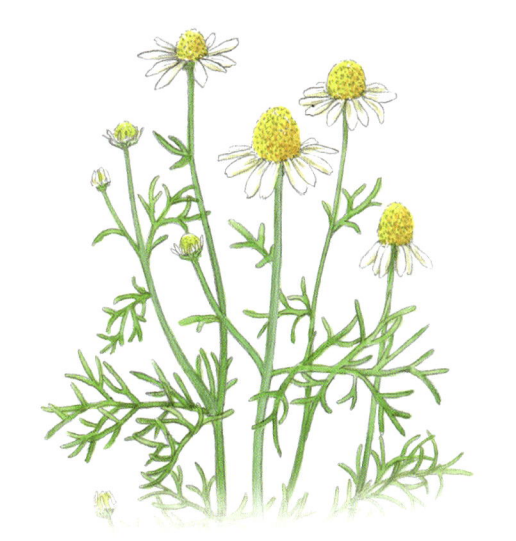

母菊蘭烯成分
緩解炎症以及過敏症狀

高度20～60cm左右的一年生草本植物。特徵是下垂的白色花瓣，比羅馬洋甘菊的花朵小。繁殖能力強，在歐洲等地，常常可以看見德國洋甘菊茂盛生長的情景，萃取出的精油呈青色。

建議使用方法

主要功能

消炎　助眠　鎮痙　鎮靜
鎮痛　抗疤　強化免疫　癒傷

＜生理＞想要緩解搔癢和疼痛時

洋甘菊分為德國洋甘菊和羅馬洋甘菊，兩者在植物外觀以及對身心的作用都很類似。不過在芳療中，前者大多使用在身體的護理，後者大多使用在心理的護理。洋甘菊含有大量具有抗過敏及抗組織胺等作用的母菊蘭烯成分，因此有<u>緩解炎症和疼痛</u>的功效。對於<u>肌肉疼痛</u>時的按摩有效果，也能夠幫助<u>緩解頭痛、消化器官的炎症</u>等。

＜肌膚＞護理肌膚乾燥、紅疹

母菊蘭烯成分具有<u>抑制搔癢和發炎</u>的功效，所以對於<u>乾燥、紅疹、濕疹、蕁麻疹、接觸性皮膚炎</u>等皮膚問題都很有效。肌膚乾燥的冬季，德國洋甘菊精油可以使用於身體的按摩。對於<u>跌打損傷的瘀青</u>，將該精油與其他具有抗疤功效的精油混合，製作成乳液塗抹，能夠促進治癒。

調配建議

傳播速度	Blending Factor
中調	1～3

從花朵中萃取出來的精油，但與其說是甜美的花香，不如說是藥草的香氣。透過調配，其香氣會產生變化，使調配後的香氣幅度更寬。

契合度佳的精油

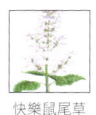

- 快樂鼠尾草 (P.47)
- 葡萄柚 (P.48)
- 馬鬱蘭 (P.53)
- 天竺葵 (P.54)
- 茶樹 (P.55)
- 佛手柑 (P.62)
- 薰衣草 (P.67)
- 檸檬 (P.68)

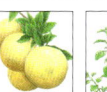

羅馬洋甘菊
Chamomile Roman

學名	Anthemis nobilis, Chamaemelum nobile
植物名	羅馬洋甘菊
科名	菊科
種類	多年生草本
萃取部位	花朵
精油製造法	蒸氣蒸餾法
香氣類型	花香類
價格基準	◆◆◆

AEAJ1級

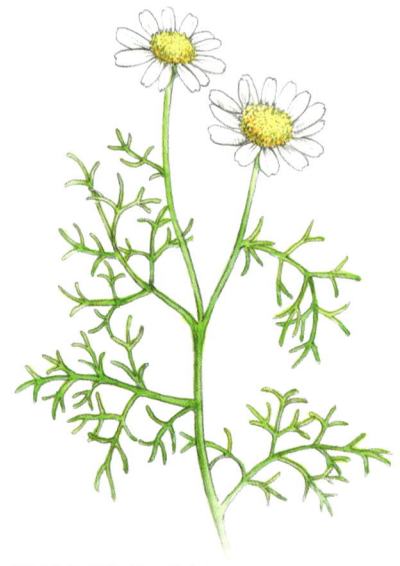

甜美優雅的香氣
讓情緒穩定

學名是源於希臘語中的「地面上的蘋果」。高度20～40cm左右的多年生草本植物，盛開雛菊般的花朵。也被稱為「植物的醫生」，據說可以治癒生長在其附近植物的疾病。

建議使用方法

主要功能

抗憂鬱　消炎　抗風濕　助眠
鎮痙　鎮靜　鎮痛　通經

<心理> 緩解不安、緊張、兒童情緒失控

羅馬洋甘菊精油被稱為「女性和兒童的精油」，意思是可以放心的使用。能夠有效**放鬆心情**，緩解**不安**、**緊張**、**恐懼感**等，讓情緒穩定。對於**鬧脾氣**、**情緒失控**的兒童也有安撫效果。

<生理> 緩和頭痛、偏頭痛，女性特有的問題

具有**緩和疼痛**的功效，能夠對**頭痛**、**偏頭痛**等發揮效果。對原因為**精神性壓力的頭痛**也有幫助。另外，也常用於**月經不順**、**經痛**、**經前症候群（PMS）**、**更年期**等女性特有的問題上。

<肌膚> 緩和皮膚炎以及濕疹的症狀

能夠有效**緩解過敏症狀**，可運用在治療**皮膚炎**以及**濕疹**等。該精油可與基底油混合塗抹在肌膚上，或是做臉部蒸氣護理。羅馬洋甘菊精油的作用溫和，特別適合用於兒童及老年人的護理。

調配建議

傳播速度	Blending Factor
中調	1～3

羅馬洋甘菊精油經常被喻為「蘋果般的香味」，少量也非常芳香。建議與同樣花香類的精油搭配。

契合度佳的精油

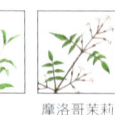

依蘭 (P.43)　葡萄柚 (P.48)　檀香 (P.50)　摩洛哥茉莉 (P.51)

天竺葵 (P.54)　薰衣草 (P.67)　檸檬 (P.68)　玫瑰 (P.70～71)

快樂鼠尾草
Clary Sage

學名	*Salvia sclarea*
植物名	快樂鼠尾草
科名	唇形科
種類	二年生草本
萃取部位	花朵和葉子
精油製造法	蒸氣蒸餾法
香氣類型	香草類
價格基準	◆◆◇

AEAJ1級

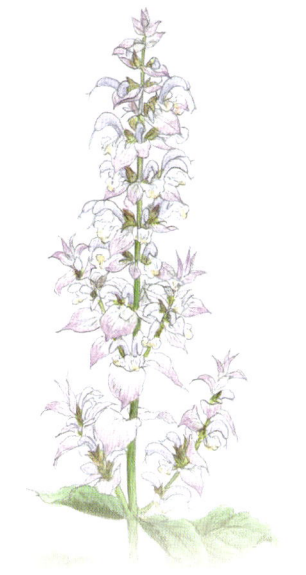

帶來幸福感 調整荷爾蒙平衡

高度約1m左右的二年生草本植物，直立的莖上，生長著心形的葉子，綻開白色和淡紫色的可愛花朵。與料理使用的藥用鼠尾草（*Salvia officinalis*）是不同種類的植物，使用時請不要混淆。

＜注意事項＞懷孕期間以及月經期間禁止使用。

建議使用方法

主要功能
消炎　強壯子宮　制汗　鎮痙
鎮靜　通經　促進分娩　調整荷爾蒙

＜心理＞療癒全身心的快樂精油

快樂鼠尾草精油是能夠讓**精神振奮，帶來幸福感**的快樂精油。在情緒低落、鬱悶、有壓力的時候，溫暖的香氣能夠療癒身心。另外，也建議使用在感覺到驚恐的時候。

＜生理＞調整荷爾蒙平衡，緩和症狀

對於**調整荷爾蒙平衡**很有效，因此很適合正經歷青春期、更年期的人使用。對**月經不順、經前症候群（PMS）**等具有功效。此外，據說不論性別，都能夠幫助**提高生殖能力**。該精油也對壓力以及緊張造成的**失眠**和**頭痛**有效。

＜肌膚＞平衡皮脂過多的肌膚和頭皮

此精油常使用於油性肌膚的保養。另外，也能夠有效**改善油脂性頭皮以及頭皮屑**，促使健康毛髮的生長。請將該精油利用在自製的洗髮精、護髮乳以及頭皮護理油等。

調配建議

傳播速度	Blending Factor
前調／中調	2～4

快樂鼠尾草精油雖然是香草類精油，但是香氣給人安詳、溫暖、甜感的印象。因為可以與大部分香氣搭配，請在探索自己喜好的同時，享受調配的樂趣。

契合度佳的精油

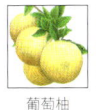

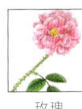

依蘭 (P.43)　羅馬洋甘菊 (P.46)　葡萄柚 (P.48)　杜松 (P.52)
馬鬱蘭 (P.53)　天竺葵 (P.54)　薰衣草 (P.67)　玫瑰 (P.70～71)

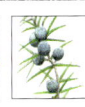

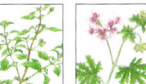

47

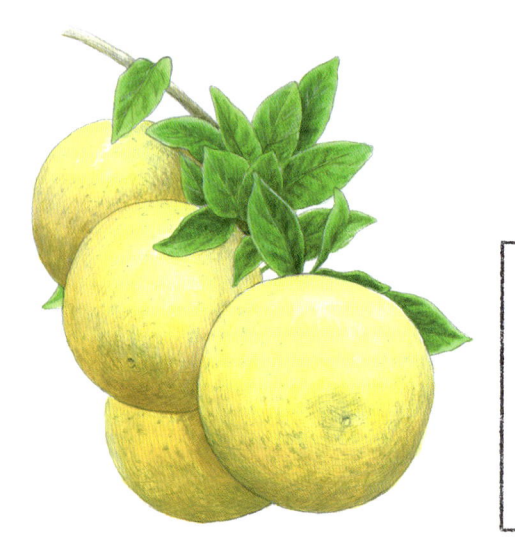

葡萄柚
Grapefruit

學名	*Citrus paradisi*
植物名	葡萄柚
科名	芸香科
種類	喬木
萃取部位	果皮
精油製造法	壓榨法
香氣類型	柑橘類
價格基準	◆◇◇

AEAJ1級

清爽的香氣
讓情緒重新振作

葡萄柚是因為果實好像一串串的葡萄般而得名。原產地在西印度群島的巴貝多島，如今在巴西和美國等地均有生產。

<注意事項>使用在肌膚上之後，請避免照射紫外線。

調配建議

傳播速度	Blending Factor
前調	4

具有剝開葡萄柚時的新鮮芳香。想要獲得爽快的感受，請搭配香草類精油；想要獲得優雅的感受，搭配花香類精油。

契合度佳的精油

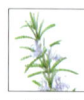

依蘭 (P.43)　絲柏 (P.49)　杜松 (P.52)　天竺葵 (P.54)
胡椒薄荷 (P.61)　尤加利 (P.66)　薰衣草 (P.67)　迷迭香 (P.72)

建議使用方法

主要功能
強壯　抗憂鬱　振奮　殺菌
收斂　淨化　增進食慾　利尿

<心理>提高專注力以及轉換心情時

建議使用在想要**轉換心情**、**提高專注力**、**提升幹勁**時。在因為壓力而精神疲勞、心情憂鬱時，葡萄柚香氣能夠**讓心情變得輕鬆**。

<生理>活化消化器官以及排毒

葡萄柚精油具有**促進消化器官運作**的功能，對於**緩解消化不良、便秘以及胃脹氣**等有效。利尿作用佳，具有**促進淋巴循環**的功效，因此可以將體內累積的多餘水分和毒素一起排出，建議使用於排毒按摩。

<肌膚>透過按摩以及搓洗護理橘皮組織

具有利尿作用，以及促進淋巴循環的功效，也對**橘皮組織**的護理有效果。將該精油混合基底油按摩在意的部位，或者製成身體磨砂膏使用。

絲柏
Cypress

學名	*Cupressus sempervirens*
植物名	絲柏
科名	柏科
種類	喬木
萃取部位	葉子和果實
精油製造法	蒸氣蒸餾法
香氣類型	樹木類
價格基準	◆◇◇

AEAJ1級

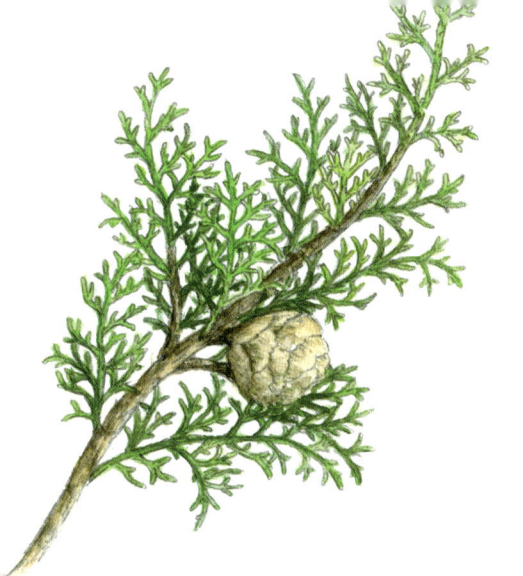

第3章　CP值最高的精油圖鑑　絲柏

清新木質的獨特香氣
解放苦悶的心情

高度可以達到20～30m，樹形呈細長的圓錐狀，原產於地中海地區的喬木。常見於南歐的庭園、寺院以及墓地等。精油從針狀的葉子和3cm左右的雌性圓形果實中萃取。

＜注意事項＞懷孕期間禁止使用。

調配建議

傳播速度	Blending Factor
前調／中調	5～7

具備舒暢鮮明的香氣，也給人留下木質的印象。建議搭配清爽的柑橘類或香草類，以及樹木類精油來增添香氣深度和穩定感。

契合度佳的精油

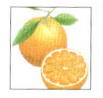

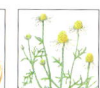

- 甜橙 (P.44)
- 德國洋甘菊 (P.45)
- 杜松 (P.52)
- 天竺葵 (P.54)
- 胡椒薄荷 (P.61)
- 薰衣草 (P.67)
- 檸檬 (P.68)
- 迷迭香 (P.72)

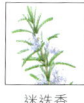

建議使用方法

主要功能

收縮血管	抗風濕	止血	收斂
制汗	止臭	抗疤	利尿

＜心理＞平復急躁以及憤怒情緒，恢復冷靜

絲柏精油有助於帶我們從痛苦、後悔以及自責的念頭中解放，能<u>平復急躁情緒，恢復平常心和冷靜，找回專注力</u>。能夠幫助我們接受人生的巨變，並且<u>保持平穩的情緒</u>。

＜生理＞抑制過量出汗，對月經相關症狀有效

絲柏精油具有收斂功效，所以普遍知道它對<u>靜脈曲張</u>有功效。具有<u>抑制過量出汗</u>的功能，所以對於因為緊張而大量出汗，以及更年期的盜汗都有效果。也對<u>經血過多、經痛、經前症候群（PMS）</u>等症狀有幫助。

＜肌膚＞油性肌膚以及青春痘的護理

對於皮脂分泌活躍的<u>油性肌膚以及青春痘的護理</u>有效果，可以使用在化妝水或者蒸臉。在<u>汗臭味嚴重</u>時，亦可做為身體噴霧使用。

49

檀香
Sandalwood

學名	*Santalum album*（印度產）
	Santalum spicatum（澳洲產）
植物名	檀香
科名	檀香科
種類	喬木
萃取部位	心材
精油製造法	蒸氣蒸餾法
香氣類型	異國風情類
價格基準	◆◆◆

AEAJ 1級

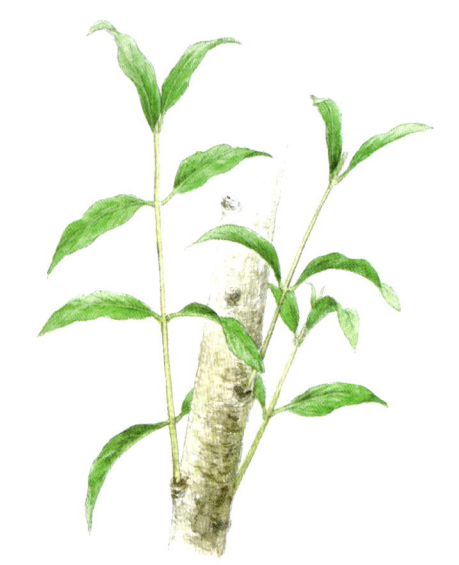

穩定情緒
偏甜美的異國風香氣

檀香可分為印度產檀香和澳洲產檀香。印度檀香是半寄生性常綠小喬木，澳洲檀香是常綠喬木。雖然植物的起源不同，不過兩者都是檀香科的植物。近年，因前者的供應量減少，後者的流通量大為增加。

建議使用方法

主要功能

去痰　抗憂鬱　消炎　助性
促進細胞成長　收斂　鎮痙　鎮靜

＜心理＞安定情緒，引導心靈更踏實堅定

在亞洲國家，自古以來檀香精油經常被使用在宗教儀式及冥想時。由於檀香有絕佳的鎮靜功效，能夠穩定情緒、緩解精神上的壓力，使人安定，就好像大樹一般，有著引導我們腳踏實地的堅實感。

＜生理＞緩解呼吸器官的各種問題

檀香精油對呼吸器官的問題有效果，能夠緩和咽喉疼痛、咳嗽、鼻水或鼻塞等症狀。不僅抑制感染症，也能夠促進深呼吸，促使安眠。對於消除荷爾蒙問題也有幫助，男女均可使用。

＜肌膚＞保養乾燥肌膚

檀香精油具有活化肌膚細胞的功效，很適合使用在乾燥肌膚的保養。特別能夠幫助肌膚保濕，不僅可以用於按摩，也能製作成乳液塗抹。

調配建議

傳播速度	Blending Factor
後調	4～6

檀香精油是一種很容易搭配的精油，建議使用在想要讓香氣有穩重感的時候。因為檀香精油是後調香氣，所以必須注意不要過量添加而使香氣失衡。

契合度佳的精油

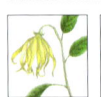

依蘭 (P.43)	甜橙 (P.44)	葡萄柚 (P.48)	天竺葵 (P.54)
廣藿香 (P.57)	乳香 (P.59)	薰衣草 (P.67)	玫瑰 (P.70～71)

摩洛哥茉莉
Jasmine

學名	*Jasminum grandiflorum, Jasminum officinale*
植物名	摩洛哥茉莉
科名	木樨科
種類	灌木
萃取部位	花朵
精油製造法	揮發性有機溶劑萃取法
香氣類型	花香類
價格基準	◆◆◆

AEAJ1級

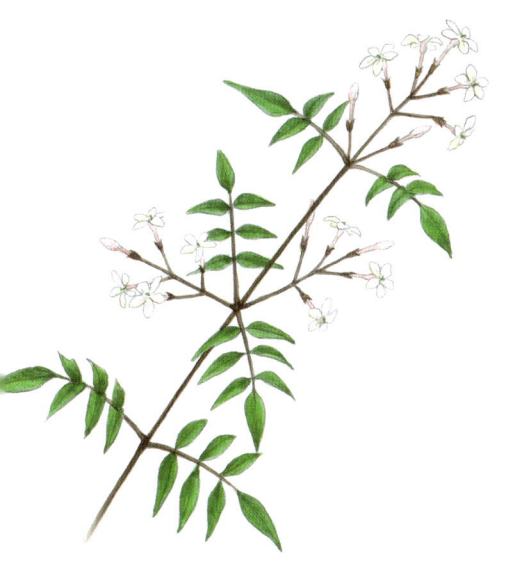

甜美的花香
讓自信恢復，熟齡肌更美

為一種攀緣植物，綻開芬芳的白色花朵。萃取茉莉精油需要大量的花朵、工序繁複，所以精油價格昂貴。摩洛哥、埃及、義大利等均有栽培。

<注意事項>懷孕期間禁止使用。可能對肌膚產生刺激，所以必須注意使用量。

調配建議

傳播速度	Blending Factor
中調／後調	1

濃厚的甜美花香。因為香氣強烈，所以只需要極少量就足夠芳香。與柑橘類等輕爽的精油（屬於前調）契合度佳，調配出的香氣更均衡。

契合度佳的精油

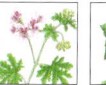

- 依蘭 (P.43)
- 甜橙 (P.44)
- 葡萄柚 (P.48)
- 檀香 (P.50)
- 天竺葵 (P.54)
- 廣藿香 (P.57)
- 檸檬 (P.68)
- 玫瑰 (P.70～71)

建議使用方法

主要功能
- 抗憂鬱
- 消炎
- 助性
- 強壯子宮
- 鎮痙
- 鎮靜
- 調節皮膚功能
- 促進分娩

<心理>癒療疲憊的心靈，恢復元氣

摩洛哥茉莉精油是能夠讓消沉的情緒再度**恢復自信**，令人生機勃勃的精油。在「喪失做為女性自信」的時候也有效果。此外，也能夠幫助**療癒疲憊心靈，恢復元氣**。

<生理>調整荷爾蒙平衡以及生產時的照護

此精油具有絕佳的**調整荷爾蒙平衡**的功效，也能**緩解經痛、助眠、解決男女生理方面**的問題。另外，也有助於**促進分娩、舒緩生產疼痛**，亦被用於**改善產後憂鬱**。

<肌膚>感覺肌膚衰老時的保養

摩洛哥茉莉精油具有軟化肌膚的功效，建議使用於熟齡肌膚，或者因為年齡引起的**肌膚乾燥**等**肌膚老化**的保養。該精油屬於女性喜愛的甜美香氣，能夠讓身心放鬆，所以建議使用於自製保養品中。

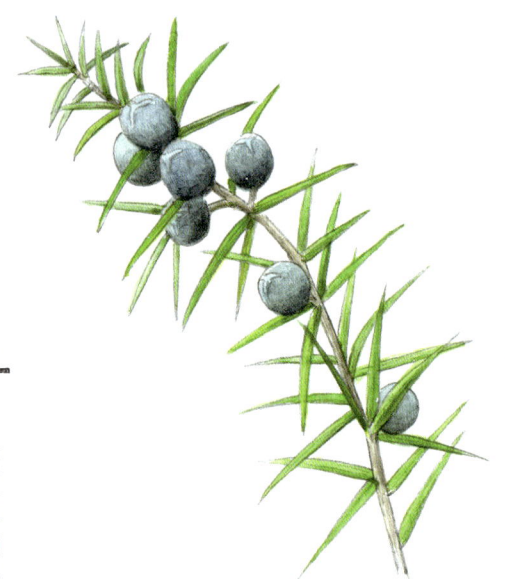

杜松
Juniper Berry

學名	*Juniperus communis*
植物名	杜松
科名	柏科
種類	灌木
萃取部位	果實
精油製造法	蒸氣蒸餾法
香氣類型	樹木類
價格基準	◆◆◆

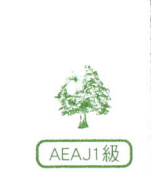

AEAJ1級

殺菌效果佳
身心全淨化

　　杜松為葉子如同針一般尖銳的針葉樹。綻開黃色花朵，結小小的圓形果實。因為殺菌效果卓越，所以據說早期法國的醫院，會透過敲打杜松的小樹枝來淨化空氣。

〈注意事項〉懷孕期間禁止使用。

調配建議

傳播速度	Blending Factor
前調／中調	4

樹木類的木質香氣給人清爽的感覺，是男性接受度頗高的精油。若與其他樹木類的精油組合，可以感受到森林浴般的芳香。

契合度佳的精油

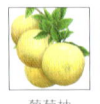

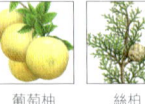

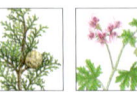

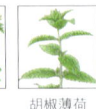

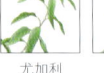

葡萄柚 (P.48)　絲柏 (P.49)　天竺葵 (P.54)　胡椒薄荷 (P.61)

佛手柑 (P.62)　尤加利 (P.66)　薰衣草 (P.67)　迷迭香 (P.72)

建議使用方法

主要功能

| 活血 | 強壯 | 解毒 | 健胃 |
| 抗風濕 | 殺菌 | 收斂 | 利尿 |

〈心理〉面對困難和爭執的勇氣

　　這是一款可以淨化身心的精油，能夠洗滌悲觀、無力的心靈，使人再度積極向上。在面對困難和爭執或是腦袋混沌時，都有效果。

〈生理〉排出體內的多餘水分，清清爽爽

　　杜松精油具有優越的排出體內多餘水分的功效，在想要淨化體內的時候，是一種利用價值高的精油。非常適合水分累積造成水腫時，以及前一天飲酒後想排除體內殘餘酒精時使用。

〈肌膚〉油性肌膚與油性頭皮的保養

　　杜松精油能夠有效護理油性肌膚以及油性頭皮。建議用蒸臉的方式改善青春痘以及粉刺；護理頭皮時則可以加入自製洗髮精當中。因為該精油具有排毒功效，所以也能夠用於消除腿部橘皮組織的按摩。

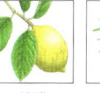

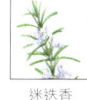

馬鬱蘭
Sweet Marjoram

學名	*Origanum majorana*
植物名	馬鬱蘭
科名	唇形科
種類	灌木
萃取部位	葉子
精油製造法	蒸氣蒸餾法
香氣類型	香草類
價格基準	◆◆◇

AEAJ1級

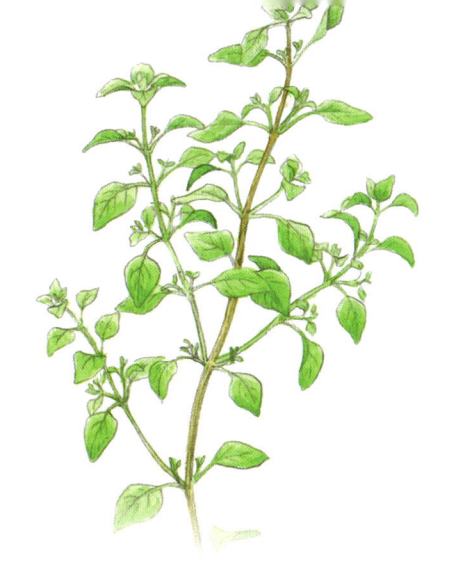

溫和舒緩情緒 改善血液循環

高度50cm左右的灌木。葉子呈橢圓形，綻開粉紅色以及白色花朵。原產於地中海沿岸，在溫暖地區栽培。用來萃取精油的葉子，也經常被做為料理用的香草使用。

<注意事項>懷孕期間、月經期間皆禁止使用。

建議使用方法

主要功能
去痰　血壓下降　殺菌　鎮痙
鎮靜　鎮痛　通經　癒傷

<心理>溫柔舒緩情緒，使人放鬆

馬鬱蘭精油是能夠緩和情緒的精油，能夠緩解精神上的壓力、緊張以及興奮，使人放鬆。在急躁無法專注的時候，以及過於執著無法接受其他事物的時候，都很有效果。

<生理>消除肌肉僵硬痠痛以及消化器官問題

具有鎮痙、鎮靜以及鎮痛等功效，對於消除肌肉僵硬痠痛有效果，也能夠改善風濕、關節炎、腰痛、神經痛等。因為該精油能夠溫暖身體，所以在感冒初期也能夠發揮功效。發冷和咳嗽時，請多用來按摩。

調配建議

傳播速度	Blending Factor
中調	3〜4

建議與香草類以及樹木類搭配，完整呈現清爽感覺。與所有柑橘類都很契合，其中搭配甜橙、檸檬會特別和諧。

契合度佳的精油

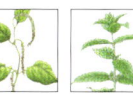

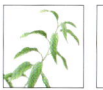

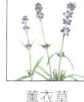

甜橙 (P.44)　茶樹 (P.55)　黑胡椒 (P.58)　胡椒薄荷 (P.61)
尤加利 (P.66)　薰衣草 (P.67)　檸檬 (P.68)　迷迭香 (P.72)

<肌膚>改善血液循環，恢復好氣色

馬鬱蘭精油具有改善血液循環的功效，氣色不佳時，可以混合基底油進行按摩。另外，因為該精油也具有幫助治療創傷的作用，所以對受傷後的護理也有功效。

53

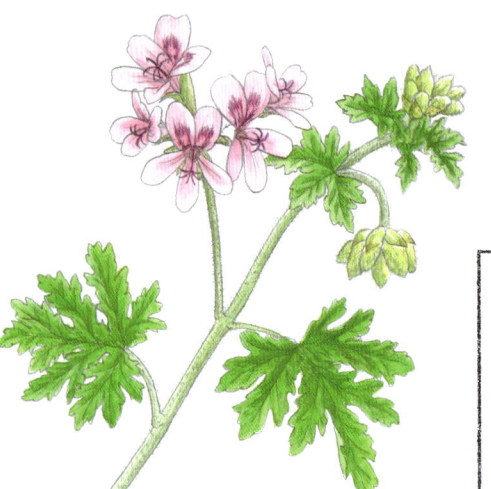

天竺葵
Geranium

學名	*Pelargonium graveolens*, *Pelargonium odoratissimum*, *Pelargonium asperum*
植物名	天竺葵
科名	牻牛兒苗科
種類	多年生草本
萃取部位	葉子
精油製造法	蒸氣蒸餾法
香氣類型	花香類
價格基準	◆◆◇

AEAJ1級
AEAJ2級

心理和生理的平衡器
調理肌膚皮脂分泌

高度60～100cm左右的多年生草本。葉子呈鋸齒狀，綻開粉紅色小花。在19世紀，以香水之都聞名的南法格拉斯地區，開始栽培天竺葵做為香料使用，現在產地更廣、更多。

建議使用方法

主要功能
強壯　抗憂鬱　消炎　促進細胞成長
殺菌　收斂　鎮痛　調整荷爾蒙

＜心理＞安定情緒波動，變得穩定
眾所周知天竺葵精油具有**調整心理和生理平衡**的功效。透過調整自律神經，讓情緒穩定。對於焦躁、消沉以及憤怒、憂鬱等，該精油能夠**安定各種情緒起伏狀況**。

＜生理＞改善因荷爾蒙失調造成的症狀
天竺葵精油具有優秀的**調整荷爾蒙失調**的功效。特別對於**月經不順、經前症候群（PMS）、更年期**等女性特有的症狀有效果。也有**改善淋巴循環，排出體內累積代謝物**的功效。

＜肌膚＞調整肌膚皮脂平衡分泌
天竺葵精油具有**調整肌膚皮脂分泌**的功效、好聞的香氣，因此經常被做為護膚水以及護髮用品的材料使用。能夠有效護理油性和乾性肌膚。此外**殺菌效果佳**，對**改善足癬**也有幫助。

調配建議

傳播速度	Blending Factor
中調	3

天竺葵精油不論是與花香類、香草類或者柑橘類的精油均可調配，香氣的變化幅度大，是一種可以享受調配樂趣的精油，所以請嘗試發掘自己的獨特香氣。

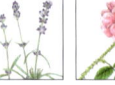

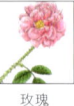

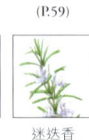

契合度佳的精油
- 甜橙 (P.44)
- 德國洋甘菊 (P.45)
- 葡萄柚 (P.48)
- 乳香 (P.59)
- 胡椒薄荷 (P.61)
- 薰衣草 (P.67)
- 玫瑰 (P.70～71)
- 迷迭香 (P.72)

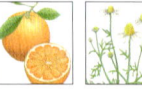

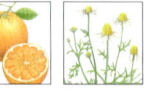

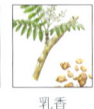

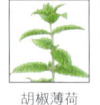

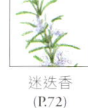

茶樹
Tea Tree

學名	*Melaleuca alternifolia*
植物名	茶樹
科名	桃金孃科
種類	灌木
萃取部位	葉子
精油製造法	蒸氣蒸餾法
香氣類型	樹木類
價格基準	◆◇◇

AEAJ1級
AEAJ2級

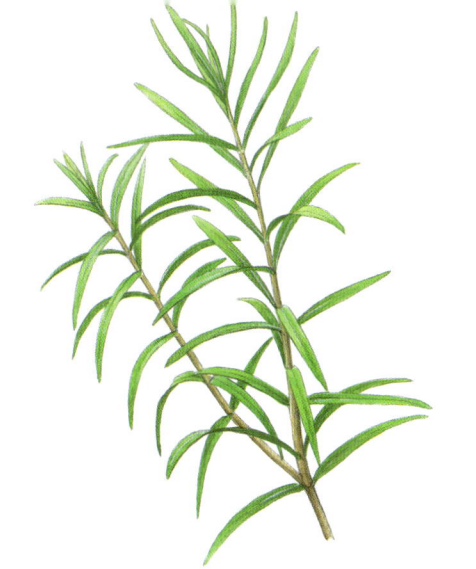

殺菌效果佳
讓心情恢復平靜

葉子前端尖銳細長的灌木。人工栽培的茶樹高度可達2m左右，野外生長的茶樹可以生長到7m左右。澳洲的原住民將其做為天然藥物使用。

<注意事項>可能對肌膚產生刺激，所以必須注意使用量。

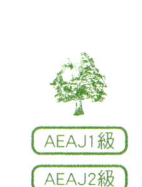

建議使用方法

主要功能
強壯　去痰　抗病毒　殺菌
鎮靜　抗疱　強化免疫

<心理>想要轉換心情，無法專注的時候

建議使用在想要**重振精神**，或是**轉換心情**的時候。尤其在有重要的工作、考試前，或是因為過敏等造成頭腦遲鈍無法專注的時候，都非常有療效。

<生理>優秀的殺菌、消毒作用，預防感染

茶樹精油可以讓鼻子通暢，所以對**緩解過敏、鼻水、鼻塞**等效果佳。殺菌效果強，具有**預防傳染性疾病，提高免疫力**的功能。建議在感冒、流行性感冒時節，以薰香或按摩方式使用，可預防傳染。

<肌膚>青春痘及足癬等的護理

由於有優越的殺菌和消毒作用，因此有助於**舒緩肌膚的青春痘、燒燙傷、金錢癬、足癬**等的狀況。可以在沐浴時，或與基底油混合後塗抹在肌膚上使用。

調配建議

傳播速度	Blending Factor
前調	3～5

屬於香氣鮮明強烈的精油，因此建議與薄荷或尤加利等同樣鮮明的香氣一同調配，可以製作出深受男性喜愛的香氣。

契合度佳的精油

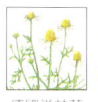

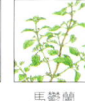

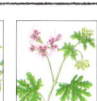

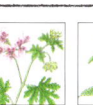

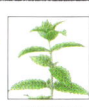

德國洋甘菊 (P.45)　馬鬱蘭 (P.53)　天竺葵 (P.54)　胡椒薄荷 (P.61)

尤加利 (P.66)　薰衣草 (P.67)　檸檬 (P.68)　迷迭香 (P.72)

第3章　CP值最高的精油圖鑑 — 茶樹

55

橙花
Neroli

學名	*Citrus aurantium*
植物名	橙花
科名	芸香科
種類	喬木
萃取部位	花朵
精油製造法	蒸氣蒸餾法
香氣類型	花香類
價格基準	◆◆◆

AEAJ 1級

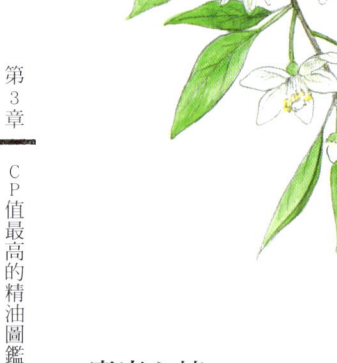

療癒心情
讓人充滿正面情緒

橙花樹是高度可達10m左右的喬木。綻開白色的美麗花朵，橙花油就是從這花朵中萃取出來的。橙花的名稱「Neroli」，是由於深受17世紀末義大利Nerola地區公爵夫人瑪麗・安妮的喜愛而得名。

建議使用方法

主要功能

抗憂鬱　消炎　助性　促進細胞成長
殺菌　鎮痙　鎮靜　調節皮膚功能

＜心理＞療癒負面情緒，幫助正向思考

憂鬱、無法抑制興奮與憤怒、感到恐怖、深受傷害打擊等時，橙花精油能夠**安定心靈，令人充滿溫柔情緒**。此外，能夠在考試或面試時，**提升自信心**。

＜生理＞緩解精神壓力所造成的症狀

橙花精油具有卓越的放鬆效果，所以不僅對壓力性腸胃炎等的**消化器官**問題有效，也能夠幫助**緩解睡眠障礙、頭痛、性慾減退**等，由精神上的壓力所造成的各種症狀。

＜肌膚＞促進細胞成長，護理熟齡肌膚

橙花精油具有促進細胞成長、調節皮膚功能等對肌膚有利的功效，非常適合做為**肌膚保養**使用。該精油也能夠**緊實肌膚的彈性**，所以特別建議用於熟齡肌膚的保養上。對於**預防妊娠紋產生**和**淡化疤痕**也都有效果。

調配建議

傳播速度	Blending Factor
前調／中調	1～2

在花朵的溫柔香氣中帶點淡淡的苦味。與多數精油都能夠契合，不過與後調的精油搭配，平衡度更佳。

契合度佳的精油

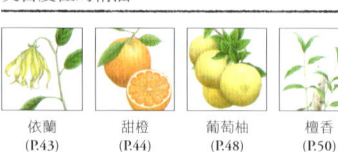

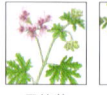

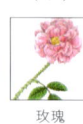

依蘭 (P.43)　甜橙 (P.44)　葡萄柚 (P.48)　檀香 (P.50)
天竺葵 (P.54)　乳香 (P.59)　薰衣草 (P.67)　玫瑰 (P.70～71)

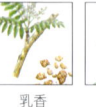

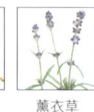

廣藿香
Patchouli

學名	*Pogostemon cablin, Pogostemon patchouli*
植物名	廣藿香
科名	唇形科
種類	多年生草本
萃取部位	葉子
精油製造法	蒸氣蒸餾法
香氣類型	異國風情類
價格基準	◆◆◇

AEAJ1級

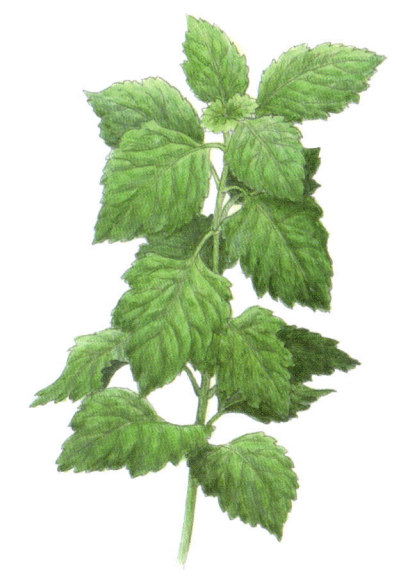

讓心寬裕放鬆 有效抑制食慾

高度90cm左右的多年生草本植物。雞蛋形狀的大葉子，綻開偏白色的花朵。主要產地在印尼和印度等亞洲地區。因為葉子散發強烈香氣，有驅蟲效果，所以在產地，常將葉子放入衣物中做為防蟲劑使用。

建議使用方法

主要功能

| 消炎 | 助性 | 促進細胞成長 | 殺菌 |
| 收斂 | 鎮靜 | 抗疤 | |

＜心理＞興奮時的冷靜劑

具有**緩解緊張不安，紓解精神壓力，穩定情緒，讓心情放鬆**的作用。適用於興奮所導致的情緒激昂、過於執著，以及過度思考等狀態。

＜生理＞想要抑制食慾的時候

廣藿香精油是非常有名的**抑制食慾**精油。如果正在減肥需要限制飲食，或者因為壓力而有食慾過剩等煩惱時，請聞聞該精油。此外，該精油能夠**改善浮腫以及淋巴循環**。

＜肌膚＞緊緻肌膚以及護理粗糙肌膚

廣藿香精油能夠有效護理熟齡肌膚。因為具有促進細胞成長和去除疤痕的功效，所以對於**改善粗糙肌膚**，以及**緊緻鬆弛肌膚**都有效果。也能夠有效**淡化傷疤**。建議將該精油製作成乳液，非常好用。

調配建議

傳播速度	Blending Factor
後調	3～5

廣藿香精油是一種非常有個性的精油，但是透過調配，香氣產生變化，出乎意料竟然是很容易搭配的精油。添加廣藿香能夠讓香氣變得穩重，調製的完成品讓心情寬裕放鬆。

契合度佳的精油

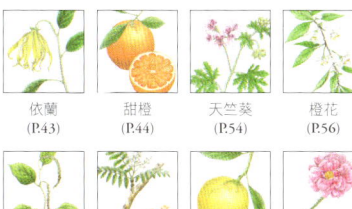

- 依蘭 (P.43)
- 甜橙 (P.44)
- 天竺葵 (P.54)
- 橙花 (P.56)
- 黑胡椒 (P.58)
- 乳香 (P.59)
- 佛手柑 (P.62)
- 玫瑰 (P.70～71)

黑胡椒
Black Pepper

學名	*Piper nigrum*
植物名	胡椒，黑胡椒
科名	胡椒科
種類	灌木
萃取部位	果實
精油製造法	蒸氣蒸餾法
香氣類型	香料類
價格基準	◆◆◇

AEAJ1級

建議使用方法

主要功能

抗憂鬱　消炎　助性　促進細胞成長
殺菌　增進食慾　鎮靜　調節皮膚功能

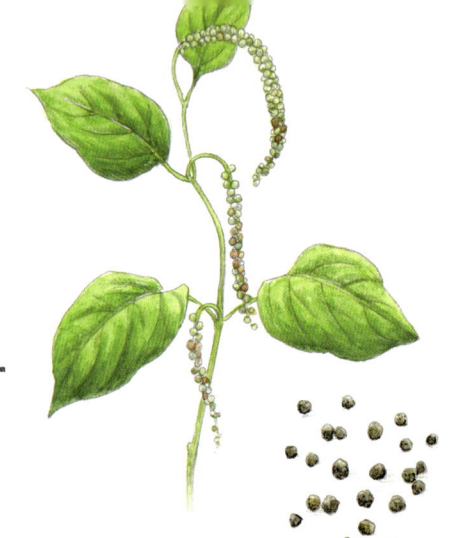

溫暖身心靈
激發前進的力量

高度4m左右的攀緣性灌木，結出由綠色變為紅褐色的小果實，精油從該果實中萃取。在中世紀歐洲是非常高價值的物品，隨著大航海時代的貿易商而被擴展普及。

＜注意事項＞ 可能對肌膚產生刺激，所以必須注意使用量。

＜心理＞激發前進的力量

黑胡椒精油是**溫暖心靈和身體**的精油，能夠改善麻木、冷漠的情緒狀態。料理中香辛料般的刺激，能夠幫助我們**激發行動力**，朝著新的目標，堅韌不拔地積極前進。

＜生理＞增進食慾，改善怕冷及肌肉疼痛問題

黑胡椒精油具有**增進食慾**的功效，能夠**改善消化不良、腹脹、便秘、噁心**等**消化器官**的所有問題。該精油能夠讓血液循環變好，所以**手腳冰冷**者可以使用於足浴或者手浴。此外，也有幫助**緩解肌肉疼痛以及肩頸僵硬痠痛**的功效。

＜肌膚＞改善寒冷造成的肌膚粗糙及凍瘡等

對於手腳冰冷造成的**肌膚粗糙、龜裂以及凍瘡**等有改善的效果。除了手浴、足浴，也可以混合基底油塗抹在患處。

調配建議

傳播速度	Blending Factor
前調／中調	2～4

雖然黑胡椒是一種辛香料，不過卻與多數精油契合，比想像中好用，調配時添加少許就能讓香氣更令人印象深刻。

契合度佳的精油

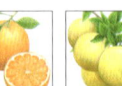

依蘭 (P.43)　甜橙 (P.44)　葡萄柚 (P.48)　檀香 (P.50)
天竺葵 (P.54)　乳香 (P.59)　薰衣草 (P.67)　玫瑰 (P.70～71)

乳香

Frankincense (Olibanum)

學名	*Boswellia carterii, Boswellia thurifera*
植物名	乳香（乳香樹）
科名	橄欖科
種類	灌木
萃取部位	樹脂
精油製造法	蒸氣蒸餾法
香氣類型	樹脂類
價格基準	◆◆◇

AEAJ1級
AEAJ2級

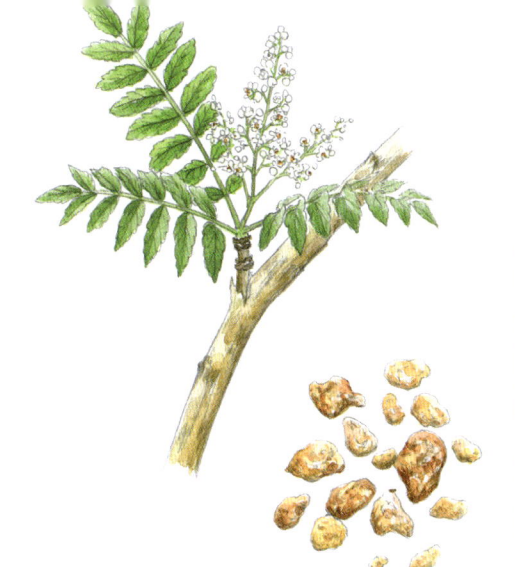

解決呼吸器官問題 有助深呼吸放鬆

原產於中東的灌木，切開樹皮，流出乳白色的樹脂，精油從該樹脂中萃取。乳香的名稱正來自於這乳白色的樹脂。更以耶穌誕生時獻上的香氣而著名。

建議使用方法

主要功能

強壯　　去痰　　抗憂鬱　　消炎
促進細胞成長　鎮靜　抗疤　　癒傷

＜心理＞放鬆身心，平穩情緒

乳香精油有助於加深呼吸，達到**放鬆、平復情緒**的作用。感覺壓力、緊張，感到孤獨寂寞，突然變得不安，以及想要**緩和憤怒**時，乳香有助於身心靈恢復平靜。

＜生理＞解決呼吸器官的問題和提高免疫力

該精油在放鬆橫膈膜、促進深呼吸的同時，能淨化肺部，幫助緩解**鼻水、鼻塞、咽喉疼痛、支氣管炎、咳嗽以及氣喘**等症狀。對於**肌肉疲勞、關節炎以及風濕**等的按摩也很有效。

＜肌膚＞改善皺紋以及肌膚鬆弛，抗衰老護理

能夠促進細胞成長、抗疤以及癒傷等，具有很多有利於肌膚的功效，包含**保持肌膚彈性、改善皺紋以及肌膚鬆弛**，所以對於熟齡肌膚的保養特別有效。也建議使用在**預防妊娠紋**的產生。

調配建議

傳播速度	Blending Factor
中調／後調	3～5

清爽且安詳的香氣，因為揮發性是中調～後調，所以調配後香氣仍會持續留存。請務必留意，乳香精油並不是人見人愛的香氣。

契合度佳的精油

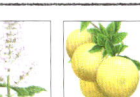

甜橙 (P.44)　　快樂鼠尾草 (P.47)　　葡萄柚 (P.48)　　天竺葵 (P.54)

橙花 (P.56)　　薰衣草 (P.67)　　檸檬 (P.68)　　玫瑰 (P.70～71)

第 3 章　ＣＰ值最高的精油圖鑑　乳香

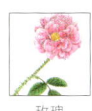

59

岩蘭草

Vetiver

學名	*Vetiveria zizanioides*
植物名	岩蘭草
科名	禾本科
種類	多年生草本
萃取部位	根部
精油製造法	蒸氣蒸餾法
香氣類型	異國風情類
價格基準	◆◆◇

AEAJ1級

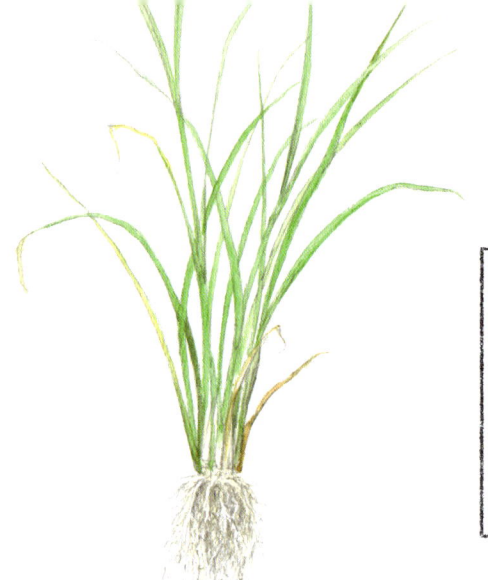

強烈香氣
有益肌膚護理

高度能夠生長到2～3m的多年生草本植物。細細長長的葉子茂密叢生，但是葉子幾乎沒有香味。然而根部有芳香，伸展到地下深處，精油從根部萃取。在亞洲，會利用岩蘭草來製作扇子、捲簾以及草蓆等生活用品。

建議使用方法

主要功能

強壯　消除脹氣　殺菌　鎮靜
鎮痙　癒傷

＜心理＞穩定情緒的「寧靜精油」

岩蘭草精油具有絕佳的鎮靜功效，能夠**使人情緒穩定、腳踏實地**，因此被稱為「寧靜的精油」。想要**平復興奮及憤怒的狀態**，或是**緩解緊張及憂鬱的情緒**時，能夠幫助找回內心的平衡。另外，對於失眠也有幫助。

＜生理＞舒緩壓力造成的症狀以及消除疲勞

對於**精神壓力**造成的各種症狀都有幫助。因為岩蘭草精油具有**提升身體機能**的功效，所以也能夠幫助**消除累積的疲勞**。殺菌作用強，對於**念珠菌**造成的問題也有效果。

＜肌膚＞各種肌膚問題的護理

岩蘭草精油對於**改善油性肌膚、青春痘、粉刺**等的效果好，能夠與天竺葵、薰衣草等精油調配製作成保養品使用。

調配建議

傳播速度	Blending Factor
後調	1～3

岩蘭草精油散發如同泥土般的芳香。因為香氣強烈，是後調的精油，所以請充分注意使用量。該精油與輕快的柑橘類、柔和的花香類精油等都很契合。

契合度佳的精油

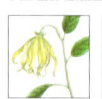

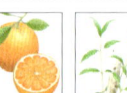

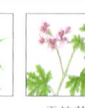

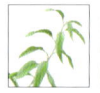

| 依蘭 (P.43) | 甜橙 (P.44) | 檀香 (P.50) | 天竺葵 (P.54) |
| 尤加利 (P.66) | 薰衣草 (P.67) | 檸檬 (P.68) | 玫瑰 (P.70～71) |

胡椒薄荷

Peppermint

學名	*Mentha piperita*
植物名	胡椒薄荷
科名	唇形科
種類	多年生草本
萃取部位	葉子
精油製造法	蒸氣蒸餾法
香氣類型	香草類
價格基準	◆◇◇

AEAJ1級
AEAJ2級

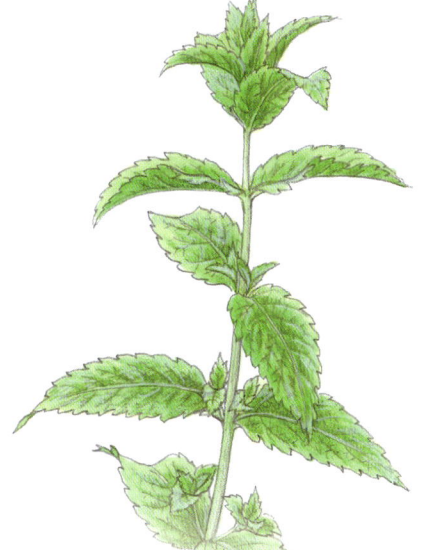

充滿清涼感的香氣
令人心情舒暢

高度70～80cm左右的多年生草本植物，其特徵是生長迅速，以及繁殖能力強。胡椒薄荷是由綠薄荷（*Mentha spicata*）與水薄荷（*Mentha aquatica*）雜交之後誕生的品種。

<注意事項>懷孕期間以及兒童禁用。可能對肌膚產生刺激，所以必須注意使用量。

調配建議

傳播速度 前調／中調	Blending Factor 1

清爽鮮明且有清涼感的香氣。少量就能夠產生濃郁的香氣，所以必須注意使用量。因為胡椒薄荷精油是大家熟悉的香味，所以也很適合初學者使用。

契合度佳的精油

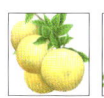

葡萄柚（P.48）　馬鬱蘭（P.53）　天竺葵（P.54）　茶樹（P.55）
尤加利（P.66）　薰衣草（P.67）　檸檬（P.68）　迷迭香（P.72）

建議使用方法

主要功能

去痰　消除脹氣　解熱　健胃
頭腦清晰　促進膽汁分泌　鎮痛　驅蟲

<心理>想要恢復精神以及趕走睡意時

建議使用在想要<u>提振精神</u>，例如失去元氣以及睡意來襲時。清爽的香氣能刺激腦部，讓<u>頭腦清醒</u>。但是需注意，使用過量可能導致失眠。

<生理>改善呼吸器官、消化器官的問題

<u>消化器官</u>不舒服時，胡椒薄荷精油是首選。對於<u>改善便秘、腹瀉、腹脹</u>皆有效，也能夠幫助<u>抑制暈車暈船、宿醉</u>等的噁心嘔吐。對於<u>鼻水、鼻塞、咽喉疼痛、過敏</u>等呼吸器官的問題，以及<u>牙痛或者頭痛</u>等疼痛也都能夠有效發揮作用。

<肌膚>日曬後的護理

胡椒薄荷精油能夠幫助<u>修復日曬及發炎的肌膚</u>。日曬後建議將該精油與薰衣草精油調製成身體噴霧使用。因為蚊蟲厭惡胡椒薄荷的香氣，所以也可以使用在<u>驅蟲</u>噴霧中。

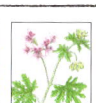

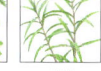

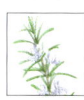

佛手柑
Bergamot

學名	*Citrus bergamia*
植物名	佛手柑
科名	芸香科
種類	喬木
萃取部位	果皮
精油製造法	壓榨法
香氣類型	柑橘類
價格基準	◆◆◇

AEAJ1級

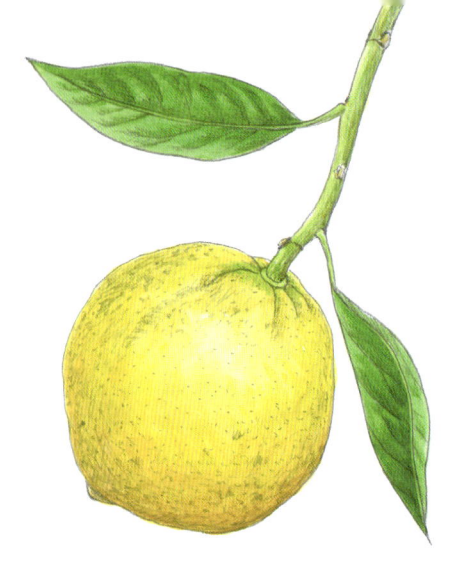

天然的抗憂鬱劑
具有甜美的柑橘香氣

綻放白色花朵和結出果實的喬木。果皮被使用於格雷伯爵茶中添加香味。雖然佛手柑與唇形科植物大紅香蜂草（*Monarda didyma*）的英文名稱相同，但是它們兩者是不同的植物。

<注意事項>使用在肌膚之後，請避免照射紫外線。

調配建議

傳播速度	Blending Factor
前調	4～6

屬於柑橘類中較柔和的精油，所以男女老少都喜歡。搭配花香類或樹脂類精油，可以調配出溫暖感覺的香氣。

契合度佳的精油

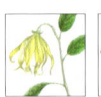

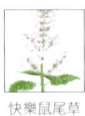

- 依蘭 (P.43)
- 甜橙 (P.44)
- 快樂鼠尾草 (P.47)
- 絲柏 (P.49)
- 檀香 (P.50)
- 天竺葵 (P.54)
- 安息香 (P.63)
- 薰衣草 (P.67)

建議使用方法

主要功能

消除脹氣　抗憂鬱　殺菌　促進消化
鎮痙　鎮靜　鎮痛　抗疤

<心理>利用振奮和鎮靜作用保持心理平衡

佛手柑精油是被稱為天然抗憂鬱藥的精油。可以在情緒低落或沒有自信時使用，有放鬆心情、緩解興奮和緊張的功效。擁有振奮和鎮靜兩方面的作用，幫助保持內心安定。

<生理>緩解消化器官問題，特別是食慾不振

與其他柑橘類精油相同，佛手柑精油能夠幫助改善消化器官，如消化不良、腹脹等問題，特別對於食慾不振有效。對於精神上的壓力所造成的腸胃不適有緩解效果。

<肌膚>青春痘以及粉刺的護理

佛手柑精油能夠有效護理青春痘、粉刺以及濕疹，照顧油性肌膚，也能夠幫助改善橘皮組織。該精油也適合用於消除異味，在容易出汗的季節，可以製作成身體噴霧使用。

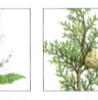

安息香
Benzoin

學名	*Styrax benzoin*（蘇門答臘安息香） *Styrax tonkinensis*（暹羅安息香）
植物名	安息香樹
科名	安息香科
種類	喬木
萃取部位	樹脂
精油製造法	揮發性有機溶劑萃取法
香氣類型	樹脂類
價格基準	◆◇◇

AEAJ1級

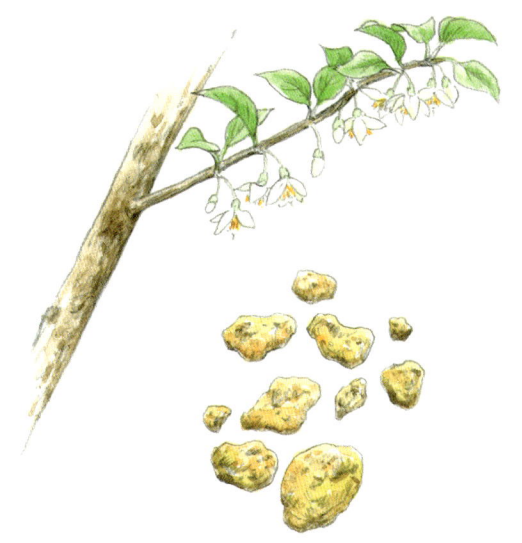

第3章 CP值最高的精油圖鑑 — 安息香

帶點甜味的香草香氣
讓心情安定，紓解壓力

生長在熱帶雨林中，高度9m左右的喬木。切割樹皮會流出黃赤色的樹脂，精油即從該樹脂中萃取而成。安息香被認為是樹木感應到傷口後，為了保護自身而產生的物質。

＜注意事項＞ 可能對肌膚產生刺激，所以必須注意使用量。

建議使用方法

主要功能
去痰　消除脹氣　消炎　殺菌
鎮靜　癒傷

調配建議

傳播速度	Blending Factor
後調	2～4

搭配柑橘類精油可以調配出輕盈印象的香氣；與花香類精油組合則甜美度倍增；搭配甜橙精油可以調配出柳橙巧克力般的香氣。

契合度佳的精油

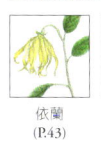

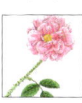

依蘭 (P.43)　甜橙 (P.44)　天竺葵 (P.54)　廣藿香 (P.57)
乳香 (P.59)　佛手柑 (P.62)　檸檬 (P.68)　玫瑰 (P.70～71)

＜心理＞撫慰悲傷以及孤獨感

從安息香這個名稱也可以看出，這是一種使人安心的香氣。溫柔包覆並且撫慰受到悲傷、寂寞、孤獨感等襲擊的心靈。此外，能夠**緩解緊張、不安**等精神上的壓力，**舒緩情緒**。在精神疲憊不堪的時候，很適合使用該精油。

＜生理＞改善呼吸器官的各種問題

眾所周知安息香精油具有舒緩**呼吸器官**不適的功效。能夠**舒緩咽喉疼痛、咳嗽、感冒以及多痰**等症狀，讓呼吸穩定。此外，也能夠有效**緩解支氣管炎、氣喘、鼻竇炎**等症狀。

＜肌膚＞改善龜裂等粗糙肌膚的問題

具有治療**肌膚粗糙和乾燥**的功能，特別建議使用於**肌膚乾裂、龜裂、凍瘡**等。可以使用於手浴、足浴，或製作成乳液塗抹。

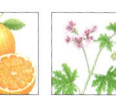

63

沒藥

Myrrh

學名	*Commiphora myrrha, Commiphora abyssinica, Commiphora molmol*
植物名	沒藥
科名	橄欖科
種類	灌木
萃取部位	樹脂
精油製造法	蒸氣蒸餾法
香氣類型	樹脂類
價格基準	◆◆◆

AEAJ1級

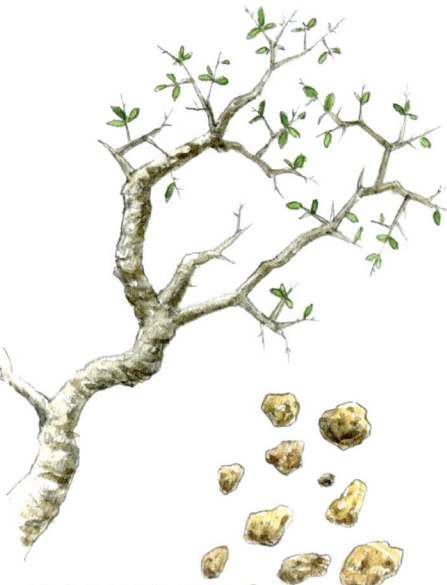

適合冥想的香氣 具鎮靜、淨化效果

生長在乾燥土壤，高度2～3m左右的有刺灌木。精油萃取自紅褐色的樹脂。因為具有絕佳的殺菌以及消毒功效，所以在古埃及時使用在製作木乃伊上。

＜注意事項＞懷孕期間、月經期間禁止使用。

調配建議

傳播速度	Blending Factor
後調	1～3

除了同樣樹脂類的精油以外，沒藥精油也與異國風情類以及花香類香氣契合。因為是喜惡分明的精油，所以使用前請先確認其香氣。

契合度佳的精油

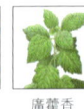

依蘭 (P.43)
檀香 (P.50)
天竺葵 (P.54)
廣藿香 (P.57)
乳香 (P.59)
安息香 (P.63)
薰衣草 (P.67)
迷迭香 (P.72)

建議使用方法

主要功能

強壯　去痰　消炎　抗風濕
收斂　鎮靜　鎮痛　癒傷

＜心理＞穩定情緒，適合冥想的香氣

沒藥精油能夠紓解不安以及壓力性的緊張、恐怖、悲傷、消沉、心靈創傷等，是讓情緒穩定的「鎮靜精油」。情緒浮躁時，讓人能更平靜。該精油也有銳化感官的效果，冥想時使用尤佳。

＜生理＞緩和呼吸器官症狀，淨化肺部

沒藥精油有幫助呼吸器官的功效。具有淨化肺部的作用，對於緩解支氣管炎、鼻水、鼻塞、多痰、咽喉疼痛以及咳嗽等有效果。對於關節炎以及風濕等也有幫助。

＜肌膚＞絕佳的殺菌功效，有助傷口照護

由於具有良好的殺菌、消毒功效，甚至曾被用於製作木乃伊。此外，還能促進傷口的癒合、減緩發炎。對肌膚護理也非常有幫助，例如能舒緩龜裂的皮膚，也很適合用於妊娠紋的修護。

第3章　CP值最高的精油圖鑑　沒藥

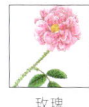

香蜂草（檸檬香蜂草）
Melissa (Lemon Balm)

學名	*Melissa officinalis*
植物名	香蜂草、檸檬香蜂草
科名	唇形科
種類	多年生草本
萃取部位	葉子
精油製造法	蒸氣蒸餾法
香氣類型	柑橘類
價格基準	◆◆◆

AEAJ1級

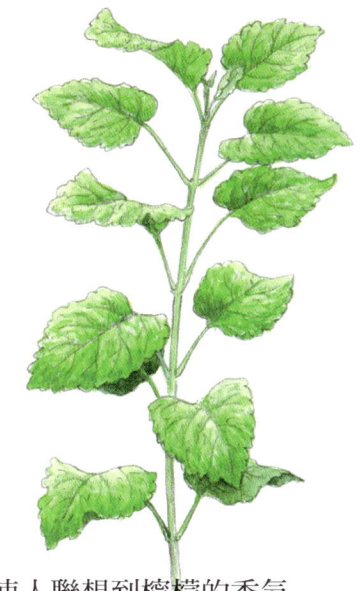

第3章 CP值最高的精油圖鑑 — 香蜂草（檸檬香蜂草）

使人聯想到檸檬的香氣 療癒壓力造成的不適

高度60cm左右的多年生草本植物，夏天綻開白色以及黃色花朵。用手搓揉邊緣呈鋸齒狀的葉子，會散發出類似檸檬的香氣。香蜂草是蜜蜂喜愛的植物，香蜂草（Melissa）這個詞彙在希臘語中就是蜜蜂的意思。

<注意事項>可能對肌膚產生刺激，所以必須注意使用量。

調配建議

傳播速度	Blending Factor
中調	1

香氣強烈，請從少量開始添加。建議與花香類這種溫柔香氣或乳香等穩重香氣一起調配。

契合度佳的精油

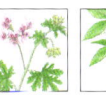

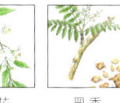

羅馬洋甘菊 (P.46)　天竺葵 (P.54)　橙花 (P.56)　乳香 (P.59)

玫瑰 (P.70～71)

建議使用方法

主要功能

強壯　消除脹氣　血壓下降　健胃
抗憂鬱　殺菌　鎮靜　驅蟲

<心理> 鎮靜和振奮心情的雙重功效

香蜂草精油能夠治癒因壓力所造成的低靡狀態。受到打擊以及感到驚恐時，能夠**鎮靜情緒**。當情緒低落受傷時，具有**振奮**的功效，引導我們穩定內心的平衡。

<生理> 改善壓力造成的所有不適

香蜂草精油對於壓力造成的所有不適都有效。也具有健胃作用，所以建議使用在**消化不良、胃脹氣**等**消化器官**的不適。該精油對於婦科症狀也有幫助，能**舒緩月經不順以及經痛**。此外也具有**降血壓**的功效。

<肌膚> 護理油膩的肌膚、頭皮以及頭髮

具有調整皮脂分泌的功效，能夠改善**油膩的肌膚、頭皮以及頭髮**。同時具有**驅蟲**效果，可以製作成身體噴霧使用。其絕佳的殺菌作用，也能夠使用在**蚊蟲叮咬後**的照護。

65

尤加利（桉樹）
Eucalyptus

學名	*Eucalyptus globulus*
植物名	尤加利、桉樹
科名	桃金孃科
種類	喬木
萃取部位	葉子
精油製造法	蒸氣蒸餾法
香氣類型	樹木類
價格基準	◆◇◇

AEAJ1級
AEAJ2級

建議使用方法

主要功能

活血　去痰　抗病毒　殺菌
激勵　鎮痛　強化免疫　驅蟲

讓人清醒的香氣 充滿能量

高度能夠生長到100m以上，繁殖能力強的喬木。除了藍桉（*Eucalyptus globulus*）以外，還有檸檬尤加利（*Corymbia citriodora*）、澳洲尤加利（*Eucalyptus radiata*）等，功效略有差異。

<注意事項>可能對肌膚產生刺激，所以必須注意使用量。

＜心理＞清醒頭腦，提高幹勁

類似薄荷的鮮明香氣，帶來清新的爽快感。當頭腦停擺、身體倦怠，或是想要驅除莫名的混沌感覺時，該精油能夠幫助頭腦清醒，提高工作效率和專注力。也能夠有效消解白天的睡意。

＜生理＞預防感冒以及流行性感冒

尤加利精油對於感冒以及過敏的鼻水和鼻塞均有效，也能夠改善咳嗽以及咽喉疼痛等症狀。由於具有殺菌以及抗病毒、強化免疫的功效，在感冒以及流行性感冒好發的季節都能發揮作用。也能夠幫助緩解頭痛、偏頭痛。

＜肌膚＞傷口護理及殺菌消臭

尤加利精油能夠緩解炎症、治療創傷，具有殺菌作用，能夠有效修復傷口，也建議使用於青春痘的護理。尤加利也具有驅蚊作用，可以製作成身體噴霧使用。

調配建議

傳播速度	Blending Factor
前調	2〜5

非常鮮明爽朗的香氣。搭配香草類可以調配出清爽印象的香氣，搭配依蘭能夠平衡濃厚的甜味。

契合度佳的精油

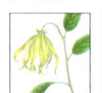

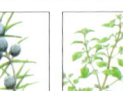

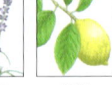

依蘭 (P.43)　杜松 (P.52)　馬鬱蘭 (P.53)　天竺葵 (P.54)
乳香 (P.59)　薰衣草 (P.67)　檸檬 (P.68)　迷迭香 (P.72)

薰衣草
Lavender

學名	*Lavandula angustifolia, Lavandula officinalis, Lavandula vera*
植物名	薰衣草
科名	唇形科
種類	灌木
萃取部位	花朵和葉子
精油製造法	蒸氣蒸餾法
香氣類型	花香類
價格基準	◆◆◇

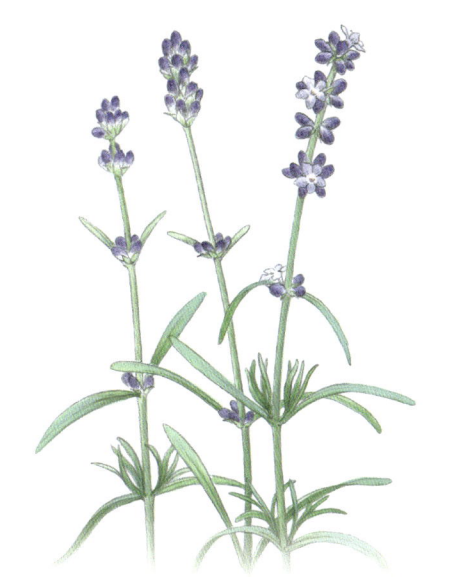

AEAJ1級
AEAJ2級

芳香療法的基本配備
對心理生理皆有效

　　高度1m左右的灌木，夏初綻開淺紫色到紫色的花朵。這裡介紹的是真正薰衣草，其他還有寬葉薰衣草（*Lavandula latifolia*）及醒目薰衣草（*Lavandula hybrida*）等，也被利用在芳香療法。

建議使用方法

主要功能

抗憂鬱　消炎　促進細胞成長　殺菌
鎮痙　鎮靜　鎮痛　癒傷

<心理>放鬆效果好，對失眠也有效

　　建議剛開始學習芳香療法時，將薰衣草精油做為最初的選擇，不僅對於改善身、心狀態都有幫助，從兒童到老人都可以安心使用。<u>放鬆效果好</u>，不僅能讓心情開朗，緩解憤怒、焦躁，對<u>改善失眠</u>也有幫助。

<生理>舒緩疼痛、預防感冒等廣泛運用

　　<u>調整自律神經平衡</u>，能夠對精神壓力造成的各種症狀發揮舒緩作用。具有**鎮痛**功效，尤其對於<u>頭痛、偏頭痛、經痛</u>等特別有效。也能夠用來<u>改善高血壓</u>，以及<u>預防感冒</u>。

<肌膚>輕度創傷可直接塗抹在肌膚上

　　通常，嚴禁將精油直接塗抹在肌膚上，只有薰衣草精油例外。該精油含有豐富的護膚成分。<u>對於切割傷、輕度燒燙傷、青春痘等，可以直接用精油原液塗抹</u>。

調配建議

傳播速度	Blending Factor
中調	5〜7

可以感受到花朵的溫柔和清爽的芳香，受到廣泛的喜愛，但是出乎意料的是，調配後香氣有時會過於強勢，因此請注意使用滴數。

契合度佳的精油

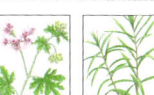

依蘭（P.43）　葡萄柚（P.48）　天竺葵（P.54）　茶樹（P.55）
橙花（P.56）　胡椒薄荷（P.61）　玫瑰（P.70〜71）　迷迭香（P.72）

第3章　CP值最高的精油圖鑑　薰衣草

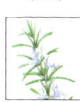

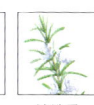

67

檸檬
Lemon

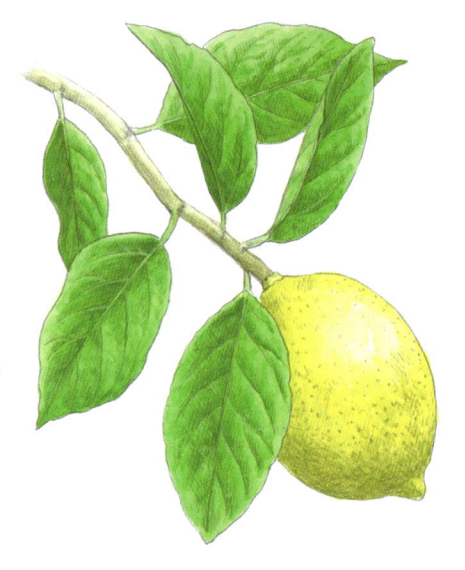

學名	*Citrus limon*
植物名	檸檬
科名	芸香科
種類	喬木
萃取部位	果皮
精油製造法	壓榨法
香氣類型	柑橘類
價格基準	◆◇◇

AEAJ1級
AEAJ2級

新鮮宜人的香氣
促使頭腦活躍運作

　　高度7m左右的喬木，終年盛開美好香味的白色小花。檸檬是幾乎每個人都知道並且喜歡的香氣，也被當作食品、飲料、化妝品、日常用品等的香料，是應用範圍非常廣泛的精油。

<注意事項> 可能對肌膚產生刺激，請務必注意使用量。使用在肌膚之後，請避免照射紫外線。

調配建議

傳播速度	Blending Factor
前調	4

男女老少，所有人都喜愛的香氣。能夠搭配任何精油，建議初學者使用。常被做為調製精油時的前調使用。

契合度佳的精油

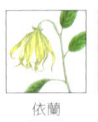

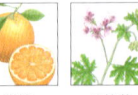

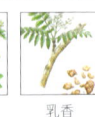

| 依蘭 (P.43) | 甜橙 (P.44) | 天竺葵 (P.54) | 乳香 (P.59) |
| 胡椒薄荷 (P.61) | 尤加利 (P.66) | 薰衣草 (P.67) | 迷迭香 (P.72) |

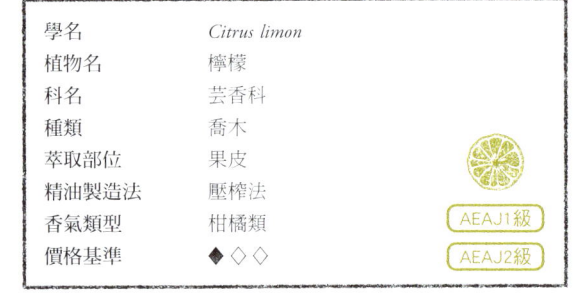

建議使用方法

主要功能

強肝　消除脹氣　解熱　健胃
抗風濕　殺菌　收斂　利尿

<心理> 支援有活力有元氣的生活

　　檸檬精油能夠讓心情和頭腦變得清晰、恢復活力。由於具有活化頭腦的作用，因此被認為能夠有效預防失智症。此外，也能夠提高專注力、記憶力以及幹勁。

<生理> 預防感冒以及流行性感冒

　　檸檬精油是肝臟和膽囊的強壯劑。促進消化器官活動，有效緩解胃脹氣以及消化不良。改善高血壓，能夠預防感冒等傳染性疾病。還能舒緩肌肉疲勞，建議使用在運動前後的按摩中。

<肌膚> 護理油性肌膚、青春痘以及指甲

　　具有收斂功效，非常適合用於油性肌膚以及青春痘、橘皮組織的護理。對於青春痘的護理，特別推薦使用蒸臉的方法。該精油也能夠保養指甲，可以與基底油混合做為指甲油使用。

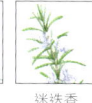

檸檬香茅

Lemongrass

學名	*Cymbopogon flexuosus*（東印度型） *Cymbopogon citratus*（西印度型）
植物名	檸檬香茅
科名	禾本科
種類	多年生草本
萃取部位	葉子
精油製造法	蒸氣蒸餾法
香氣類型	柑橘類
價格基準	◆◇◇

AEAJ1級

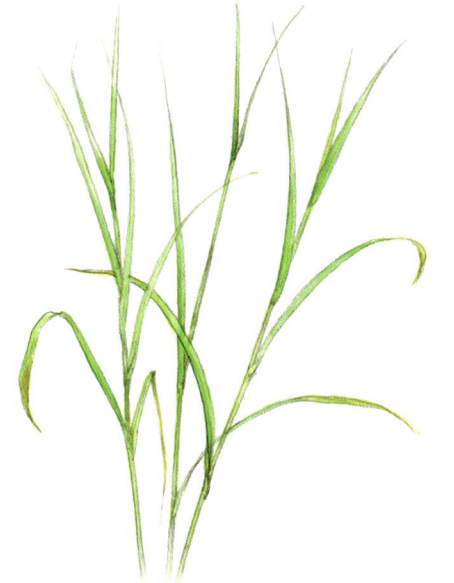

緩解僵硬疼痛 增進能量

它是栽培在熱帶到亞熱帶地區，高度1.5m左右的多年生草本植物。葉子散發類似檸檬的香氣。西印度型和東印度型的學名不同（參考右上方資訊），成分也略有差異。

〈注意事項〉 兒童慎用。可能對肌膚產生刺激，請務必注意使用量。

調配建議

傳播速度	Blending Factor
前調 / 中調 / 後調	1

檸檬香茅精油的香氣非常強烈，因此使用滴數少。雖然與廣藿香、黑胡椒以及岩蘭草等個性化香氣的契合度佳，但是調配上一定要比其他精油比例低。

契合度佳的精油

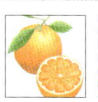

甜橙 (P.44)	天竺葵 (P.54)	廣藿香 (P.57)	黑胡椒 (P.58)
乳香 (P.59)	岩蘭草 (P.60)	薰衣草 (P.67)	迷迭香 (P.72)

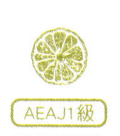

建議使用方法

主要功能

強壯　抗憂鬱　殺菌　促進消化
鎮靜　鎮痛　驅蟲

〈心理〉消除疲勞，恢復元氣和專注力

檸檬香茅精油適用於因為疲勞而恍神、缺乏專注力的時候。在情緒低落時，能讓人<u>恢復元氣、產生能量</u>。沉溺於過去的心理陰影時，也可以利用該精油來<u>提振精神</u>。

〈生理〉緩和消化器官不適、肌肉僵硬痠痛

具有出色的<u>幫助消化</u>功效，能夠有效緩解精神壓力造成的<u>食慾不振、胃痛以及厭食症</u>等症狀。此外，能夠<u>促進血液循環</u>，對於緊張造成的<u>肌肉僵硬痠痛</u>，以及血液循環不良造成的<u>頭痛、偏頭痛</u>等也能發揮效果。

〈肌膚〉青春痘、足癬的護理，可防蚊

檸檬香茅精油能夠調整皮脂分泌平衡，具有殺菌以及消毒功效，所以能夠有效<u>護理油性肌膚、青春痘以及足癬</u>等。而蚊蟲厭惡檸檬香茅的芳香，因此將該精油製作成身體噴霧或室內噴霧使用，可以有效<u>防蚊驅蟲</u>。

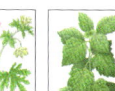

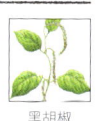

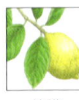

玫瑰原精
Rose Absolute

學名	*Rose centifolia, Rose damascena*
植物名	百葉玫瑰
科名	薔薇科
種類	灌木
萃取部位	花朵
精油製造法	揮發性有機溶劑萃取法
香氣類型	花香類
價格基準	◆◆◆

AEAJ1級
AEAJ2級

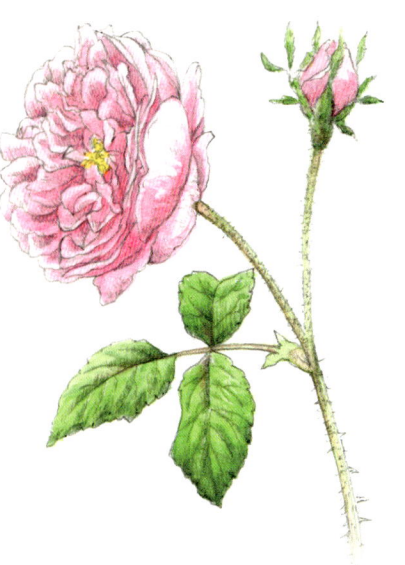

提高女性自信
緩解更年期不適

運用揮發性有機溶劑萃取法，從主要產於歐洲的千葉玫瑰（*Rosa centifolia*）以及大馬士革玫瑰（*Rosa damascena*）花朵萃取出的精油。據說千葉玫瑰的名稱，是因為花朵好像高麗菜葉般層層疊疊而被命名的。

建議使用方法

主要功能

| 血壓下降 | 抗憂鬱 | 消炎 | 助性 |
| 強壯子宮 | 鎮痙 | 鎮靜 | 抗疤 |

＜心理＞保持心理平衡，營造幸福的氛圍

玫瑰原精是製造幸福氛圍的精油。雖然價格昂貴，卻有值得擁有的價值。它能夠**安撫心情**，幫助**保持心理平衡**，並**提升女性魅力**。推薦給在精神上或生理上喪失自信的人。

＜生理＞緩解女性特有問題、更年期不適

玫瑰原精對於所有女性特有的問題都有效，具有**協調荷爾蒙平衡**、**強壯子宮**的功效。能夠**改善經前症候群（PMS）、經痛、月經不順**等，以及幫助**緩解更年期的所有症狀**。

＜肌膚＞保養所有膚質和年齡的肌膚

具有調整女性荷爾蒙平衡的作用，所以能讓肌膚保持良好狀態。有效保養所有膚質和不同年齡的肌膚，也建議使用在**肌膚粗糙**以及**青春痘**的護理。一邊享受華麗的香氣，一邊護膚，能夠讓心情更悠閒。

調配建議

傳播速度	Blending Factor
前調／中調／後調	1

非常濃厚華麗有存在感的香氣，所以使用時要特別注意控制分量。少量就可以調配出屬於女性花朵般印象的香氣。

契合度佳的精油

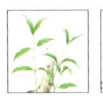

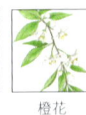

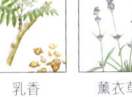

- 檀香（P.50）
- 摩洛哥茉莉（P.51）
- 天竺葵（P.54）
- 橙花（P.56）
- 廣藿香（P.57）
- 乳香（P.59）
- 薰衣草（P.67）
- 檸檬（P.68）

奧圖玫瑰
Rose Otto

學名	*Rose damascena*
植物名	大馬士革玫瑰
科名	薔薇科
種類	灌木
萃取部位	花朵
精油製造法	蒸氣蒸餾法
香氣類型	花香類
價格基準	◆◆◆

AEAJ1級
AEAJ2級

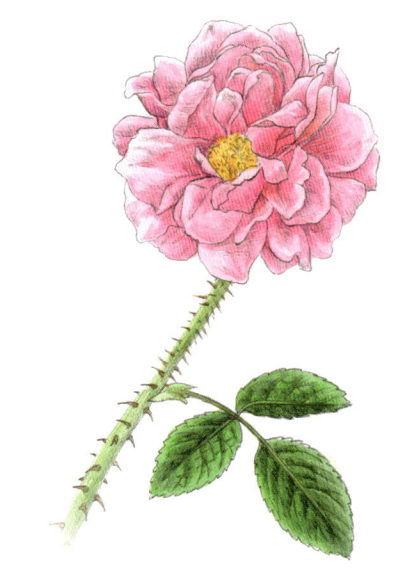

「香氣的女王」
護理肌膚、平衡荷爾蒙

高度2m左右的灌木，從大馬士革玫瑰的花朵中萃取出來的精油。利用蒸氣蒸餾法萃取出來的奧圖玫瑰，比利用揮發性有機溶劑萃取法萃取出來的玫瑰原精的萃取量更少，非常珍貴，因此價格昂貴。

建議使用方法

主要功能

| 血壓下降 | 抗憂鬱 | 消炎 | 助性 |
| 強壯子宮 | 鎮痙 | 鎮靜 | 抗疤 |

＜心理＞提升女性魅力，表現愛情

奧圖玫瑰精油是**紓解壓力**，使人**產生幸福感**的精油。紓解身心緊張，放鬆情緒，在情緒低落時，溫柔的花香能夠療癒心靈。**提高屬於女性的魅力**，有助於自信展現身心的愛意。

＜生理＞緩解荷爾蒙紊亂所造成的症狀

奧圖玫瑰精油與玫瑰原精相同，對於所有的女性特有問題都有效。可以緩解因為荷爾蒙的紊亂所引起的**經前症候群（PMS）、經痛、月經不順以及更年期的所有症狀**。

＜肌膚＞乾燥肌膚以及熟齡肌膚的護理

奧圖玫瑰精油對於任何膚質、所有年齡肌膚的護理都有效，特別建議用於**乾燥肌膚**以及**熟齡肌**的保養。利用蒸氣蒸餾法萃取精油時產出的純露（玫瑰水）也能夠做為化妝水使用。

調配建議

傳播速度 前調／中調／後調	Blending Factor 1

可以感受到花朵的溫柔和清爽的芳香，受到廣泛的喜愛。但是出乎意料的是，調配後香氣有時會過於強勢，因此請注意使用滴數。

契合度佳的精油

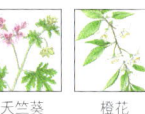

- 檀香 (P.50)
- 摩洛哥茉莉 (P.51)
- 天竺葵 (P.54)
- 橙花 (P.56)
- 廣藿香 (P.57)
- 乳香 (P.59)
- 薰衣草 (P.67)
- 檸檬 (P.68)

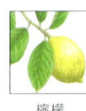

迷迭香
Rosemary

學名	Rosmarinus officinalis
植物名	迷迭香
科名	唇形科
種類	灌木
萃取部位	花朵和葉子
精油製造法	蒸氣蒸餾法
香氣類型	香草類
價格基準	◆◇◇

AEAJ1級
AEAJ2級

建議使用方法

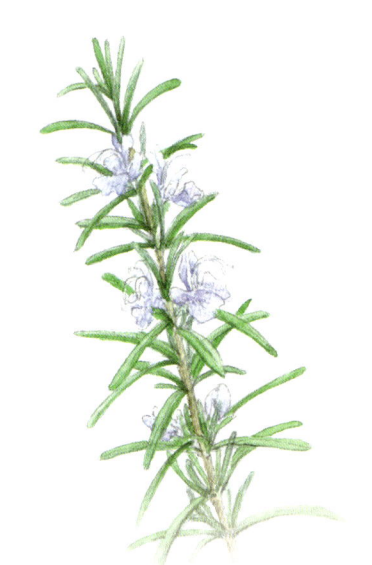

主要功能
去痰　血壓上升　抗病毒　殺菌
激勵　頭腦清晰　鎮痙　鎮痛

活化頭腦運作
去除油膩、防掉髮

高度2m左右的灌木。從春天到夏初綻開青紫色的小花。學名Rosmarinus來自於拉丁語的「海之水滴」，因為在地中海的沿岸國家，經常可以看到迷迭香生長在海邊的景象。

<注意事項> 高血壓、癲癇患者、懷孕期間以及兒童禁止使用。

調配建議

傳播速度	Blending Factor
前調／中調	2～5

迷迭香精油與葡萄柚或者檸檬精油調配，可以抑制樟腦般刺鼻的香味。如果搭配乳香精油等，則鮮明的香氣就更加脫穎而出。

契合度佳的精油

葡萄柚(P.48)　馬鬱蘭(P.53)　天竺葵(P.54)　黑胡椒(P.58)
乳香(P.59)　尤加利(P.66)　薰衣草(P.67)　檸檬(P.68)

<心理>提高記憶力以及專注力，去除睡意

迷迭香精油能夠活化頭腦運作以及身體機能，最近因為其預防失智症的功效而受到關注。具有提高記憶力、專注力，去除睡意的功效，清爽的香氣讓頭腦清醒，令人更有活力。

<生理>緩和怕冷、疲勞以及肌肉疼痛

有效活化身體機能，促進血液循環以及發汗作用等，對於改善怕冷、生理上的疲勞、肌肉疼痛等能夠發揮作用。此外，也有提升血壓的功效，所以可以嘗試利用迷迭香精油，為低血壓患者按摩。

<肌膚>油膩頭皮、頭髮以及掉髮的護理

迷迭香精油具有緊緻肌膚的功效，從中世紀歐洲時代開始，就被認知為返老還童的香草。經常被利用於頭皮以及頭髮護理，對於油膩頭皮、頭皮屑、頭髮黏膩以及掉髮等有良好的效果。

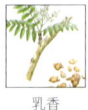

Recommended Aromatherapy Brands

精油品牌推薦

　　此處介紹講究製作品質的精油品牌。即便是同樣名稱的精油，但根據品牌不同，香氣也會有微妙的差異。建議實際聞聞看味道，找出自己喜歡的品牌。

※品牌底下的國家名稱非製造國家，而是品牌發源國。

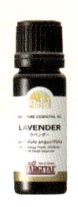

雅琪朵
ARGITAL

品牌發源國：義大利

以獨特的Gold製法
喚醒植物香氣

以獨特的萃取技術——Gold製法製造精油，採用特殊程序來保留植物內部的能量和活性成分，從而喚醒植物封存的香氣記憶。所有種類均獲得ICEA和BDIH等的有機認證。

石澤研究所
https://argital.jp/product/essential

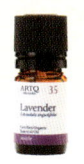

ARTQ ORGANICS

品牌發源國：日本

以有機認證的原料
觸動心靈的護理

2000年創立於日本。秉持「觸動心靈的香氣能改變身心」的理念，致力於追求高品質的香氣與素材。堅持只用有機認證的原料調製配方或製作產品。

Blue Ink
https://www.aromatiqueorganics.jp

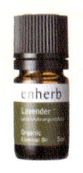

恩荷
enherb

品牌發源國：日本

嚴格挑選原料
並徹底管理製程

以草本植物支援每一天的健康，大多數精油都有獲得ACO和USDA的有機認證。嚴格挑選洋溢著生命力的香氣。在網站上可以閱覽精油的成分分析表。

Connecto
https://www.enherb.jp

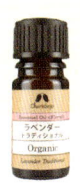

CharisSeijo

品牌發源國：日本

有單方也有複方
精油品項豐富

1983年以草本專賣店開幕以來，持續引領著日本草本植物文化的發展。除了提供豐富種類和容量的單方精油，複方精油的選擇也十分多樣化。

Charis成城
http://www.charis-herb.com

第3章　ＣＰ值最高的精油圖鑑 ── 精油品牌推薦

精油品牌推薦

GREEN FLASK

品牌發源國：日本

利用自然的恩惠
推進綠色醫學的普及

由推廣芳香療法與草本療法的藥劑師林真一郎，於1985年創立。致力於將植物應用於美容與健康領域，並以「綠色醫學」為理念，提出各種植物療法。

Green Flask
http://www.greenflask.com

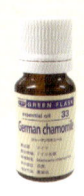

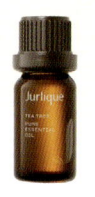

茱莉蔻
Jurlique

品牌發源國：澳洲

充滿自然力量
的有機農園

總部設在南澳阿德雷德丘的老字號品牌，擁有經有機認證的農園，採用生物動力農法，致力於生產高品質的產品。

Jurlique Japan
https://jurlique-japan.com

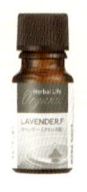

生活之木
Tree of life

品牌發源國：日本

充分享受芳香與
草本世界的專賣店

提供芳香療法和草本產品的專賣店，致力於提倡與草本植物一起生活的概念。從世界各國的協作農園中嚴格挑選素材，並直接進口至日本製作、販售。

生活之木
https://www.treeoflife.co.jp

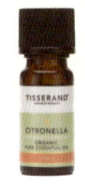

滴莎藍德
TISSERAND AROMATHERAPY

品牌發源國：英國

灌注世界芳療先驅的
豐沛知識與技術

此品牌是由芳香療法的先驅——羅伯・滴莎藍德於1974年創立。創辦人傾注了大量的專業知識和技術，研發出許多出色產品。產品已銷售至全球35個國家以上，並受到全世界芳療師的青睞。

Sun Farm商事
https://www.tisserand.jp

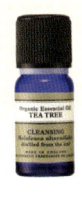

尼爾氏香芬庭園
NEAL'S YARD REMEDIES

品牌發源國：英國

倫敦的藥局是
品牌的原點

該品牌的起源可追溯自於倫敦柯芬園銷售護膚品、精油及草本等產品的藥局。目前致力於對大眾盡可能地提供獲得英國土壤協會有機認證的產品。

尼爾氏香芬庭園
https://www.nealsyard.co.jp

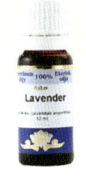

Frantsila

品牌發源國：芬蘭

從製造到出貨
皆由自家香草園管控

擁有三百年歷史的有機香草園。其草本產品皆來自自家的有機農場，而精油的原料是由第11代莊園主Virpi女士嚴格把關、精挑細選。

Frantsila & Franz
https://www.frantsila.jp

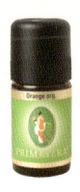

德國之春
Primavera

品牌發源國：德國

72%的精油皆以
有機栽培的原料製成

1986年誕生自德國的品牌，其使用的原料皆是在自然環境中栽培。精油產品中有72%是以有機栽培的原料製成。品牌擁有超過400種的芳香產品，而且在35個國家以上的地方均有販售。

Omochabako
https://www.primaveralife.jp

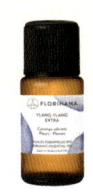

芳療家
FLORIHANA

品牌發源國：法國

以蔚藍海岸為據點
擁有卓越的革新技術

以法國蔚藍海岸為據點的品牌。獲得歐洲的ECOCERT和歐盟有機認證、美國的USDA、日本的JAS有機認證等多項認證。

Florihana
https://www.florihana.co.jp

精油品牌推薦

MARKS & WEB

品牌發源國：日本

提倡讓生活變豐富的每日計畫

2000年於東京誕生的品牌，致力於充分發揮植物的精華。提供注重安全性與環境友善，還兼顧設計感的產品。該品牌開發了多樣產品，讓初學者也能簡單享受精油的樂趣。

MARKS & WEB
https://www.marksandweb.com

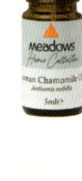

Meadows

品牌發源國：英國

由創辦人嚴格挑選農家從無農藥植物中萃取精油

1991年誕生於英國南部肯特郡坎特伯里的品牌。創辦者Darling Payne親自精挑細選世界各地的簽約農家，並從這些農場的無農藥植物中萃取精油。

Meadows Aromatherapy Products
https://www.meadowsaroma.co.jp

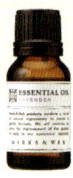

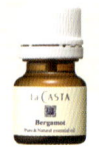

蕾珂詩
La CASTA

品牌發源國：日本

著重於植物力量帶給美容及健康的影響

於1996年誕生，以「植物的生命力與療癒」為主旨，研發出各種優質、具備自然療癒力的保養品。並且提供從世界各國嚴選出的高品質精油。

La CASTA
https://www.lacasta.jp

第4章

調配精油的第一步！
認識不同的基底油

Profile of Carrier oils

基底油是芳香療法中必不可少的材料，
其重要性與精油不相上下。
因為精油無法直接塗抹在肌膚上，
所以進行芳香按摩時，必須混合基底油使用；
自製保養品中也需要基底油做為材料來源。
基底油萃取自植物，含有大量的天然成分，
掌握其特徵，就能讓芳香療法的效果更上一層樓。

Fundamental Knowledge of Carrier oils

從挑選到使用！基底油的基礎知識

在35頁上，介紹了芳香療法最有效的利用方式是按摩。但是，精油是由植物成分濃縮而成的，由於刺激性很強，無法直接塗抹在肌膚上，必須用基底油稀釋（沖淡）後才能使用。成人用的稀釋濃度約1～2％，也就是說基底油占98～99％。在芳香療法中，基底油可說是與精油同樣重要的元素之一。

基底油，也被稱為基礎油、媒介油，表示其做為媒介，將混合在基底油中的精油成分運送到身體內部。基底油是透過壓榨種子或果實萃取出來的油脂，當然基底油本身就富含對肌膚有利的成分，也各有不同的特色。只要掌握這些特色，依照用途或需要的作用挑選便可提高芳香療法的效果。

挑選方法	請參考本章各種基底油的介紹文字，或是175頁的表格來選擇基底油。請留意，基底油又分為可以單一使用，以及必須和其他基底油混合調配才能使用的類型，在購買前務必確認好。
購買方法	可以在芳療用品專賣店或化工材料行購買。因為大部分基底油很容易氧化，所以不建議大量購買，只要購買需要的分量即可。開封後的使用期限，可以遵照瓶身上記載的日期，不明確的時候，請向店家確認。基底油中也有做為食用油使用的，用於芳香療法的基底油請選用按摩用或護理用的商品。
保存方法	栓緊瓶蓋，放在陰涼處保管。避開浴室等有濕氣的場所。
使用方法	用來按摩，或是當作自製保養品的材料。
使用時的注意事項	使用前，請實施肌膚過敏測試（參考22頁）。發現肌膚出現搔癢以及發炎等異常時，請停止使用該基底油。

浸泡油是什麼？

前往芳療專賣店，經常可以看見在基底油的附近，放置著名稱為「浸泡油」的商品。浸泡油也被稱為浸出油（Macerated oil），是將草本植物浸泡在本章介紹的基底油中，使其中的脂溶性成分釋出到油的產品。在浸泡油當中，用來做為基底的植物油種類多樣，且會以浸泡的草本植物名稱命名，例如山金車油、金盞花油、金絲桃油等都是常見的浸泡油。保存方法以及使用方法等與基底油相同。

基底油含有對肌膚好的成分是什麼？

基底油中，含有各種有益於肌膚的成分，最具代表性的為以下4種。

＜油酸＞在人體肌膚中也含有的成分。具有讓肌膚柔軟，幫助緩解乾燥以及皺紋等的功效。
＜棕櫚油酸＞在人體肌膚中也含有的成分，會隨著年齡增長而減少，因此補充該成分能夠抑制老化。
＜維他命E＞具有抗氧化以及促進血液循環的功效，是保養熟齡肌膚的有效成分。
＜亞麻油酸＞具有保濕以及抗發炎功效的成分。

第4章 認識不同的基底油 ｜ 基底油的基礎知識

基底油的使用說明

❶
BASE
不需要與其他基底油混合，可以直接單一使用的基底油。

BLEND
因為黏性高或者香氣強烈，需要與其他基底油混合使用的基底油。

杏桃仁油
Apricot kernel oil

BASE ❶
❷ 學名　Prunus armeniaca
　 科名　薔薇科
　 萃取部位　❸
　 價格基準　◆◆　100%

建議使用方法
❹ 可直接使用，不需與其他基底油混合，即為調配使用。

❺ 學名的由來是源自於拉丁文「prunus」和亞美尼亞「armeniaca」，為果樹。古樹原產地可以生長約10m左右的喬木，初夏時分開，會開滿白色的花朵，果實為杏桃。春天開花後，10月的種子可以榨取出杏桃仁油。

給予肌膚養分
容易使用的基底油
❻ 杏桃仁油的滲透性，對肌膚的滲透性佳。選用於包含嬰兒在內的所有肌膚質。是一種非常容易使用的基底油。與甜杏仁油的成分很相似，不過杏桃仁油的價格略貴。油酸占整體的65%，具有保護肌膚滋潤，讓肌膚柔軟的功效。高神經質肌膚成分。此外，對於舒緩異位性皮膚炎症狀也有效果。

❸
使用比例
用圖示表示使用比例的基準。可以單一品種直接使用的基底油是100%，與其他基底油混合使用的品種，則標明其使用比例。

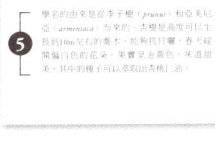

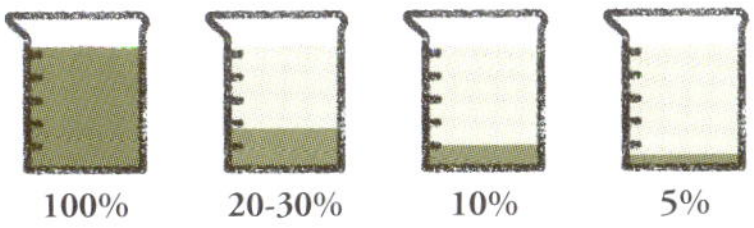

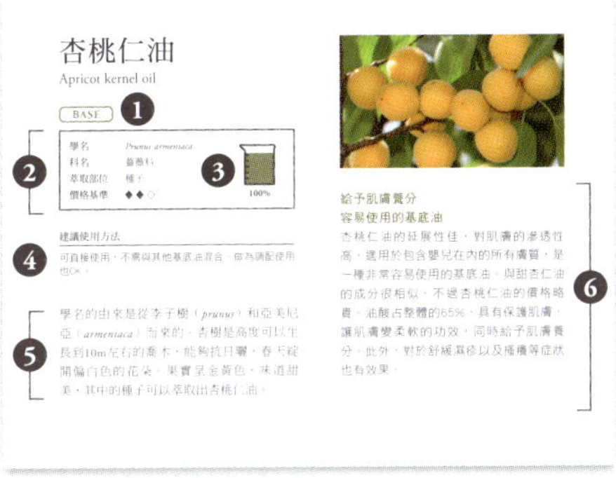

❹
建議使用方法
介紹是否可以單一品種使用，還是需要與其他基底油混合使用。

❺
植物的特徵
介紹基底油原料植物的特徵，以及關於該植物的小故事。

❻
基底油的作用
說明基底油對我們的肌膚以及身體能發揮什麼樣的作用。

❷
學名
世界共通的學術名稱。前面的部分是屬名，後面的部分是種小名。

科名
生物學分類上科的名稱。

萃取部位
油脂從原料植物中萃取的部位。

價格基準
用◆的數量表示平均價格的基準，因廠牌差異較大，價格僅供參考。
◆◇◇
～NT.200 (50ml)
◆◆◇
NT.200～500 (50ml)
◆◆◆
NT.500～ (50ml)

100%　　20-30%　　10%　　5%

79

杏桃仁油
Apricot kernel oil

BASE

學名	*Prunus armeniaca*
科名	薔薇科
萃取部位	種子
價格基準	◆◇◇ 100%

建議使用方法
可直接使用，不需與其他基底油混合。做為調配使用也OK。

學名的由來是從李子樹（*prunus*）和亞美尼亞（*armeniaca*）而來的。杏樹是高度可以生長到10m左右的喬木，能夠抗日曬，春天綻開偏白色的花朵。果實呈金黃色，味道甜美，其中的種子可以萃取出杏桃仁油。

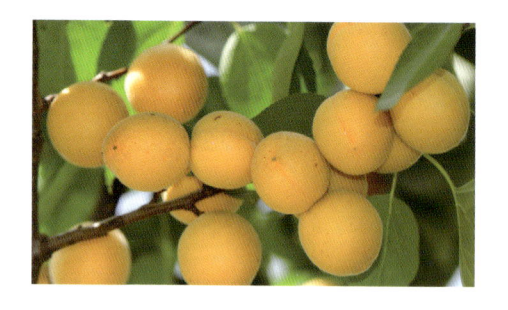

給予肌膚養分
容易使用的基底油
杏桃仁油的延展性佳，對肌膚的滲透性高，適用於包含嬰兒在內的所有膚質，是一種非常容易使用的基底油。杏桃仁油與甜杏仁油的成分很相似，不過杏桃仁油具有一點獨特的杏仁氣味。油酸占整體的65%，具有保護肌膚，讓肌膚變柔軟的功效，同時給予肌膚養分。此外，對於舒緩濕疹以及搔癢等症狀也有效果。

酪梨油
Avocado oil

BLEND

學名	*Persea americana*
科名	樟科
萃取部位	果肉
價格基準	◆◆◇ 10%

建議使用方法
與有 BASE 印記的基底油，混合10%以下再使用。

酪梨是高度20m左右的喬木或灌木。綻開帶有綠色的花朵，結出綠色的果實。味道濃厚美味的果肉，因為營養價值非常高，所以被稱為「森林的奶油」，主要油分是從果肉中萃取。

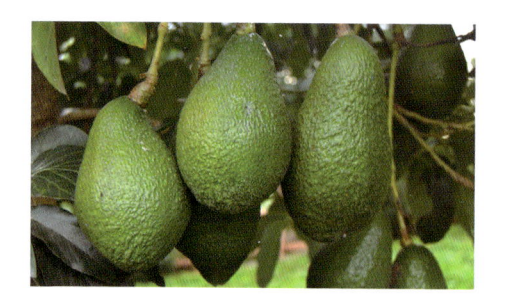

適合乾燥肌膚以及熟齡肌膚的保養
運動後按摩也有效
酪梨油可以保護肌膚抵抗外部環境，具有軟化膚質，防止皺紋生成的功效，特別建議使用於乾燥肌膚以及熟齡肌膚的保養。整體成分中，70%左右是油酸，能夠緩解搔癢、抗發炎，對於運動後的按摩也很有效。由於香氣強烈、黏性高，請將10%以下的酪梨油混合甜杏仁油或者荷荷芭油一起使用。

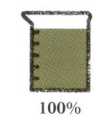

摩洛哥堅果油
Argan oil

BASE

學名	*Argania spinosa*
科名	山欖科
萃取部位	種子
價格基準	◆◆◇ 100%

建議使用方法

可直接使用，不需與其他基底油混合。做為調配使用也OK。

原產地摩洛哥的阿甘樹，可以生長到高度10m左右。從大量果實的種子中，只能夠萃取極少量的油，所以非常珍貴並且高價。在摩洛哥，自古以來就非常受到珍惜，是當地女性美麗的祕訣。

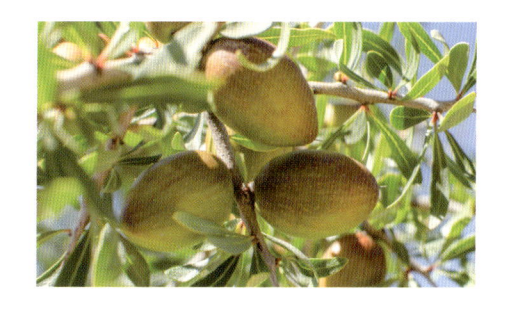

維持女性美麗的珍貴基底油

這幾年，摩洛哥堅果油的人氣急遽上升，這是因為它含有豐富的維他命E、油酸以及亞麻油酸。含有軟化肌膚，以及保護肌膚不受紫外線傷害的成分，是適合所有膚質以及頭皮護理的美容基底油。質感光滑，也能夠直接使用在身體上。但因為價格昂貴，不妨與其他基底油調配使用。

橄欖油
Olive oil

BLEND

學名	*Olea europaea*
科名	木樨科
萃取部位	果肉
價格基準	◆◇◇ 20-30%

建議使用方法

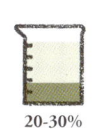

與有 **BASE** 印記的基底油混合20～30%使用。若僅用於身體上小面積的塗抹時，可直接使用。

橄欖做為和平的象徵，也被使用在聯合國的旗幟上。橄欖樹是高度7m左右的喬木，從四千年前就已經有栽培種植了。壽命長，在乾燥的土地上也能夠頑強生存。透過壓榨成熟的果實可以萃取出橄欖油。

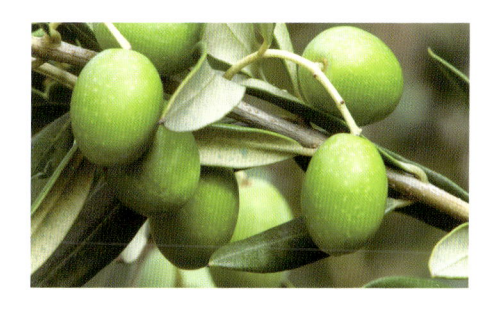

緩和乾燥與乾裂促進血液循環

橄欖油是眾所皆知的食用油，自古以來也用於護膚。橄欖油的特徵是含有約70～80%的油酸，維他命E的含量也相當高。特別建議用於改善乾燥肌膚的開裂以及搔癢、舒緩輕度燒燙傷、促進血液循環等。雖然香氣略強，不過使用在頭皮、頭髮以及手等小面積部分時，不經調配直接使用也OK。

山茶花油（椿油）
Camellia oil

> **BLEND**

學名	*Camellia japonica*
科名	山茶科
萃取部位	種子
價格基準	◆◆◇

20-30%

建議使用方法
與有 BASE 印記的基底油混合20〜30%使用。用於頭髮時，可以不與其他基底油混合而直接使用。

山茶樹（椿樹）是高度6m左右的喬木。從冬季到初春，綻開紅色以及白色的花朵，壓榨果實中的種子可以萃取到基底油。包括園藝用的品種，日本各地都能夠看到山茶樹，最知名的產地是五島列島和伊豆諸島。

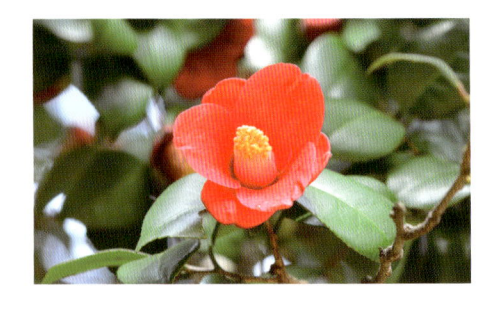

適合頭髮以及頭皮的護理
可改善掉髮、頭皮屑等

從其學名Camellia japonica可以看出，山茶花油是從日本原產的山茶樹中萃取的基底油。自古以來山茶花油做為頭髮的護理用品而廣為人知。對於掉髮、頭髮分叉、頭皮屑以及頭皮乾燥等有效，對於生髮也很有幫助，能夠使頭髮潤滑有光澤。含有豐富的油酸，可以保護頭髮、頭皮以及肌膚不受紫外線傷害，建議使用於乾燥肌膚以及熟齡肌膚的保養。

葡萄籽油
Grape seed oil

> **BASE**

學名	*Vitis vinifera*
科名	葡萄科
萃取部位	種子
價格基準	◆◇◇

100%

建議使用方法
可直接使用，不需與其他基底油混合。做為調配使用也OK。

葡萄是能夠生長到長度35m左右的蔓生植物。有切痕般的葉子和捲鬚，夏季開花後，結出甜美的果實。利用該果實釀造葡萄酒後，壓榨留下的葡萄種子，萃取出基底油。

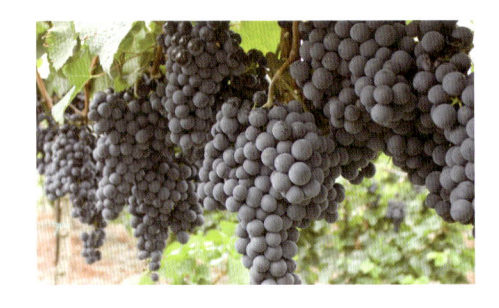

容易使用、價格親民
適用於全身按摩

葡萄籽油的延展性高、價格親民，且能使肌膚保濕、光滑，是很適合用於全身按摩的基底油。雖然和所有膚質都合拍，但它也具有緊緻肌膚的功效，所以特別推薦油性肌膚使用。葡萄籽油用於調配時，由於本身幾乎沒有香味，所以能確實展現精油的香氣，也很適合做為自製保養品的基本材料，是具有高利用價值的基底油。

石栗油
Kukui nut oil

BASE

學名	Aleurites moluccana
科名	大戟科
萃取部位	種子
價格基準	◆◇◇

100%

建議使用方法
可直接使用，不需與其他基底油混合。做為調配使用也OK。

＜注意事項＞ 對堅果類過敏者，使用時請特別注意。

石栗是高度20m左右的喬木。也被稱為燭果樹，是夏威夷的州木。壓榨包裹在堅硬外皮裡果實中的種子，可以萃取出基底油。

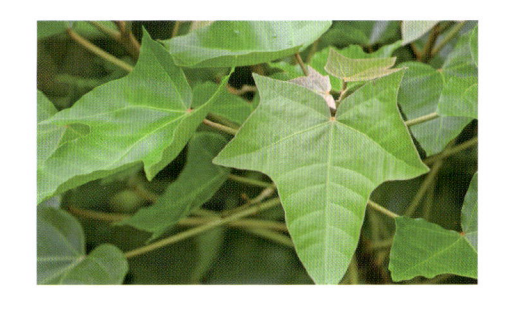

保護肌膚不受紫外線傷害 日曬後的護理也有效
石栗是在夏威夷普遍生長的樹木，在當地石栗油從古早時代就被用來保護嬰兒肌膚不受紫外線傷害。石栗油容易滲透到肌膚內部，可以直接使用在臉部和全身。不僅保護肌膚不受紫外線的傷害，而且能夠幫助緩解日曬後的發炎，也建議使用於乾燥肌膚的保養護理以及預防皺紋，對於濕疹、乾癬等均有效。

小麥胚芽油
Wheatgerm oil

BLEND

學名	Triticum aestivum
科名	禾本科
萃取部位	胚芽
價格基準	◆◇◇

5%

建議使用方法
與有 **BASE** 印記的基底油混合約5%作使用。

＜注意事項＞ 對小麥過敏者，使用時請特別注意。

小麥是高度1m左右的一年生草本植物。製造小麥時，研磨穀粒分出小麥胚芽，基底油從這些小麥胚芽中萃取。小麥胚芽凝聚了豐富的營養素，也被做為食物使用。

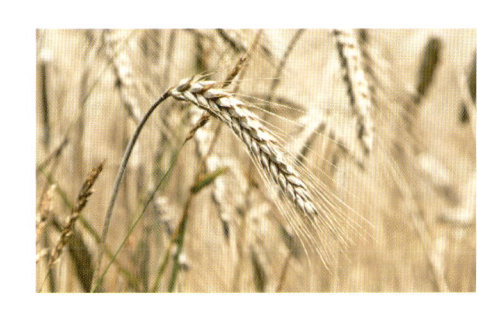

含大量的維他命E 適於乾燥肌膚和熟齡肌膚的保養
小麥胚芽油含有豐富的維他命E，具有天然抗氧化劑的功能，少量加入其他基底油就可以延緩氧化。為了柔和強烈的香氣，可以用5%左右的小麥胚芽油混合其他基底油作使用。因為含有豐富的脂溶性維他命，所以特別建議使用於乾燥肌膚以及熟齡肌膚。對於肌膚的發炎以及濕疹等問題也有效果。

第4章 認識不同的基底油 — 石栗油／小麥胚芽油

甜杏仁油
Sweet almond oil

BASE

學名	*Prunus amygdalus var. dulcis*
科名	薔薇科
萃取部位	種子
價格基準	◆◇◇ 100%

建議使用方法
可直接使用，不需與其他基底油混合。做為調配使用也OK。

<注意事項>對堅果類過敏者，使用時請特別注意。

高度9m左右的喬木。早春綻開桃色或白色的花朵，結出果實。壓榨該果實的種子萃取出基底油。杏桃仁油和核桃仁油也是同一類的基底油。

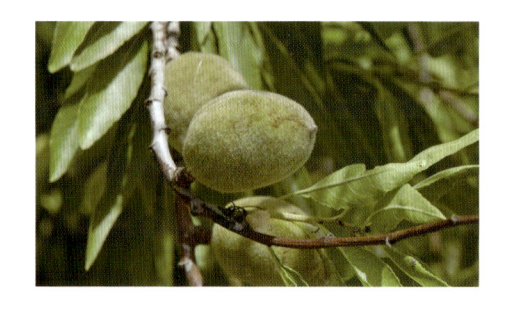

具有軟化肌膚的功效
也建議敏感肌膚者使用
自古以來，人們就知道甜杏仁油的美容功效，對肌膚親和，也經常是化妝品的材料。甜杏仁油含有約80%的油酸，具有出色的柔軟肌膚作用。能夠有效護理乾燥肌膚，不僅能夠消炎，緩解濕疹以及搔癢等，而且也能夠對日曬後的護理有幫助。敏感肌膚者也可以安心使用，特別推薦在幫嬰兒按摩時使用此款油。

芝麻油（胡麻油）
Sesame oil

BLEND

學名	*Sesamum indicum*
科名	胡麻科
萃取部位	種子
價格基準	◆◇◇ 10%

建議使用方法
與有 **BASE** 印記的基底油混合10%以下後再使用。

<注意事項>對芝麻過敏者，使用時請特別注意。

芝麻是高度1m左右的一年生草本植物，從地面垂直向上生長。壓榨種子可以萃取出基底油。在西元前約1800年左右的紙莎草文書中也曾經有過相關記載，是一種從古代就開始被有效利用的植物。

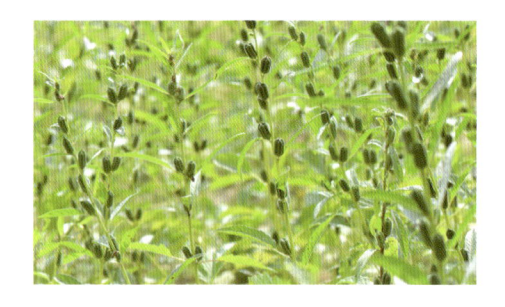

幫助肌膚組織再生
屬於平衡性佳的基底油
做為食用油，亞洲人非常熟悉芝麻油。從古早時代開始也被用於護膚，芝麻油也是阿育吠陀醫學中不可缺少的油品之一。含有剛好等量的油酸和亞麻油酸，具有再生肌膚組織的功效，對於乾燥肌膚的保養以及緩解乾燥性濕疹等都有效果。抗氧化作用強，可以長期使用，與其他基底油混合，具有延緩氧化的作用。

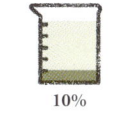

月見草油（晚櫻草油）

Evening primrose oil

BLEND

學名	*Oenothera biennis*
科名	柳葉菜科
萃取部位	種子
價格基準	◆◆◆　　　10%

建議使用方法

與有 **BASE** 印記的基底油混合10%以下使用。

月見草是高度1.5m左右的二年生草本植物。如同其名稱一般，美好香氣的黃色花朵只綻開一個晚上。美國的原住民，不僅從種子萃取出基底油，也將葉子、莖部、根部做為保存食物以及治療藥物使用。

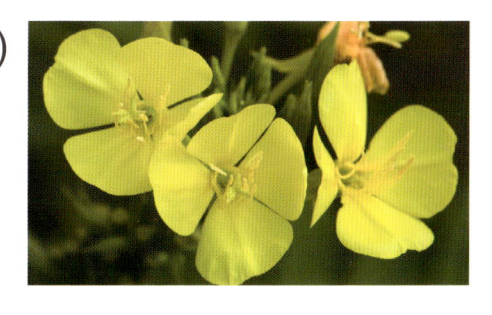

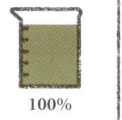

緩解乾燥造成的肌膚粗糙、濕疹以及頭皮屑等

月見草油可以處理肌膚的急性問題，具有讓肌膚柔軟、調整再生等功效。對於乾燥造成的肌膚粗糙、濕疹以及頭皮屑等有效，是一種功效豐富的基底油，不過也是非常容易氧化的種類之一，所以請每次只購買需要的分量。因為能夠降低血液中的膽固醇以及具有降血壓的功效，所以也有銷售內服專用的膠囊。

荷荷芭油

Jojoba oil

BASE

學名	*Simmondsia chinensis*
科名	黃楊科
萃取部位	種子
價格基準	◆◆◇　　　100%

建議使用方法

可直接使用，不需與其他基底油混合。做為調配使用也OK。

荷荷芭是高度2m左右的灌木，是一種在降雨量少的乾燥地區也能夠堅強生長的植物。變成茶色的果實中，有著好像咖啡豆一般的種子，壓榨該種子萃取出基底油（蠟）。

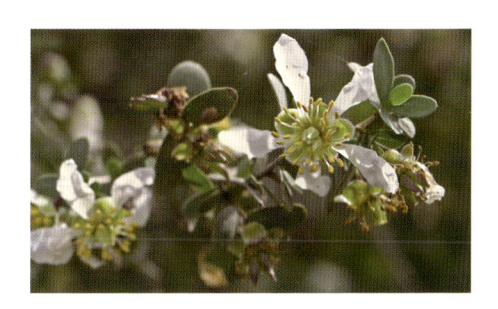

護理問題肌膚以及頭皮
不易氧化且耐保存

雖然一般稱之為荷荷芭油，其成分卻是蠟。因此，即使經過好幾年也不會氧化，可以長期保存。荷荷芭油的特徵在於即便加熱，成分也不會發生變化。荷荷芭油的延展性佳、容易滲透，可以有效保養所有膚質。也建議使用在預防皺紋以及妊娠紋。能夠幫助緩解開裂、搔癢、濕疹、日曬、乾燥頭皮等各種問題。

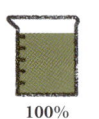

昆士蘭堅果油
Macadamia nut oil

BASE

學名	*Macadamia integrifolia*
科名	山龍眼科
萃取部位	種子
價格基準	◆◆◇ 100%

建議使用方法
可直接使用，不需與其他基底油混合。做為調配使用也OK。

<注意事項> 對堅果類過敏者，使用時請特別注意。

澳洲胡桃樹是高度10～20m的喬木。果實被稱為「堅果的女王」，美味且營養超群。對澳洲的原住民來說，澳洲胡桃（又名昆士蘭堅果）是主食，也被充分利用在生活中。

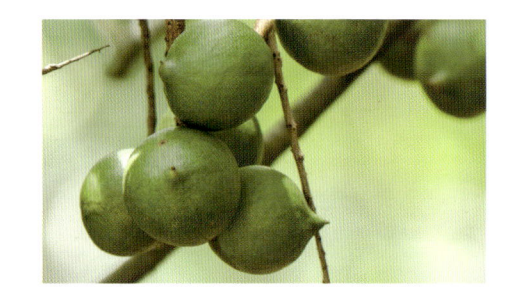

含有與人體皮脂相同的成分
建議使用於熟齡肌膚
昆士蘭堅果油最大的特徵是含有豐富的棕櫚油酸。棕櫚油酸是人類皮脂中，特別是年輕人皮脂中大量含有的成分。昆士蘭堅果油也具有輔助油酸的作用。因此，特別適合用於熟齡肌膚。能夠有效護理頭髮以及頭皮，幫助修復受損的頭髮，也能夠讓毛躁頭髮變得光滑等。價格也親民，是一種容易使用的基底油。

玫瑰果油
Rosehip oil

BLEND

學名	*Rose canina, Rose rubiginosa*
科名	薔薇科
萃取部位	種子
價格基準	◆◆◆ 20-30%

建議使用方法
與有 **BASE** 印記的基底油混合20～30%後再使用。用於臉部按摩時，可以直接使用。

能夠萃取出玫瑰果油的是，高度5m左右、被稱為狗薔薇的灌木。結出橄欖球形狀的赤紅色果實，壓榨佔該果實70%的種子能夠萃取出基底油。其餘部分可沖泡成香草茶，非常受到歡迎。

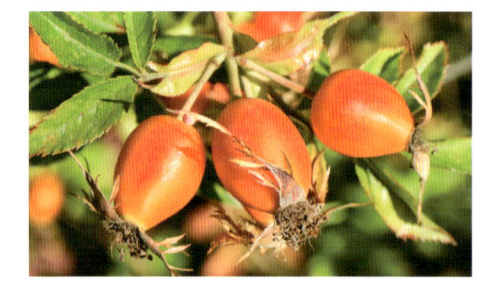

具抗衰老功效
適合日曬肌膚的保養
玫瑰果油做為對美容有幫助的基底油，被運用在各種化妝品中。玫瑰果油具有很多調理肌膚的功效，特別是能夠幫助肌膚再生，建議使用在熟齡肌膚的保養、抗衰老護理以及預防皺紋。對淡化色斑、修復日曬後的肌膚以及舒緩濕疹等也都有幫助。玫瑰果油屬於較高價的基底油，使用在臉部護理時，建議不要與其他基底油混合，直接使用效果更佳。

第5章

做自己的芳療師！
掌握精油的調配原則

How to blend Essential oils

單一精油也能夠散發出非常美好的香氣，
但數種精油調配可以創造出新的香氣。
按照自己喜好調配而成的香氣，
是世界獨一無二的特製品。
調配精油，有助於加深對精油的理解，
擴大對芳香療法的樂趣。
請務必挑戰看看！

Blending Method

調香八步驟,調出自己的專屬精油

**讓您感覺身心愉悅的香氣
就是符合需要的芳香**

芳香療法對身心健康以及美容起到很大的作用,不過最重要的是,使用能讓自己身心感覺愉悅的香氣精油。為此最好事先掌握調配的知識。雖然單一種類的精油也有各式各樣的功效,不過調配後可以產生加乘效果,香氣也會更有深度。小小的一滴精油,就能夠改變香氣的走向,雖然要完整掌握香氣的變化略有難度,不過一旦調配出滿意的香氣,芳香療法的樂趣也會忽然變得更加寬廣。請以這裡介紹的步驟為基礎,特製出世界獨一無二、專屬於自己的芳香。

**香氣的傳播速度(Note)與香氣強度(Blending Factor)
是調配的關鍵**

● 第3章精油的介紹中,記載了各種精油的傳播速度與香氣強度。
● 第100頁有提供傳播速度與香氣強度的一覽表,可供查詢。

NOTE
傳播速度

「Note」表示香氣傳播速度的揮發性,分為三種。打開精油瓶蓋,立即散發香氣的是「前調」,放置些許時間後散發香氣的是「中調」,隨著時間流逝慢慢散發香氣的是「後調」。例如檸檬等柑橘類從果皮萃取的精油大部分是前調,安息香以及岩蘭草等從樹脂或根部萃取的精油大都是後調。將前調、中調、後調的精油各加入一些,可以調配出平衡度佳的精油。

BLENDING FACTOR
香氣強度

「Blending Factor」表示香氣的強度,會用10階段的數字表示。1是最強的香氣,10是最弱的香氣。同樣是一滴,香氣強度1的胡椒薄荷香氣非常強烈,5～7的絲柏以及薰衣草的香氣就比較弱。香氣強度數字小的精油加入的滴數少,數字大的精油加入的滴數多,這是調配時的一個基準。最後再根據香氣的平衡度來決定使用滴數。

準備物品

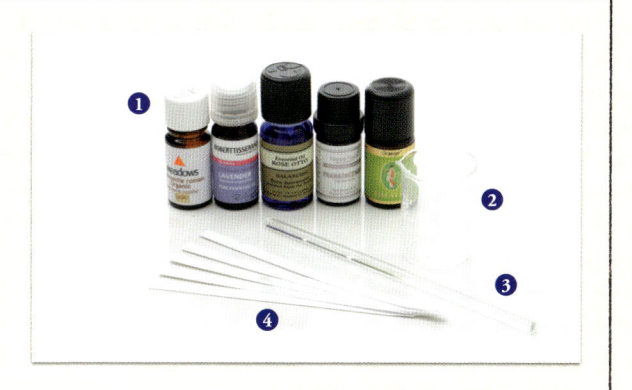

❶ 精油
❷ 燒杯
❸ 攪拌棒
❹ 試紙（試香紙）

STEP 1 配合使用目的 選擇適合的精油

想要「放鬆」、「舒緩肩頸僵硬痠痛」、「改善便秘」等，首先要決定使用芳香療法的目的。如果有數個問題需要解決的時候，請思考首先想要改善哪一樣，按照優先順序縮減到單一目的。

決定了目的之後，參考94～97頁的「精油對身心作用一覽表」，選擇適合的精油。譬如，「舒緩經痛，想要放鬆」，想要改善這兩個問題時，請選擇能同時處理「經痛」和「放鬆」兩種狀況的精油。

STEP 2 決定一種 做為主角的精油

實際嗅聞符合使用目的的精油，決定一種最喜歡的香氣。比起「雖然我不喜歡這種香味，不過因為對○○有效」的想法，「當我聞到這種香氣，感覺心情愉悅」的想法才是最重要的。請實際嗅聞香氣後再作決定。

例 想舒緩經痛並放鬆時

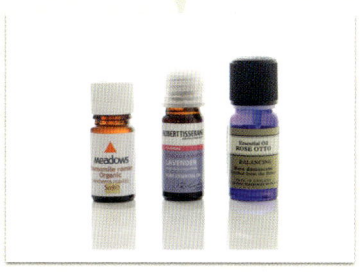

查看一覽表，對「經痛」和「放鬆」共通的精油，有羅馬洋甘菊、薰衣草、奧圖玫瑰（玫瑰原精也OK）。

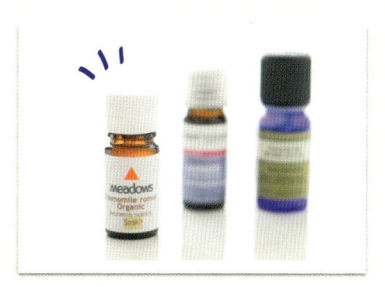

↓

從對於「經痛」和「放鬆」有共通作用的三種精油中，選出羅馬洋甘菊為主角。

↓

下頁繼續

第5章 掌握精油的調配原則 — 調香八步驟，調出自己的專屬精油

89

調香八步驟，調出自己的專屬精油

STEP 3　考慮香氣的平衡度　決定調配的精油

平衡度好的香氣是，含有前調、中調、後調（參考88頁）的精油。透過包含不同揮發性的精油，能夠讓香氣長久持續，並且感受到香氣的深度。

調配精油的種類以2～5種為基準。當然最好是查看94～97頁的「精油對身心作用一覽表」，從中挑選出符合目的的精油，如果調配上無法達到揮發性的平衡，或者沒有喜歡的香氣時，也可以選擇與主角精油的契合度佳的精油（參考98～99頁）。

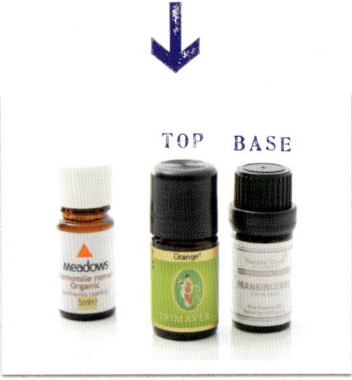

STEP2中做為主角的羅馬洋甘菊是中調的精油。在此，我們從具有「放鬆」功效的精油中，選擇前調的甜橙、中調～後調的乳香來調配。

STEP 4　試聞香氣

將STEP3中選擇的精油，各滴一滴在試香紙上，放到距離鼻子約15cm處試聞。

這時候參考88頁，將滴了香氣強度數字大的精油（香氣弱的精油）試香紙靠近鼻子，滴了香氣強度數字小的精油（香氣強的精油）試香紙遠離鼻子，按此原則，將三片試香紙區隔開來並拿在手上。

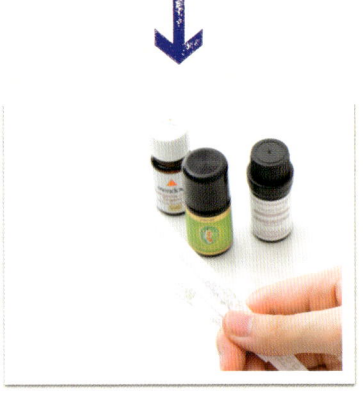

羅馬洋甘菊的香氣強度是1～3，甜橙的香氣強度是4，乳香的香氣強度是3～5，所以試香紙的位置由近至遠是甜橙、乳香、羅馬洋甘菊。

STEP 5 調整香氣

嗅聞STEP4的香氣，如果覺得好聞，就進入下一個步驟。還想加一些香氣時，就將想要增加的香氣滴在試香紙上，<u>再一次聞聞香氣，調整到喜愛的香氣。</u>

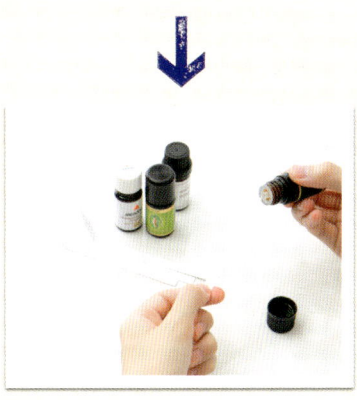

想要讓香氣呈現更清爽、更輕鬆的感覺，因此增加了給人安心感的樹木類香氣絲柏。將絲柏精油滴在試香紙上，再次嗅聞香氣作確認。

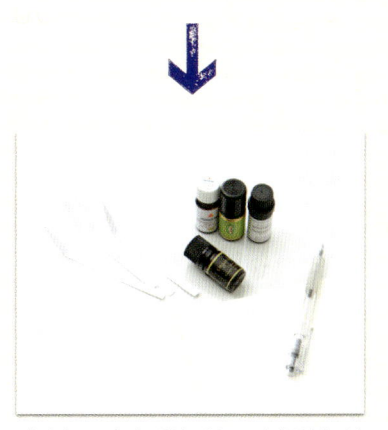

STEP 6 決定滴數

想要完成平衡度好的香氣，了解香氣強度（參考88頁）也很重要。<u>查看100頁的「傳播速度與香氣強度一覽表」，決定滴數。</u>

但是，香氣強度的數字只是基準，<u>重要的是調製出喜愛的香氣</u>。將喜愛的香氣精油滴數增加一些也沒關係。為了不忘記加入的滴數，請準備專用的筆記本記錄下來。

成功調配出喜愛的香氣，寫好筆記以便之後可以再調出相同配方。

下頁繼續

● 精油的滴數（範例）

精油名稱	傳播速度	香氣強度	滴數
羅馬洋甘菊	中調	1～3	3滴
甜橙	前調	4	6滴
乳香	中調～後調	3～5	5滴
絲柏	前調～中調	5～7	6滴

最後確認總滴數為20滴。

調香八步驟，調出自己的專屬精油

STEP 7 調配

將STEP6決定的精油滴數放入燒杯。這個時候的關鍵是，加入的滴數比STEP6決定的滴數各少加一滴。放入燒杯之後，用攪拌棒輕輕攪拌，滴在試香紙上確認香氣。

如果是喜愛的香氣，就將各種精油再各加入一滴完成調配。如果對香氣不滿意，可在最後一滴的範圍內作調整。

調配結束。
世界獨一無二的特製精油完成了。

調配好的精油可以廣泛運用於薰香、沐浴以及嗅吸等。這時候，稍微多製作一些，放入附點滴器的遮光瓶（如右圖）中，使用上非常便利。

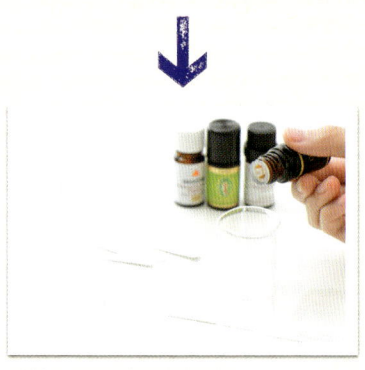

將精油放入燒杯攪拌後，滴在試香紙上確認香氣。

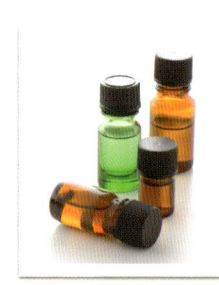

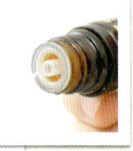

點滴器

調配好的精油可以使用在各種用途。多製作一些，放入遮光瓶中保管。

STEP 8 與基底油混合製作按摩油　應用篇

最能夠有效發揮精油功效的是芳香按摩。可以在基底油中加入STEP7調配好的精油，用攪拌棒攪拌，製作按摩油。關於精油的稀釋濃度，請參考右頁。

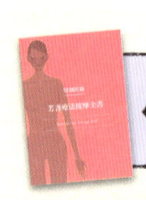

例 製作特製香氣的按摩油

按摩油的製作方法，在附錄〈芳香療法按摩全書〉第212頁中詳細介紹。

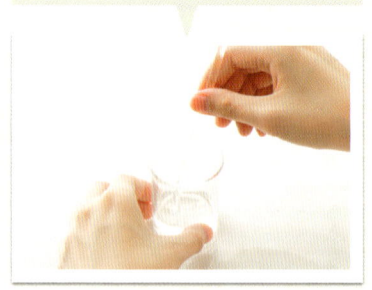

參考第4章挑選基底油，混合調配好的精油製作出按摩油。

按摩精油的濃度與稀釋方法　　COLUMN

使用時的稀釋濃度為身體2%、臉部1%

精油濃縮了植物成分，具刺激性，不適合直接塗抹在肌膚上。在按摩中使用時，需要以基底油沖淡使用。沖淡的動作在芳香療法中稱為「稀釋」，基底油含有（）%精油，稱為「稀釋濃度」。精油1滴以0.05ml計算。

本書中，按摩使用的精油稀釋濃度為臉部1%，身體2%，基底油的量和精油的滴數，一律如下列記載。

製作小分量按摩精油的時候

譬如想要製作10ml的身體用按摩精油時，精油的滴數是4滴（參考下述）。如果想要混合四種精油，就只能各加入1滴，無法調整精油的搭配。這種時候，可以將前述調製好的精油，倒入附點滴器的遮光瓶中，接著從遮光瓶取所需滴數與基底油混合，就完成小分量的按摩精油了。

※AEAJ規定按摩精油稀釋濃度的基準為，臉部用0.5%，身體用1%以下，不過附錄的〈芳香療法按摩全書〉和第7章芳香療法處方箋、第8章抗老逆齡的芳香療法按摩中，為了得到更好的精油功效，臉部用按摩精油的稀釋濃度為1%，身體用為2%。

●滴數的簡單計算方法

基底油的量	10ml	20ml	30ml	50ml
臉部按摩用（1%）	2滴	4滴	6滴	10滴
身體按摩用（2%）	4滴	8滴	12滴	20滴

利用與基底油的ml數相同數字的滴數，進一步算出1%以及2%滴數的方法：

＜例1＞在20ml的基底油中混合20滴精油，稀釋濃度就是5%。想要將其稀釋成1%的濃度時，20÷5就是4滴。想要2%的稀釋濃度，就增加1倍加入8滴。

＜例2＞在10ml的基底油中混合10滴精油，稀釋濃度就是5%。想要將其稀釋成1%時，10÷5就是2滴。想要稀釋成2%時，就加入4滴。

＜注意＞
※使用前請實施肌膚過敏測試。**肌膚過敏測試的方法（參考22頁）**：在前臂內側塗抹適量精油，放置約24～48小時，觀察身體反應。如果肌膚發生異常，請立即用大量流水沖洗，並停止使用。
※肌膚敏感者、年長者以及有既往病史者，請按照標示一半以下的稀釋濃度來使用按摩精油。
※未滿3歲的嬰幼兒實施嬰兒按摩時，請單純使用基底油，**不要使用精油**。
※兒童在使用時，從成人的1/10的稀釋濃度開始使用，最多為1/2。

對症舒緩！精油的身心作用一覽表

以下是根據第7章芳香療法處方箋的症狀或目的，以及第3章介紹的30種精油之功效，加以整合後做出的查詢表。可以做為選擇精油或調配精油時的參考。

精油 數字是介紹精油的頁數	依蘭	甜橙	德國洋甘菊	羅馬洋甘菊	快樂鼠尾草	葡萄柚	絲柏	檀香	摩洛哥茉莉	杜松	馬鬱蘭	天竺葵	茶樹
症狀／目的　數字是介紹配方的頁數	43	44	45	46	47	48	49	50	51	52	53	54	55
舒緩放鬆　115		●		●								●	
幫助入眠　116		●		●					●				
提升專注力　117						●							
增加動力　118		●				●				●			
振奮心情　119		●			●	●							
安定心靈　120	●							●					
製造浪漫氛圍　121	●							●	●				
頭痛・偏頭痛　123						●							
眼部疲勞　124													
疲累感　125						●							
肩頸僵硬・痠痛　126						●				●	●		
怕冷・手腳冰冷　129											●		
腿部浮腫　130						●	●	●				●	
高血壓・低血壓　132	●										●		
痔瘡　133							●						
凍瘡　133											●		

↓ 下頁繼續

94

第 5 章 掌握精油的調配原則 — 精油的身心作用一覽表

- 🟦 心靈照護（115～121頁）
- 🟩 壓力問題（123～127頁）
- 🟧 循環系統問題（129～133頁）

精油	橙花	廣藿香	黑胡椒	乳香	岩蘭草	胡椒薄荷	佛手柑	安息香	沒藥	香蜂草	尤加利	薰衣草	檸檬	檸檬香茅	玫瑰原精	奧圖玫瑰	迷迭香
頁碼	56	57	58	59	60	61	62	63	64	65	66	67	68	69	70	71	72
🟦	●			●								●			●		
🟦		●			●			●								●	
🟦						●						●					●
🟦						●	●					●					●
🟦						●						●					
🟦	●			●								●			●	●	
🟦		●													●	●	
🟩						●					●	●	●				
🟩											●				●	●	
🟩										●					●	●	
🟩			●		●												
🟩			●									●					
🟧																	
🟧												●	●				●
🟧					●							●	●				●
🟧			●									●	●				●

95

對症舒緩！精油的身心作用一覽表

⬇ 延續前頁

精油 數字是介紹精油的頁數	依蘭	甜橙	德國洋甘菊	羅馬洋甘菊	快樂鼠尾草	葡萄柚	絲柏	檀香	摩洛哥茉莉	杜松	馬鬱蘭	天竺葵	茶樹
	43	44	45	46	47	48	49	50	51	52	53	54	55
症狀／目的 數字是介紹配方的頁數													
感冒・流行性感冒 135													●
喉嚨痛・咳嗽 136											●		●
免疫力低落 137			●										●
流鼻水・鼻塞 138				●									●
便秘 141		●											
腸胃不適 142			●								●		
噁心反胃 143						●							
宿醉 143						●			●				
乾燥・皺紋 145								●				●	
青春痘・粉刺 146	●		●		●	●						●	●
曝曬 147			●										●
輕度傷口 147			●										●
月經不順・無月經 149				●	●							●	
經痛 150	●			●	●								
經前症候群 152		●		●	●							●	
更年期不適 153	●							●				●	
年長者照護 154		●			●								

■ 免疫、呼吸系統問題（135～139頁）　　■ 婦科問題（149～153頁）
■ 消化系統問題（141～143頁）　　　　　■ 年長者照護（154頁）
■ 肌膚問題（145～147頁）

橙花	廣藿香	黑胡椒	乳香	岩蘭草	胡椒薄荷	佛手柑	安息香	沒藥	香蜂草	尤加利	薰衣草	檸檬	檸檬香茅	玫瑰原精	奧圖玫瑰	迷迭香
56	57	58	59	60	61	62	63	64	65	66	67	68	69	70	71	72
		●								●	●					
			●							●	●					
										●	●					
					●					●	●					
		●			●								●			●
	●				●								●			●
					●								●			
					●											●
●	●		●							●				●	●	
						●				●						
					●					●						
					●								●			
									●					●	●	
														●	●	
					●									●	●	
	●													●	●	
										●	●					●

第 5 章　掌握精油的調配原則 —— 精油的身心作用一覽表

97

調香不失敗！精油的契合度對照表

● 契合度特別佳的精油　　○ 契合度佳的精油

精油（數字是介紹精油的頁數）

契合度佳的精油	頁	依蘭 43	甜橙 44	德國洋甘菊 45	羅馬洋甘菊 46	快樂鼠尾草 47	葡萄柚 48	絲柏 49	檀香 50	摩洛哥茉莉 51	杜松 52	馬鬱蘭 53	天竺葵 54	茶樹 55
依蘭	43	—	○			●	●	●		●			●	●
甜橙	44	●	—				○	●	●			●	●	
德國洋甘菊	45			—	○	○	●					○	●	●
羅馬洋甘菊	46	●			—			○	○				○	
快樂鼠尾草	47	○		●		—		○				●	●	
葡萄柚	48	○	●				—	●			●		●	
絲柏	49		○				●	—			●		○	
檀香	50	●	●		●			○	—			●		
摩洛哥茉莉	51	●	○			○			○	—			●	
杜松	52						●	●			—		○	
馬鬱蘭	53			○		●						—		●
天竺葵	54	●	●	●	●	●	●	●	●	●			—	
茶樹	55			●								●		—
橙花	56	○					○							
廣藿香	57	●							●				●	
黑胡椒	58	○	○				●		○				●	
乳香	59		●			○	○							
岩蘭草	60	○						○						
胡椒薄荷	61			●	●						●	●	●	●
佛手柑	62	○	○									●		
安息香	63	○												
沒藥	64	○							○					○
香蜂草	65					○							○	
尤加利	66	○				●					●	○	○	●
薰衣草	67	●		●		●				●		●	●	●
檸檬	68			●			●		○				●	
檸檬香茅	69												○	
玫瑰原精	70	●	●						●				●	
奧圖玫瑰	71	●	○										●	
迷迭香	72				●	●					●		●	●

以下為30種精油相互之間契合度的比較表，調配精油時，可參考此表格進行。不過請記住，自己嗅聞時的感覺才是最重要的，請盡情享受調配精油的樂趣吧！

第 5 章　掌握精油的調配原則 ── 精油的契合度對照表

調整前中後調！傳播速度與香氣強度表

如同88頁所說明，調配精油的關鍵是傳播速度與香氣強度。下列是讓這兩個重點能夠一目瞭然而整合成的表格。請參考下表，製作出平衡性佳的精油。

精油	頁數	前調	中調	後調	香氣強度 Blending Factor
依蘭	43		●		2～4
甜橙	44	●			4
德國洋甘菊	45		●		1～3
羅馬洋甘菊	46		●		1～3
快樂鼠尾草	47	●	●		2～4
葡萄柚	48	●			4
絲柏	49	●	●		5～7
檀香	50			●	4～6
摩洛哥茉莉	51		●	●	1
杜松	52	●			4
馬鬱蘭	53		●		3～4
天竺葵	54		●		3
茶樹	55		●		3～5
橙花	56	●	●		1～2
廣藿香	57			●	3～5
黑胡椒	58	●	●		2～4
乳香	59		●	●	3～5
岩蘭草	60			●	1～3
胡椒薄荷	61	●	●		1
佛手柑	62	●			4～6
安息香	63			●	2～4
沒藥	64			●	1～3
香蜂草	65		●		1
尤加利	66	●			2～5
薰衣草	67		●		5～7
檸檬	68	●			4
檸檬香茅	69	●	●	●	1
玫瑰原精	70		●	●	1
奧圖玫瑰	71		●	●	1
迷迭香	72	●	●		2～5

第5章 掌握精油的調配原則 ─ 傳播速度與香氣強度表

Advice to enjoy a Blend more

享受每一刻過程，
專業芳療師的調香建議

ADVICE 1　不僅針對症狀 更要找出原因進行調配

在前述內容中我們得知，調配精油時必須以目的（欲改善的症狀）來決定選擇精油的順序。不過芳療師在進行諮詢輔導時，也會尋找導致這些症狀的原因。譬如大腸激躁症的症狀是便秘和腹瀉相互交替，所以會利用對消化器官有功效的精油來改善，不過其原因幾乎都是由壓力造成的，因此也能以紓解壓力的精油為主進行調配。這就是「整體芳香療法」的核心，不僅是症狀本身，也要參考心理和生理狀態通盤來判斷。

ADVICE 2　調配是藝術 自我感受很重要

傳播速度與香氣強度雖然是調配精油時重要的基準，不過對香氣的愛好和感受方式會因人而異。每個人對相同香氣的感覺不同。在91頁的範例，也會依不同的人而調整精油滴數，因為有人會覺得「羅馬洋甘菊太強烈」或「甜橙的香氣感覺不太出來」等。這時候，不要過分拘泥於香氣強度，請根據自我感覺來調整。

「調配是藝術。」是芳療師之間經常說的一句話，請重視自己的感覺，享受香氣的世界。

ADVICE 3　調配是從失敗中學習

一滴精油可以讓調配的香氣發生很大變化。因此，即使是專業的芳療師，想要調配出想像中的精油，也不是一件容易的事情。

與精油越熟悉越親近，對香氣的感性也會更加成熟。各種試錯過程，也是讓調配技術更成熟的必經之路。請將這些當作增加芳香療法樂趣的機會，持續挑戰吧！

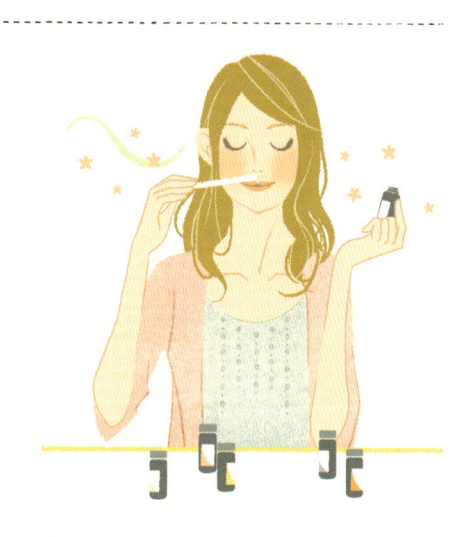

關於精油的 Q&A   COLUMN

Q 化學型精油是什麼？

A 根據植物生長培育的條件，精油成分有顯著差異的種類。

17頁中說明了從同樣學名的植物中萃取的精油，根據生長培育的位置不同而香氣有差異的種類，被稱為化學型精油。這類精油特別容易受到生長環境以及氣候的影響，精油成分的構成有明顯差異。本書中介紹的精油中，迷迭香（參考72頁）是化學型（Chemotype）精油，根據成分特徵標記如下述。

Rosmarinus officinalis ct. camphor
樟腦迷迭香

Rosmarinus officinalis ct. cineole
桉油醇迷迭香

Rosmarinus officinalis ct. verbenone
馬鞭草酮迷迭香

學名中的「ct.」表示「chemotype（化學型態）」。想要了解詳細的成分區別，可以查看各自的成分分析表。

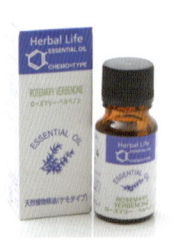

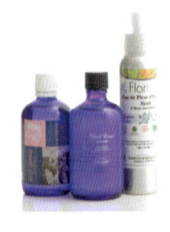

Q 精油以及基底油瓶身上的這些標誌是什麼？

A 代表有機產品的認證標誌。

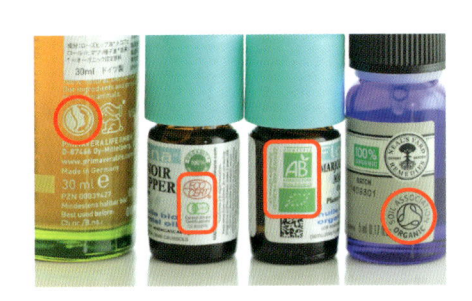

世界各地認證有機產品的組織，對於滿足各項基準的產品，表示許可的認證標誌。因為有機栽培費時費力，所以有機精油的價格必定比較昂貴。另外，認定基準也根據組織而各有不同，請按照喜好加以選擇。

Q 純露是什麼？

A 用蒸氣蒸餾法萃取精油時所取得，內含水溶性成分的液體。

18頁中針對蒸氣蒸餾法有詳細說明，蒸餾時與精油一起取得的就是純露，也被稱為芳香蒸餾水。含有植物中的水溶性芳香成分，可以直接做為化妝水使用，或者做為自製保養品的材料使用。

第6章

走入香氣國度！
認識日本的精油與芳療

Japanese Essential oils and Aromatherapy

充滿香氣的生活是許多人的美好嚮往，
而有些人對於以日本植物萃取製成的精油更是情有獨鍾，
於是更偏好使用那些產品來進行芳香療法。
本章節就要帶領大家，好好享受使用日本精油的芳香療法！

Japanese Essential Oils & Aromatherapy

日本特有的
香氛風情

獨具日本風情的精油
逐漸受到重視

在日本，芳香療法一詞開始流傳大概是在40年前，起初是從海外芳療師的著作取得相關資訊，再慢慢傳播開來。而現今無論是芳療師、在日常生活中享受香氣的人，甚至是芳療用品專賣店也增多了，芳香療法變得相當普及。

在這樣的環境中，日本國內的芳香療法也開始產生變化。「不僅使用海外生產的精油，還要提供適合在地人的香味（精油）與芳香療法。」抱持這樣想法的芳療師及相關業者開始增加，使用日本原生植物做為原料，made in Japan的精油也隨之增加。

使用記憶中的香味
達到放鬆的效果

在114頁會介紹到，嗅覺和做為記憶中樞的大腦邊緣系統有直接的連結，所以藉由我們小時候聞過的香味可以讓情緒穩定，回想起快樂的記憶。以當地植物為原料的精油，對在地人來說有親切感、令人懷念，又容易喚起從前的記憶，能夠同時得到放鬆以及親近感的雙重效果。此處是以我生長的日本來介紹，大家也不妨試著發覺自己國家的在地精油吧。

利用高齡者熟悉的香味
來提供更好的照護

在芳香療法沙龍所提供的服務也是如此，整體而言，越來越在地化。舉例來說，通常芳香按摩的手法是輕柔地撫觸身體，但現狀是多數人更喜歡被有力地按揉，若只是輕柔撫觸的手法，總覺得美中不足。因此，逐漸有業者提供力道較強的撫觸及按揉手法，也獲得不少好評。而且，這樣的做法也更有助於讓精油成分浸透到體內。

再者，我在執行芳療的過程中也發現，當地的精油對於長輩來說，有較多熟悉且懷念的香氣，容易使用也是優點之一。未來是高齡者越來越多的時代，因此我對於日本精油也做了深入的研究，希望能夠分享這些知識，幫助大家拓展各式各樣的可能性！

採用在地香氣的品牌

從生長在日本各地的植物萃取而來的精油。具有療癒效果的香味，瞬間就能拉近所有人的心！

第 6 章 認識日本的精油與芳療 ─ 採用在地香氣的品牌

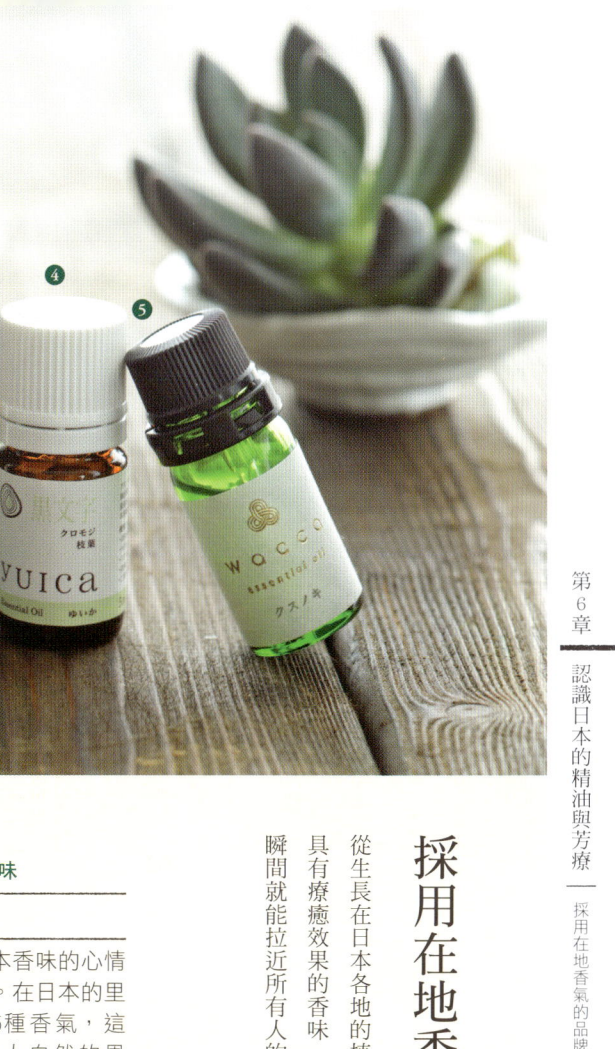

創辦人林真一郎先生
嚴選原料植物

❶ GREEN FLASK

以「綠色醫學」為基礎提出植物療法，來自greenflask的精油「J-aroma」系列。本身做為藥劑師兼代表的林真一郎先生，親自前往產地考察，負責產品開發。

GreenFlask
http://www.greenflask.com

日本之美
蘊生自里山的香味

❷ 一十八日

以想要珍惜日本香味的心情所誕生的品牌。在日本的里山細心研發15種香氣，這些香氣凝聚了大自然的恩賜，讓人能夠將身心浸潤在濃郁的芳香中。

一十八日
http://www.18th.co.jp

不同於歐美
日式芳療發想

❸ 生活之木

備有170種以上的精油，一直以來牽引日本芳療文化。集合在日本各地少量生產的精油，以及日本原產植物的精油，推出了一系列的「日式精油」。

生活之木
http://www.treeoflife.co.jp

Made in
飛驒高山的精油

❹ yuica

精油萃取自飛驒高山生長的野生植物。傾力於環境保護，也會利用修整森林時所採下的枝葉來製作。以科學的角度來證明精油的效能，藉由最新技術持續研究中。

Oak Village
https://www.oakv.co.jp/aroma/kodawari/

有效活用地域資源
進行小規模生產

❺ wacca

以日本香味代表──檜木以及柚子為首，嚴選12種精油。有效利用珍貴地域資源的植物，並融入生產者的巧思，細心進行精緻的小規模生產。

中村
http://www.waccawacca.com

105

日本特有的精油介紹

羅漢柏

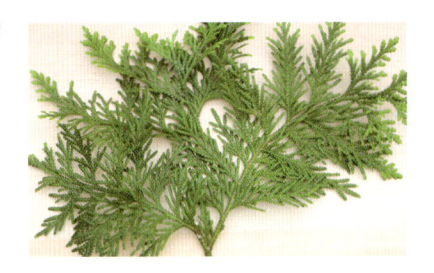

學名	*Thujopsis dolabrata*
科名	柏科
萃取部位	木
精油製造法	蒸氣蒸餾法
價格基準	◆◇◇

又稱作蜈蚣柏。擁有強烈的香氣，自古以來便廣為所知。富含扁柏油酚（hinokitiol），有殺菌、鎮定發炎的作用，也適合在曬傷後做保養使用。對於蚊蚋等驅蟲上亦有幫助。

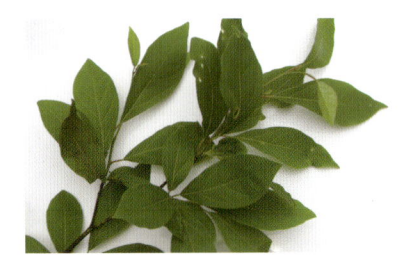

烏樟

學名	*Lindera umbellata*
科名	樟科
萃取部位	枝葉
精油製造法	蒸氣蒸餾法
價格基準	◆◆◆

屬於樟科植物。有著屬於日式，高級且甘醇的香氣。綠色的枝條上有黑色斑點，看起來就像是黑色的文字，故日文以「黑文字」稱呼。含有良好鎮痛效果的芳樟醇，能夠緩和身心方面的痛楚。

日本柳杉

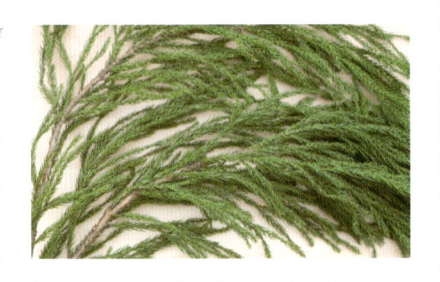

學名	*Cryptomeria japonica*
科名	柏科
萃取部位	葉
精油製造法	蒸氣蒸餾法
價格基準	◆◇◇

清新舒爽的香氣，亦受到男士的喜愛。由於有良好的殺菌作用，很適合在整理、做家事時使用；用來抑制細菌繁殖也是很好的選擇；在足浴時使用對於足癬亦有抑制作用。

柳葉木蘭

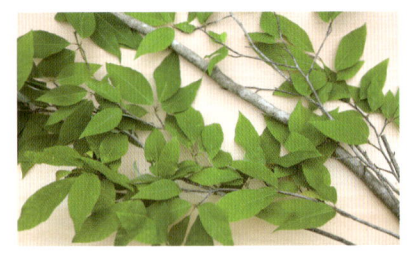

學名	*Magnolia salicifolia*
科名	木蘭科
萃取部位	枝葉
精油製造法	蒸氣蒸餾法
價格基準	◆◆◆

萃取量極少，是稀有且珍貴的精油，有著廣受大眾喜愛的香氣。主要成分為檸檬醛及桉葉油醇，想要恢復精神、補充元氣時相當適合的香味。

110～111頁的精油配方，皆是以下述精油做為材料。

價格基準：◆◇◇～2000日圓(5ml)／◆◆◇ 2000日圓～4000日圓(5ml)／◆◆◆ 4000日圓～(5ml)

日本扁柏

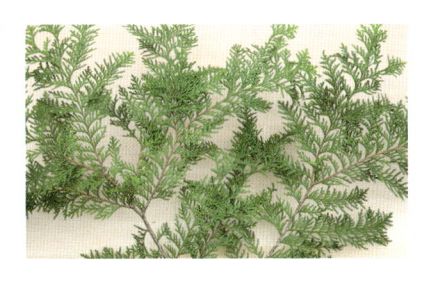

學名	*Chamaecyparis obtusa*
科名	柏科
萃取部位	木、枝葉
精油製造法	蒸氣蒸餾法
價格基準	◆◇◇

又稱為「日本檜木」，自古就被應用在建築、檜木浴盆上，對於日本人來說是具有親切感的樹木。帶有些許泥土的清香，可以安撫心靈、療癒身心。精油不只從樹幹萃取，還有來自枝葉，擁有比較柔和的香氣。

日本五葉松

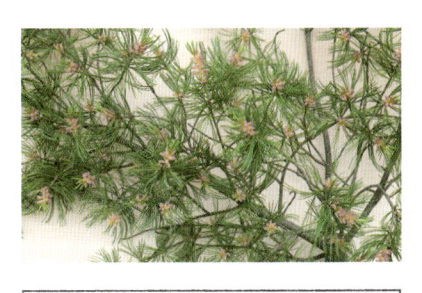

學名	*Pinus parviflora*
科名	松科
萃取部位	木、枝葉
精油製造法	蒸氣蒸餾法
價格基準	◆◆◇

在松科植物當中，具有柔和的香氣，而在柔和之中又更感溫潤。日文又名為「姬小松」，顧名思義香味與效用都很適合女性。對於調整荷爾蒙的平衡，以及緩和經期的疼痛都相當有幫助。

日本櫻樺

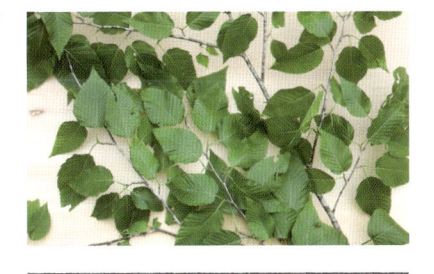

學名	*Betula grossa*
科名	樺木科
萃取部位	枝葉
精油製造法	蒸氣蒸餾法
價格基準	◆◆◆

由於幼木時期的樹皮似櫻，所以取一「櫻」字做為命名。含有濕藥布裡有的水楊酸甲酯，其味道正如濕藥布一樣。可以緩和肩膀與肌肉痠痛等等的肌肉疲勞。

日本冷杉

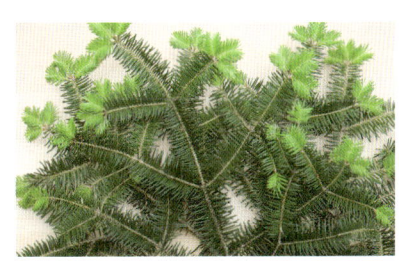

學名	*Abies firma*
科名	松科
萃取部位	枝葉
精油製造法	蒸氣蒸餾法
價格基準	◆◆◇

做為聖誕樹大家都很熟悉，但要採取生在高山山脊附近的它是非常困難的。有著清涼的香氣，適合在提振精神時使用。在殺菌、除臭方面也有很好的效果，能運用在家事上。

產自飛驒高山的精油

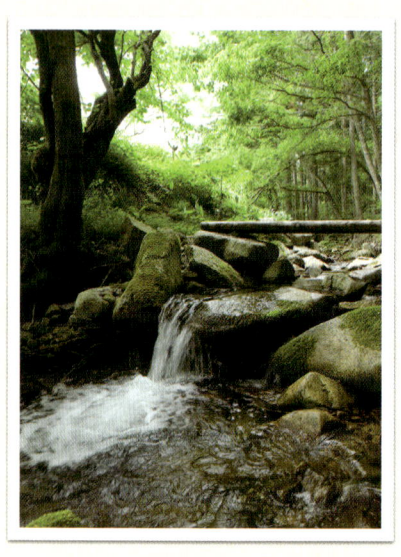

全部的植物原料
都由飛驒高山供應製造

「yuica（ユイカ）」這個精油品牌，只以日本國內以及生長在飛驒高山上的植物做為精油原料，從採收、萃取，到裝瓶、寄送，全都在當地進行，深受矚目。在飛驒高山約莫六萬坪大小的土地內，透過飛驒高山森林公會的協助採集原料，甚至是在同一片土地裡萃取精油、裝瓶，然後配送全日本。這正是為日本人所造、日本愛用、產地自銷的精油。如果要前往當地，自己親眼確認當作原料的植物其生長狀況，或是完整的精油製造流程，也可以進行預約。

yuica精油誕生地飛驒高山的自然風貌

將豐厚的大自然恩惠濃縮進一瓶精油

清澈的水、盎然的綠意圍繞整個飛驒高山。自然的惠贈全都濃縮在小小的瓶中。

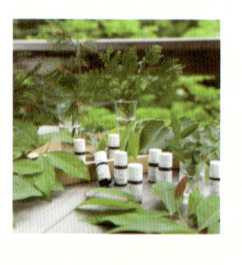

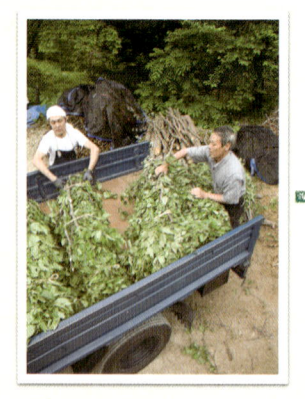

STEP 1 籌備原料

沐浴在陽光之下成長茁壯的林木們，在適當管理下取得的樹木與枝葉將成為yuica精油的原料。使用自家土地的資源，以及在和「飛驒高山森林公會」合作下，採集到許多的不同原料。

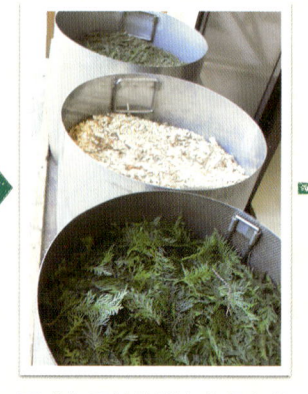

STEP 2 揀選原料

要成為原料的樹木有很多相似的種類，必須透過長期研究樹木，詳知其特徵的專業木鑑定師來挑出原料。嚴選過後的原料才會運往蒸餾鍋進行萃取。

Made in Hidatakayama

運用最新技術
以科學方法分析內含成分

在yuica內部，為了以科學的方法證明日產精油的效能，相關的研究也在進行當中，並使用最新的技術來加以分析。日產精油的歷史並不長，因此不是憑藉傳承下來的經驗，而是以科學方法來證明其效能。這將擴展日本精油的可能性，發展出適合日本人身心的芳香療法。使用日本精油及相關技術的芳香療法能推廣至全世界，yuica的努力應是幕後一大功臣。

在日本，大部分的土地是山地，那是對日本人而言珍貴無比的財產。使用來自日本林木的精油，正與守護日本林業、守護山林環境，也就是守護他們珍貴財產的心意，息息相關。

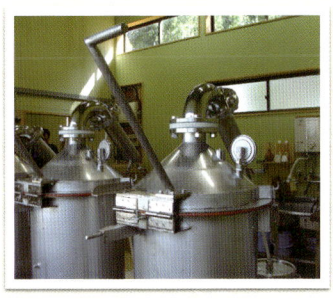

STEP 3 萃取精油

精油是以蒸氣蒸餾法萃取而成。為了使機器提煉出上等的精油，必須一再地改良。在yuica，與精油同時萃取出來的芳香蒸餾水（純露）也會用來販售。

STEP 4 調配與裝瓶

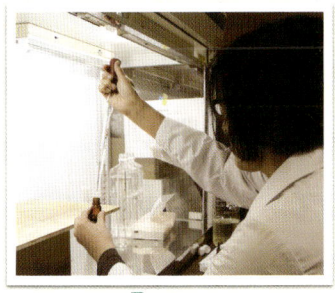

萃取出來的精油會進行裝瓶。混合調製的精油則是細心檢查與調配後才裝進瓶內，整個過程都是在飛驒高山完成。

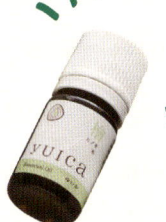

完成

完成的商品會從飛驒高山發送至日本各地。

第6章　認識日本的精油與芳療　產自飛驒高山的精油

109

How to Use Japanese Essential Oils

日本精油的使用方法推薦

對於日本特有的香氣，你是否也感到好奇呢？下次不妨親自體驗萃取自日本在地植物的精油，細細感受這些植物的香氣魅力。使用方法和在第3章介紹的精油一樣，對於健康、美容、家事等都能廣泛使用。

RECIPE.1
沐浴・全身浴或半身浴

彷彿浸泡在檜木浴中　充分釋放疲勞

天然鹽	2大匙
日本扁柏	4滴

聞著扁柏的薰香，打造專屬的放鬆方式。在自家擁有檜木浴池是很奢華的事情，但只要使用扁柏精油就能輕易達到同樣的效果。彷彿沉浸在森林浴中，心情也隨之放鬆了。扁柏也是年長者會喜歡的一種香味。

RECIPE.2
沐浴・全身浴或半身浴

甘甜的香氣氛圍　深沉的放鬆

天然鹽	2大匙
烏樟	4滴

烏樟雖然是樹木系的精油，但甘甜的香氣可以為我們療癒心靈。含有50%以上具鎮痛效果的芳樟醇是其特色之一。由於能紓解身與心的緊張，對兩方面的痛楚都有幫助，也有促進安眠的效用。

RECIPE.3
按摩（身體）

柔和果香　調整荷爾蒙的平衡

基底油	15ml
日本五葉松	6滴

日本五葉松柔和的果香味，擁有調整經期與荷爾蒙平衡的作用，其中所含的橙花叔醇成分達到15%以上，此成分也存在於橙花精油中。
→請參照附錄〈芳香療法按摩全書〉218～219頁

RECIPE.4
按摩（身體）

萬人喜愛的柳葉木蘭　放鬆時刻的良伴

基底油	15ml
柳葉木蘭	6滴

柳葉木蘭在男女老少中都大受歡迎，具有清新又好聞的香氣。能夠讓腦袋清醒恢復精神，所以非常適合在想放鬆時使用。在喜歡的部位用來按摩也OK，建議也可以試試刺激腳底的反射區（參考112頁）。

RECIPE.5
按摩（身體）

基底油	15ml
🌿 日本櫻樺	6滴

如濕藥布般的氣味緩解身體的疲勞及疼痛

日本櫻樺裡的主要成分近乎100%都是水楊酸甲酯，味道與濕藥布幾乎相同。對緩解身體的疲勞與痛楚很有效，對肌肉疼痛、肩膀痠痛、腳痠等亦有幫助。請參考127頁來進行按摩。

RECIPE.6
驅蟲噴霧

純水或蒸餾水	45ml
無水酒精	1小匙
🌿 羅漢柏	20滴

森林浴般的香氣讓蚊蟲不敢靠近

彷彿置身於森林浴中的香氣，羅漢柏是對驅除蚊蟲等有益的驅蟲精油。尤加利葉及檸檬香茅雖然對驅蟲也很好，但羅漢柏的香氣更平易近人。請參考191頁做出驅蟲噴霧來使用吧！

RECIPE.7
殺菌噴霧

純水或蒸餾水	45ml
無水酒精	1小匙
🌿 日本柳杉	12滴
🌿 日本冷杉	8滴

殺菌效果強的柳杉及冷杉可用於家事清潔

日本冷杉及日本柳杉是具有殺菌作用的精油。請參考193頁做成噴霧在生活中使用吧。使用完廚房或是浴廁時噴一下，或是在鞋子裡噴灑一些也很推薦。當然噴灑在房內也是OK的！

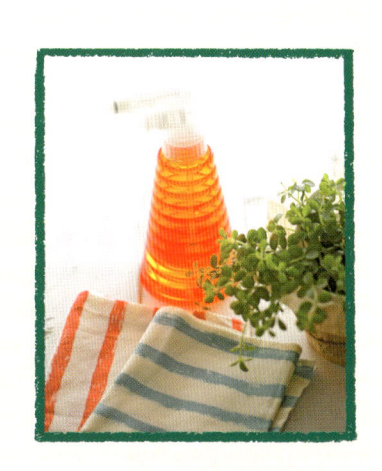

第6章 認識日本的精油與芳療 — 日本精油的使用方法推薦

腳掌與足部反射區示意圖　　COLUMN

　　所謂反射區，是與身體的內臟有所連結的區塊，藉由適度的刺激有助維持對應器官的健康。右腳對應身體的右半部，左腳對應身體左半部，其配置與內臟的構造是相似的。在第七章的「芳療處方箋」會介紹利用此反射區所作的各種芳香療法。

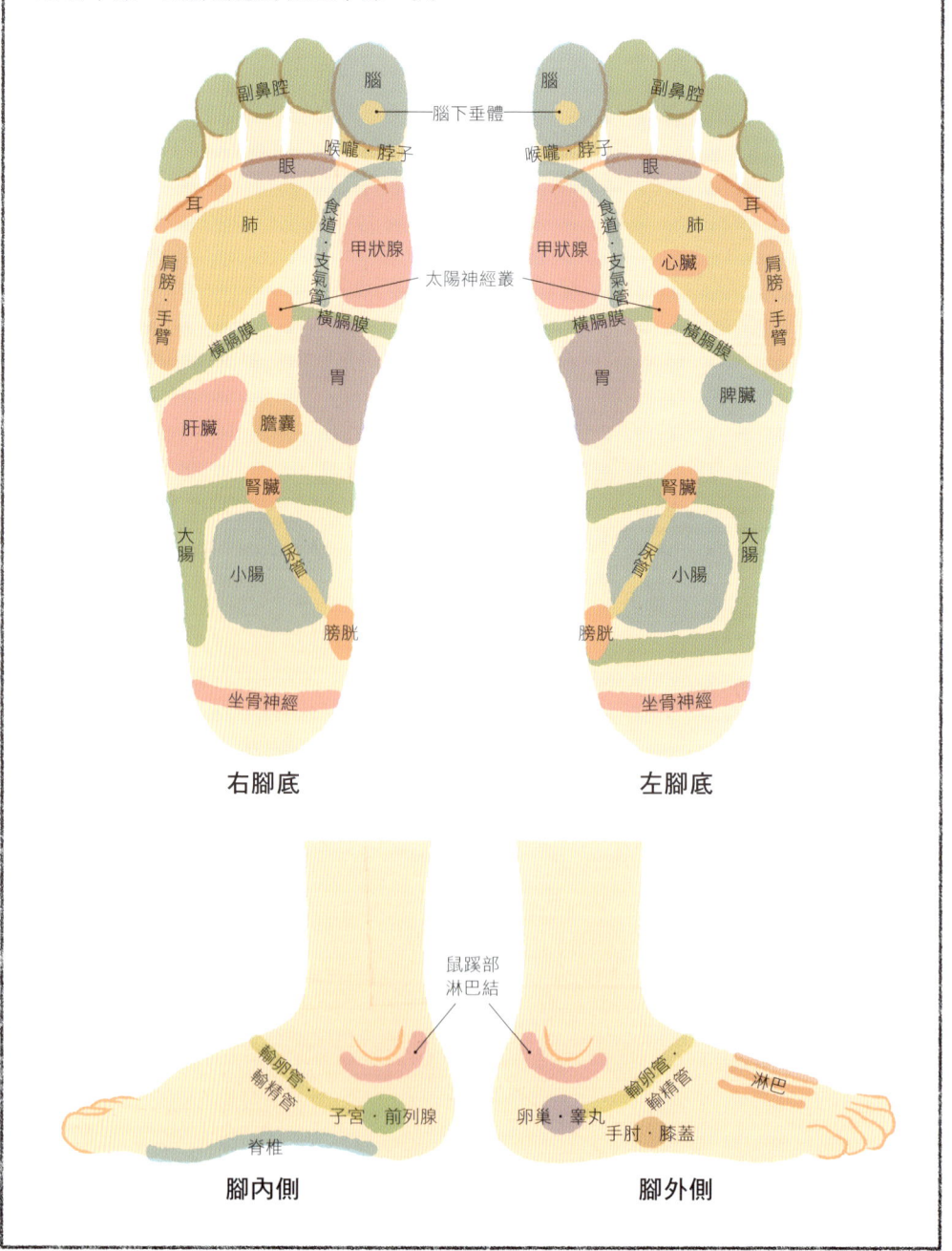

右腳底的反射區標示：副鼻腔、腦、腦下垂體、喉嚨・脖子、眼、耳、肺、食道・支氣管、甲狀腺、肩膀・手臂、太陽神經叢、橫膈膜、胃、肝臟、膽囊、腎臟、大腸、小腸、尿管、膀胱、坐骨神經

左腳底的反射區標示：腦、副鼻腔、喉嚨・脖子、眼、耳、肺、心臟、食道・支氣管、甲狀腺、肩膀・手臂、橫膈膜、胃、脾臟、腎臟、大腸、小腸、尿管、膀胱、坐骨神經

右腳底　　左腳底

腳內側：輸卵管・輸精管、鼠蹊部淋巴結、子宮・前列腺、脊椎

腳外側：鼠蹊部淋巴結、輸卵管・輸精管、卵巢・睪丸、手肘・膝蓋、淋巴

腳內側　　腳外側

第 7 章

改善身心常見困擾的芳療處方箋

Aromatherapy for mental and physical condition

幫助我們保持身心健康的芳香療法，在出現什麼症狀的時候，
可以使用怎樣的精油，怎麼使用等問題，
在這個章節中將具體介紹給大家認識。
從個別介紹的配方當中，挑一個好入手又簡單的地方開始實踐，
不僅對自己，同時也能幫助家人消除不適哦！

此章節介紹的是本書原創的配方。請先閱讀過22頁的「安心使用精油的六大重點」、
41頁的「快速了解各精油的注意要點」再開始製作。

芳療處方箋 ①
心靈照護
Mental Care

你曾經聞到一個味道而想起過去嗎？瞬間內心安定下來、充滿精神，或是心情忽然變得糟糕。芳香療法主要以自己喜歡的味道來進行，因為跟香氣連結的美好回憶會對身心帶來良好的影響。

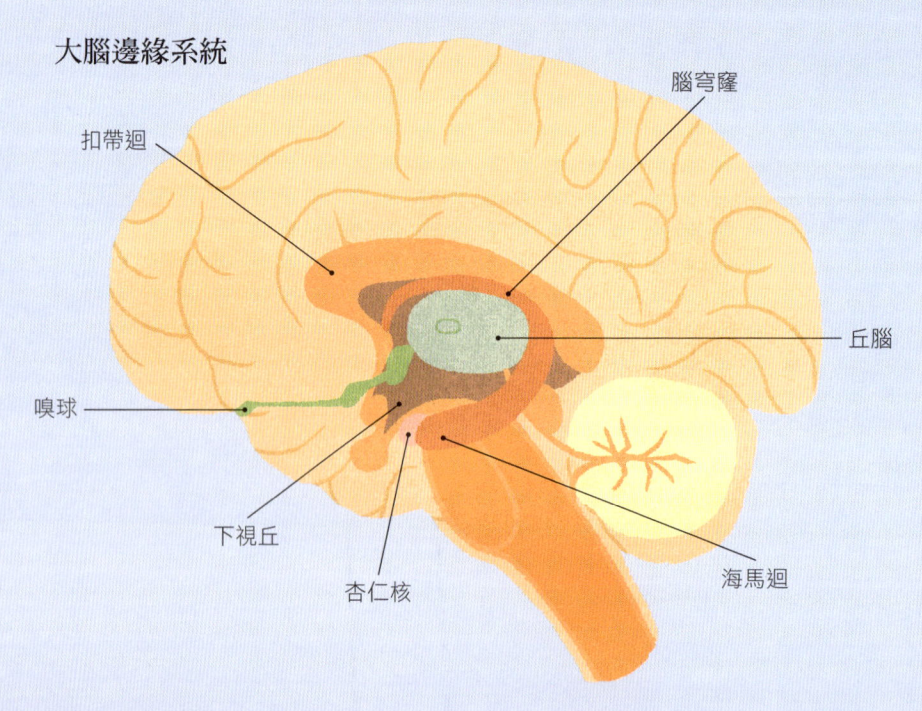

大腦邊緣系統

- 扣帶迴
- 腦穹窿
- 丘腦
- 嗅球
- 下視丘
- 杏仁核
- 海馬迴

**香氣的訊息會刺激
擔任記憶中樞的海馬迴**

香氣訊息會從嗅覺細胞轉換成信號，再傳送至大腦邊緣系統。大腦邊緣系統裡有儲存記憶的中樞海馬迴，體驗、學習到的記憶都會儲存在那裡，因此香氣會讓我們聯想起過去的經驗。而且近來也有人認為，香氣的訊息能夠刺激以海馬迴為首的大腦邊緣系統，活化因失智症而衰退的大腦機能。在邁入超高齡化社會的現在與未來，芳香療法不僅能改善認知機能，還能整頓生活的步調、維持內心的平衡，或許被廣泛運用在日常生活的日子已近在咫尺。

Mental Care
舒緩放鬆

推薦精油
甜橙
羅馬洋甘菊
天竺葵
橙花
乳香
薰衣草
玫瑰原精
奧圖玫瑰

解除壓力、完全放鬆，就從營造氛圍開始。選一個喜愛的香味，再把燈光稍微調暗一些，播一首自己喜歡的音樂，打造一個能讓自己舒心寧神的空間。

RECIPE.1
薰香

從幼童到長輩　想要全家一起享受的時候

- 甜橙 ……………………………… 4滴
- 薰衣草 …………………………… 1滴

柔和與甘甜的調性，受到大眾喜愛的甜橙即是一個芳香的經典代表，任誰對它都沒有抵抗力，對於芳療新手而言也容易上手。甜橙和薰衣草都是安全性高的精油，也適合有小孩的家庭使用。

RECIPE.2
沐浴・全身浴

心情彷彿沉浸在森林浴般的沐浴享受

- 天然鹽 …………………………… 2大匙
- 羅馬洋甘菊 ……………………… 1滴
- 絲柏 ……………………………… 2滴
- 乳香 ……………………………… 2滴

每個精油都有自己特殊的個性，但調和在一起就能形成具清新感的香氣。絲柏與乳香精油能給人如沐森林浴中的感受，適度的甘甜味，是不論何種性別都會喜歡的香氣。

RECIPE.3
嗅吸

緩和緊張焦躁　減輕壓力型頭痛

- 羅馬洋甘菊 ……………………… 1滴
- 薰衣草 …………………………… 1滴

幼童也能安心使用的羅馬洋甘菊以及紓壓代表薰衣草，可以鎮定焦躁不安的心情，舒緩心緒，對精神壓力造成的頭痛也有緩和的效果。還不習慣羅馬洋甘菊味道的人，可滴兩滴薰衣草來調和。

RECIPE.4
按摩（身體）

鮮花般的甘甜香氣　撫慰身心

- 基底油 …………………………… 20ml
- 甜橙 ……………………………… 4滴
- 檀香 ……………………………… 1滴
- 天竺葵 …………………………… 2滴
- 奧圖玫瑰 ………………………… 1滴

能夠享受到花類的甘香、適合女性的配方，心情放鬆之餘，還能期待美肌效果，在睡前進行效果更好。

→ 參考附錄〈芳香療法按摩全書〉216～217頁

Mental Care
幫助入眠

推薦精油
甜橙
羅馬洋甘菊
檀香
橙花
岩蘭草
香蜂草
薰衣草
奧圖玫瑰

創造一個身心能切換到睡眠狀態的環境吧！沉浸在溫和的浴池當中暖和身體，備妥觸感良好的寢具，只要簡單的幾個動作都能有很大的效果。

RECIPE.1 薰香
就寢前30分鐘芬芳寢室

- 甜橙……………3滴
- 薰衣草…………2滴

這是可以讓內心平靜的配方。就寢時的薰香，大概從就寢前30分鐘就可以燃起香氣，但在寢室使用火有其危險性，可以改用精油燈之類的電器用品。如果沒有精油燈，在面紙上滴上幾滴，放在枕頭底下也OK。

RECIPE.2 薰香
安撫因經前或更年期而睡不著的心情

- 甜橙……………3滴
- 天竺葵…………2滴

甘甜紓壓、受女性喜愛的配方。甜橙有緩和緊張情緒，放鬆心情的作用；天竺葵則可以調節荷爾蒙的平衡。月經前或更年期睡不著時，請一定要試試看。

RECIPE.3 沐浴・全身浴
醇厚的甘香舒緩身心的緊張

- 天然鹽…………2大匙
- 羅馬洋甘菊……1滴
- 薰衣草…………3滴
- 檸檬香茅………1滴

檸檬香茅的柔和、羅馬洋甘菊及薰衣草的甘甜，兩者都有深刻的醇厚香氣。聞著從熱水飄裊而上的香氣，慢慢地將身體浸泡到熱水裡，緊張的身心放鬆下來後，就能一覺到天明。

RECIPE.4 按摩（身體）
甜美而濃鬱的香味引誘入夢

- 基底油…………20ml
- 依蘭……………2滴
- 摩洛哥茉莉……2滴
- 岩蘭草…………1滴
- 薰衣草…………3滴

這是推薦給自信心與自尊心脆弱、容易緊張的人的配方。岩蘭草泥土似的香氣，給予人踏實的安全感。睡前慢慢地進行吧。
→ 參考附錄〈芳香療法按摩全書〉216～217頁

Mental Care
提升專注力

推薦精油
葡萄柚
胡椒薄荷
檸檬
迷迭香

腦袋昏昏沉沉、工作沒有效率、新的事物也記不起來，這時候就要借助精油的力量提升專注力！所有的鬥志及挑戰就由香氣來幫你加油。

RECIPE.1 薰香
趕走睡魔 讓腦袋清醒

- 胡椒薄荷 ············ 2滴
- 迷迭香 ············ 3滴

胡椒薄荷可以驅走睡意，而迷迭香可以使頭腦清醒。面對考試或是重要的工作前夕，感覺記不住新學的事物、工作越來越沒效率時，試試看吧！

RECIPE.2 薰香
在室內也適用的清新配方

- 胡椒薄荷 ············ 1滴
- 檸檬 ············ 4滴

失去冷靜、掌握不到做事方法，或心中亂糟糟無法集中時的好幫手。這兩個植物都是做為食物令人熟悉的味道，因此接受度較高，特別在人多的室內使用，可以讓空氣更清新。

RECIPE.3 薰香
清爽又溫和的香氣 提升幹勁與專注力

- 葡萄柚 ············ 4滴
- 胡椒薄荷 ············ 1滴

如果把**RECIPE.2**中的檸檬改成葡萄柚，只是這樣就能享受不一樣感覺的香氣。以胡椒薄荷的清新香氣提升專注力的同時，葡萄柚溫和的香氣也能帶來正面力量，讓工作效率源源而生。

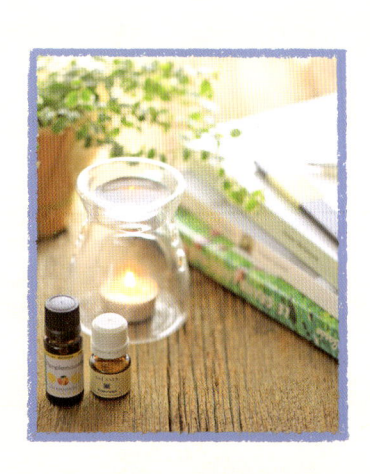

第7章 改善身心常見困擾的芳療處方箋 — 提升專注力

Mental Care
增加動力

挑戰各樣事物的身影充滿朝氣和魅力，為此，就需要充足的體力與氣力。柑橘類或是香草類的香氣，可以給予身心元氣及幹勁。

推薦精油

甜橙
葡萄柚
杜松
胡椒薄荷
佛手柑
尤加利
檸檬
迷迭香

RECIPE.1 薰香

想要轉換心情重新提振精神時的良方

- 胡椒薄荷……1滴
- 佛手柑……4滴

佛手柑能提振樂觀正面的情緒，加上胡椒薄荷清新的香氣效果更好，是個對於恢復精神效果極佳的配方。利用水氧機讓整個空間沐浴在這香氣中，能改變周遭的氛圍，心情也會隨之轉換。

RECIPE.2 沐浴・全身浴

改善憂鬱的心情 積極向上

- 天然鹽……2大匙
- 葡萄柚……3滴
- 杜松……2滴

葡萄柚給予活力；杜松則有淨化空氣，讓人維持活力還有提振精神的作用。此配方有改善憂鬱心情的效果，稍感失落的時候，可以用來安定情緒、恢復積極。

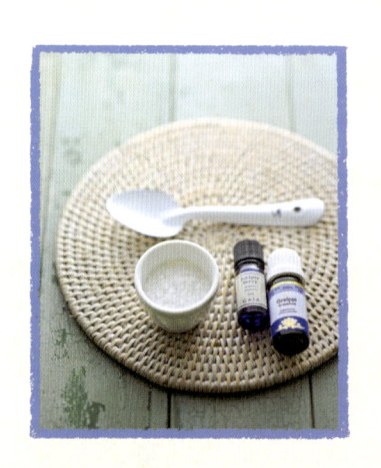

RECIPE.3 嗅吸

微微甘甜且熟悉的柑橘調配方

- 甜橙……1滴
- 佛手柑……1滴

將兩種柑橘類的精油混合在一起，甘甜美味的香氣可以讓心情變開朗積極，並提升自我的挑戰士氣。開始新事物前，滴幾滴在面紙上聞一聞就有很好的效果，也適合用在薰香。

Mental Care
振奮心情

推薦精油
甜橙
鼠尾草
葡萄柚
佛手柑
檸檬
玫瑰原精
奧圖玫瑰

可以的話每一天都想帶著笑容活力充沛地度過，不過難免會有沮喪時，這時就可以使用以柑橘類為首的精油，讓心情豁然開朗。

RECIPE.1 薰香
當情緒沮喪低落時喚回笑容的香氣

- 甜橙 …………………… 3滴
- 奧圖玫瑰 ……………… 2滴

甜橙給人光亮的太陽印象，奧圖玫瑰療癒悲傷的心，這是在沮喪失落的時候推薦使用的配方。喚回安定思緒的香味，能讓你回想起自己的笑容。

RECIPE.2 薰香
溫柔甘甜的香氣，幸福感UP！

- 鼠尾草 ………………… 1滴
- 橙花 …………………… 1滴
- 佛手柑 ………………… 3滴

鼠尾草是可以給人幸福感的精油；橙花可以緩和壓力，讓人感到心情平和；佛手柑則有自然的抗憂鬱劑之稱，是希望心情開朗時的必備精油。這個配方有著較甜的香氣，可以使心情愉悅，所以受到許多人的喜愛。

RECIPE.3 沐浴・全身浴
在寧靜的沐浴時光中洗掉負面情緒

- 天然鹽 ………………… 2大匙
- 甜橙 …………………… 3滴
- 天竺葵 ………………… 2滴

甜橙也是在想要讓心情開朗時不可或缺的精油之一。天竺葵有著平穩內心的效果，可以去除不安，帶來心靈的安定。舒適地浸泡在熱水裡，隨著水流讓負面情緒也跟著流走吧！

RECIPE.4 嗅吸
讓人明亮有朝氣的果香配方

- 葡萄柚 ………………… 1滴
- 佛手柑 ………………… 1滴

這個配方的美味香氣，可以放鬆心情，讓思緒變得更開朗，柑橘類香氣普遍受到大家喜歡，所以在人多的地方也能安心使用。只是兩者都容易揮發，香氣馬上就會流失，所以當香味變淡的時候記得補充精油。

Mental Care
安定心靈

推薦精油
依蘭
甜橙
檀香
橙花
乳香
薰衣草
玫瑰原精
奧圖玫瑰

不安、煩惱、嫉妒心、猶疑……正動搖著的內心也會給予身體不好的影響。利用能讓內心冷靜下來的香氣，回歸到內心平穩的日子。

RECIPE.1 薰香
溫柔的花香 撫癒嫉妒心與不安

- 薰衣草……………3滴
- 奧圖玫瑰…………2滴

兩種精油都能鎮定不安、放鬆心情，是具有花香味的配方。甘甜的花香味特別能療癒女性的心，例如因男女關係而產生嫉妒心時，或者因為另一半的事情感到不安時推薦使用。

RECIPE.2 薰香
男女都喜歡的舒適香氣

- 乳香………………2滴
- 薰衣草……………3滴

乳香是宗教儀式中當作焚香來使用的香氣，可以緩和孤獨感、寂寞、不安及怒氣，帶來內心的平穩。而薰衣草是要放鬆時第一個會想到的精油。這款配方清新的香味，不論男女都會喜歡。

RECIPE.3 沐浴・全身浴
深呼吸 進到無憂的思緒裡

- 天然鹽……………2大匙
- 依蘭………………1滴
- 乳香………………1滴
- 薰衣草……………3滴

薰衣草解除緊張感，依蘭鎮定惶恐，乳香則喚回平常心，藉由深呼吸，慢慢地讓心變得寬闊。因為工作、家事或是育兒等事務，想要療癒疲憊的身心時，花點時間泡個芳香浴吧。

RECIPE.4 按摩（身體）
常受到驚嚇內心紊亂時 能讓心情安穩下來

- 基底油……………20ml
- 甜橙………………5滴
- 檀香………………1滴
- 橙花………………2滴

甜橙能讓心情平穩開朗，檀香的香氣彷彿是棵巨大的樹木般讓人感到踏實，而橙花能安撫受驚的情緒。心情煩亂時一定要試試。
→ 參考附錄〈芳香療法按摩全書〉216～217頁

Mental Care
製造浪漫氛圍

推薦精油
依蘭
檀香
摩洛哥茉莉
廣藿香
玫瑰原精
奧圖玫瑰

被工作追著跑、滿懷壓力、年紀也越來越大,能享受和另一半在一起的悠閒餘裕也越來越少。偶爾利用甘甜的香氣,好好享受兩人時光吧!

RECIPE.1 薰香
增添女人味 引出更多的魅力

- 天竺葵 …… 3滴
- 奧圖玫瑰 …… 2滴

天竺葵精油可以調整女性荷爾蒙的平衡,奧圖玫瑰被認為是可以增添女人味的精油。這兩種精油的組合,能激引出女性魅力,特別適合年紀漸長的女性。

RECIPE.2 薰香
提振因壓力而衰退的性慾

- 依蘭 …… 2滴
- 檀香 …… 3滴

依蘭可以提升情慾,檀香有紓壓的效果,對於精神壓力所引起的性慾減退亦有很大的幫助。特別是因為工作繁忙無法和另一半沉浸浪漫氛圍而苦惱的男性,請務必試試看。

RECIPE.3 薰香
醇厚芳甘的配方 浸淫在催情的氛圍

- 依蘭 …… 2滴
- 檀香 …… 2滴
- 摩洛哥茉莉 …… 1滴

在RECIPE.2裡加入摩洛哥茉莉添加甘甜,催情作用上升。深具女人味的花香,有調整荷爾蒙平衡的效用,利用燈光、音樂以及香氣的魔力,讓兩情相悅。

RECIPE.4 按摩(身體)
緩和精神壓力 自然催動情慾

- 基底油 …… 20ml
- 廣藿香 …… 5滴
- 奧圖玫瑰 …… 3滴

緩和精神壓力、讓心境寬裕的廣藿香,以及帶來幸福感、讓人率直表達情感的奧圖玫瑰,兩者的組合能夠幫助誘發雙方情慾。

→ 參考附錄〈芳香療法按摩全書〉236～237頁

芳療處方箋 ②

壓力問題
Stress Care

在社會當中與人交際生活，或多或少會有一些壓力產生，而壓力可說是活著的證明，若完全沒有壓力也不是件好事。重要的是與人相處的方式。為了能夠順利地與人來往，切換交感神經及副交感神經的開關就很重要了。

交感神經活躍的狀態

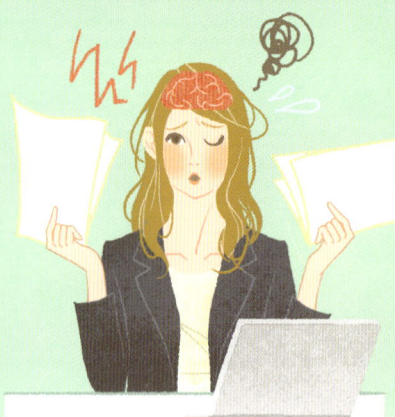

血壓上升、心跳及呼吸次數增加，引起腸道的蠕動低下，會導致流汗、消化不良或是便秘等等。

副交感神經活躍的狀態

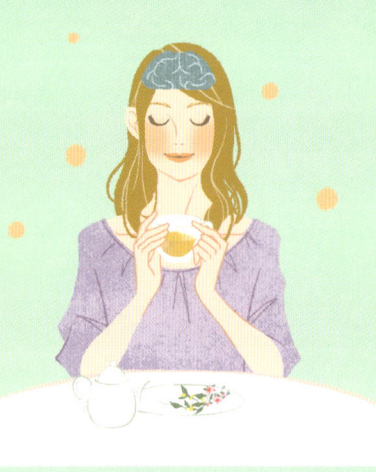

心跳及呼吸次數減少，唾液及胃液的分泌增加，促進排尿和排便，腸道的蠕動也增加。

利用芳香療法順利切換ON&OFF

　　交感神經與副交感神經都屬於自律神經系統。當我們在白天活動的時候，交感神經處於活躍狀態；而當我們晚上回家放鬆時，就會自然切換成副交感神經變成活躍狀態。個別作用時身體便會呈現如上述情形。可是當壓力過大的時候，這樣切換的機能就無法正常運作，導致身心承受太多負擔而崩潰。因此芳香療法便能成為簡單又有效的切換開關，一回家就利用喜歡的香氣來進行薰香，或是享受一個舒適的芬芳泡澡。為了能有效度過ON與OFF的時間，藉由芳香的幫助，與壓力好好地相處下去吧！

Stress Care

頭痛・偏頭痛

因為用眼過度或是肩頸的肌肉緊繃，導致血液循環不好、血管突然激烈擴張等，就會引起頭痛、偏頭痛。具有鎮痛作用的精油可以有效緩和症狀。

推薦精油
葡萄柚
胡椒薄荷
尤加利
薰衣草
檸檬

RECIPE.1 嗅吸

緩和頭痛及偏頭痛的典型配方

胡椒薄荷	1滴
薰衣草	1滴

胡椒薄荷清新柔和的芳香可以讓腦袋清醒，薰衣草則有緩和疼痛的效用，想要緩和頭痛、偏頭痛時，常會拿來使用的典型配方。若您常因緊張或疲勞而引起頭痛、偏頭痛，特別推薦試試看。

RECIPE.2 嗅吸

可提振精神改善因壓力引起的頭痛

葡萄柚	1滴
檸檬	1滴

有頭痛及偏頭痛的人真的不少。開始感覺頭要痛起來時，在面紙上滴幾滴來使用吧！雖然兩個精油都沒有鎮痛的效果，但提振精神的效果很好，對於壓力引起的頭痛或偏頭痛相當合適。

RECIPE.3 按摩（身體）

紓解眼睛疲勞、肩頸緊繃引起的頭痛

基底油	20ml
薰衣草	4滴
尤加利	2滴
迷迭香	2滴

對付眼睛疲勞和脖子肌肉緊繃引起的頭痛，可以利用按摩來紓解後腦到肩頸的肌肉，可以的話請家人幫忙按摩效果會更好。因為可以促進血液循環，還有鎮痛效果，所以對於感冒前兆的頭痛也有幫助。

RECIPE.4 按摩（身體）

緩和因消化不良引起的頭痛

基底油	20ml
胡椒薄荷	4滴
檸檬香茅	4滴

有時候壓力導致的消化不良會引發疼痛，這時可以輕柔按摩一遍從胸口到胃腸的部位，但香味太強烈的話可能讓頭痛惡化，所以請小心使用。要注意檸檬香茅的香味可能出乎你意料地強烈。

Stress Care
眼睛疲勞

推薦精油
薰衣草
玫瑰原精
奧圖玫瑰

眼睛疲勞、頭痛、肩膀痠痛嚴重的話，也有可能導致噁心想吐。若能定期讓眼睛休息，進行簡單的精油保健，可以避免症狀惡化。

RECIPE.1
濕敷

消除疲勞　用毛巾熱敷眼皮

- 薰衣草⋯⋯⋯⋯⋯⋯2～3滴

使用紓壓效果好的薰衣草，參考第34頁溫濕敷的做法，閉上眼睛、敷在眼皮上。如果眼睛容易疲勞的話，購買薰衣草或玫瑰的純露，再用棉布進行濕敷，更加簡單方便。

RECIPE.2
按摩（臉部）

刺激眼睛周圍的穴道及腳底的反射區

- 基底油⋯⋯⋯⋯⋯⋯5ml
- 薰衣草
- 奧圖玫瑰
  ⋯⋯⋯⋯⋯⋯（擇一）1滴

先在手上混合基底油和精油，接著在眼睛周圍按摩，順便刺激對消除眼睛疲勞有效的穴道（如下圖），或是腳底眼睛的反射區（如下圖）。反射區的刺激很簡單，推薦用眼過度的人試試看。洗完澡後進行也不錯喔！

對眼睛疲勞有效的穴道

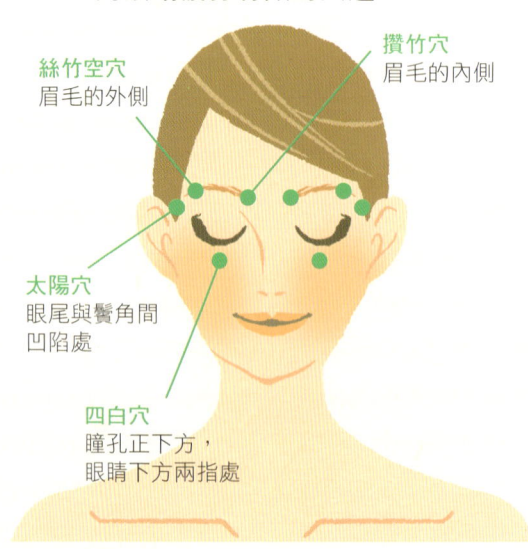

- **絲竹空穴** 眉毛的外側
- **攢竹穴** 眉毛的內側
- **太陽穴** 眼尾與鬢角間凹陷處
- **四白穴** 瞳孔正下方，眼睛下方兩指處

眼睛的反射區

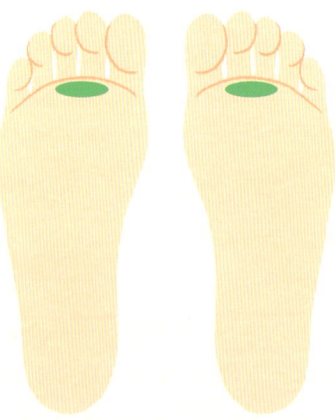

〈按壓穴道的方式〉使用指腹，慢慢地加強力道按壓3～5秒鐘，再慢慢收回力道。重複按壓三次。

Stress Care
疲累感

推薦精油
葡萄柚
香蜂草
尤加利
玫瑰原精
奧圖玫瑰

因壓力引起的精神疲勞、長時間勞動等引起的身體疲勞，共同推薦的方法是舒舒服服地泡個熱水澡。不論哪一個香氣都能幫助你消除疲勞。

RECIPE.1　沐浴・全身浴

給予身心活力　身體感到強烈疲勞感時

天然鹽	2大匙
葡萄柚	3滴
尤加利	2滴

如果覺得身體的疲勞囤積不消的話，就試試看這個配方。葡萄柚有提振身心活力的作用，給予幸福感並讓人清醒。尤加利清爽的香味也能提升幹勁。這個配方也適合用在早晨泡澡時。

RECIPE.2　嗅吸

提振精神、舒緩緊繃　精神性疲勞揮之不去時

香蜂草	1滴
奧圖玫瑰	1滴

精神性疲勞越強烈，香氣帶來的效果就更有幫助。對於消除精神性的疲勞，香蜂草及奧圖玫瑰都是高評價的精油，滴在面紙上再用來搗住口鼻深呼吸，將香氣都吸進體內吧！

RECIPE.3　按摩（身體）

按摩需要放鬆的部位　療癒內心壓力

基底油	20ml
胡椒薄荷	1滴
檸檬	4滴
迷迭香	3滴

這個配方可以療癒承受壓力的內心，提供恢復精神的活力。可以按摩任何想要放鬆的部位，此外，如果能讓家人幫忙按壓背部會更有效果。

→ 參考附錄〈芳香療法按摩全書〉237頁

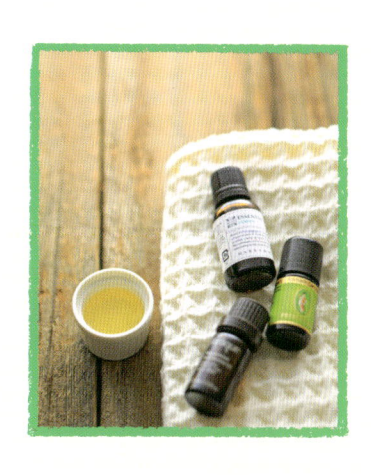

Stress Care

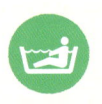

肩膀僵硬・痠痛

推薦精油
葡萄柚
杜松
馬鬱蘭
黑胡椒
胡椒薄荷
尤加利
薰衣草
迷迭香

長時間使用電腦或是血液循環不好會造成肩膀痠痛，適度地動一動身體，舒展緊繃的肌肉，讓身體放鬆是改善症狀的第一步。

RECIPE.1 沐浴・全身浴

適用於身心緊張且肌肉緊繃時

天然鹽	2大匙
馬鬱蘭	3滴
薰衣草	2滴

馬鬱蘭可以緩和肌肉的緊繃，薰衣草緩和精神上的緊張後，身體的緊繃也會跟著舒緩下來。無論哪個精油都有鎮痛及促進血液循環的作用，再加上尤加利和黑胡椒，效果更是加分。

RECIPE.2 濕敷

對付肩膀痠痛的三款必備精油

| 杜松 |
| 薰衣草 |
| 迷迭香 |
| （擇一）3滴 |

在肌肉緊繃時，杜松可以促進老廢物質的排出；身心緊張時，薰衣草有高度的紓壓效果；疼痛難耐時，可以利用具鎮痛作用的迷迭香，以熱敷使用。將三種精油混合也OK。

RECIPE.3 按摩（身體）

用鎮痛精油紓解伴隨疼痛感的肩痠

基底油	15ml
胡椒薄荷	1滴
尤加利	2滴
薰衣草	3滴

這是具有清新涼感的配方。雖然是基本的配方精油，但每個精油都有鎮痛效果，對於按摩肩膀痠痛十分有效。泡過澡溫暖身體之後，參考右頁來舒緩肌肉吧！

RECIPE.4 按摩（身體）

以超清涼感緩解硬梆梆的痠痛肩膀

基底油	15ml
葡萄柚	2滴
馬鬱蘭	2滴
黑胡椒	1滴
迷迭香	1滴

和**RECIPE.3**的混調比起來，香味又更加清涼有勁。對於僵硬不已的肩膀，試試看這個配方，不僅只有肩膀，連背部也按摩的話會更有效。

改善肩膀痠痛的按摩方法

按摩僵硬的肩膀時，請施加一些力道，並同時注意肌肉的分布。
將脖子前後左右轉動伸展，同樣簡單又有效果。

關於芳香按摩基本方法的說明，請見書末特別附錄〈芳香療法按摩全書〉212～215頁。

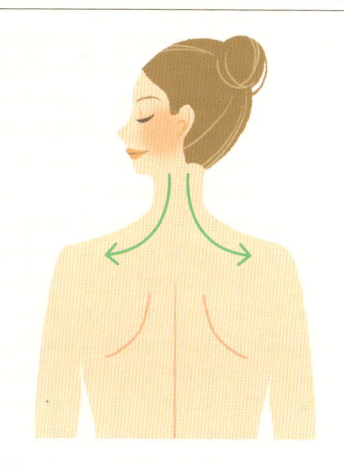

1 從後頸按揉至肩膀

將按摩油倒在手上，以四根手指從後頸向肩膀按摩，左手按壓右側，右手按壓左側。

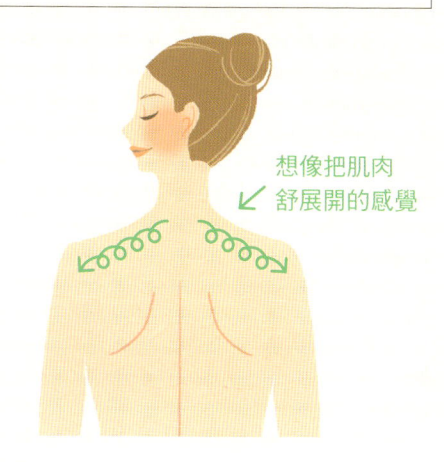

2 按揉肩膀

想像把肌肉舒展開的感覺

四根手指以畫圓的方式稍加施力來按揉肩膀。

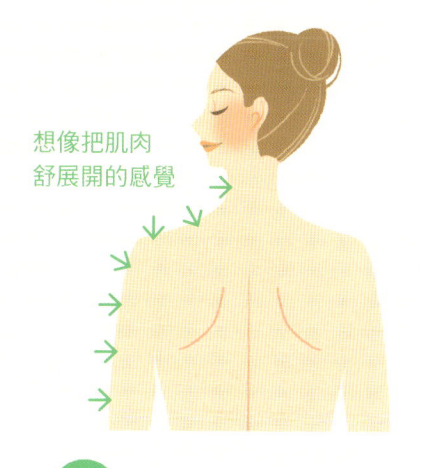

3 從頸部按揉至上臂

想像把肌肉舒展開的感覺

頸、肩、上臂（肘到肩），以按捏的方式揉壓。

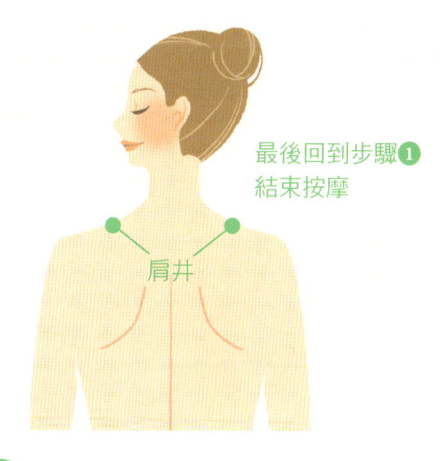

4 按壓肩井穴

最後回到步驟 1 結束按摩

肩井

按壓位在脖子根部與肩頭正中間的肩井穴。請慢慢地施加力道，按壓3～5秒。

芳療處方箋 ③

循環系統問題
Circulatory System Care

對於身體的循環要先了解的是血液以及淋巴的流動。為了改善手腳冰冷及腳的浮腫，促進血液以及淋巴的循環是很重要的。淋巴扮演著排出體內老舊廢物的重要角色，對此有所意識，芳香按摩的效果也會提升。

集聚許多淋巴結的部位

下顎淋巴結
（耳朵周圍～脖子）

頸部淋巴結
（脖子～鎖骨）

腋窩淋巴結
（腋下）

肘窩淋巴結
（手肘內側）

鼠蹊部淋巴結
（大腿根部）

膝窩淋巴結
（膝蓋內側）

利用芳香按摩改善血液及淋巴循環

淋巴是體液的一種，藉由淋巴管散佈全身。主要的功能在於回收老舊廢物，擊退細菌、病毒等等。淋巴管集聚的部位稱作淋巴結，淋巴結全身都有，特別集聚的地方如左圖所示。淋巴回收的老舊廢物收集在這些淋巴結裡，過濾後再排出體外。

如果淋巴液流動不良，老舊廢物就會滯積在體內，而招致各種身體不適。改善淋巴及血液的流動，芳香按摩是容易上手又有效的方法，例如使用杜松之類具有排出老舊廢物作用的精油，便能期待它帶來的加倍效果。

128

Circulatory System Care
怕冷・手腳冰冷

推薦精油
馬鬱蘭
黑胡椒
薰衣草
迷迭香

近來因為自律神經的紊亂，有怕冷問題的男性也逐漸增加。適度地運動來活動肌肉，可以促進血液的循環。均衡的飲食生活也很重要！

RECIPE.1
沐浴・手浴或足浴

溫暖身體末梢神經 促進血液循環

天然鹽	1小匙
迷迭香	3滴

迷迭香有促進血液流動、溫暖身體的功效。藉由手浴及足浴來溫暖身體的末梢，全身的血液循環變好，自然能夠改善易寒體質。除了推薦泡澡時使用，也適用於其他芳療方式。

RECIPE.2
沐浴・手浴或足浴

用辛香類精油 強化溫暖身體的效果

天然鹽	1小匙
迷迭香	2滴
黑胡椒	1滴

黑胡椒這種辛香類的精油有良好的溫體效果，加入一滴，就能讓**RECIPE.1**的配方有加乘功效。單用黑胡椒也可以，不過味道會變得比較辛辣，這一點要注意。

RECIPE.3
沐浴・全身浴

身體彷彿泡過溫泉般 從內到外暖烘烘

天然鹽	2大匙
馬鬱蘭	1滴
薰衣草	2滴
迷迭香	2滴

此配方使用了能促進血液循環的精油，可以讓身體變得相當暖和。彷彿是泡過溫泉般，身體不管何時都能感受到暖意。若是易寒體質，平常不要只是沖澡，好好地浸泡熱水是基本之道。

RECIPE.4
按摩（身體）

使用溫暖身體的精油 來按摩肢體末梢

基底油	20ml
葡萄柚	4滴
黑胡椒	1滴
迷迭香	3滴

葡萄柚可以刺激交感神經、燃燒脂肪，發熱使體溫上升。黑胡椒及迷迭香亦有暖和身體的效果，以手、臂、腳、腿等身體的四肢為主來進行按摩，是改善手腳冰冷的重點。

Circulatory System Care
腿部浮腫

推薦精油
葡萄柚
絲柏
檀香
杜松
天竺葵

一旦血液及淋巴的流動阻滯，體內多餘的水分及老舊廢物滯留，就會造成腳浮腫。多動動肌肉或是利用沐浴溫暖身體，促進血液流動吧！

RECIPE.1
沐浴・足浴

讓血液循環變好的足浴 有助排出體內的毒素及水分

天然鹽	1小匙
葡萄柚	2滴
天竺葵	1滴

葡萄柚刺激淋巴的流動，也能促進體內毒素及多餘水分的排出。天竺葵則有調節水分及淋巴平衡的作用。若再加一滴杜松，效果會更好，這時另外兩種精油就各使用一滴即可。

RECIPE.2
按摩（身體）

每天持續按摩小腿 就能改善浮腫

基底油	20ml
葡萄柚	3滴
檀香	2滴
杜松	3滴

使用三種可以促進血液及淋巴液流動的精油，並參考右頁來進行腿部按摩。就算不執行全部的過程，只是每天在洗完澡後做步驟 ❶ 及 ❷ 也有效果。每天持續做才能有效改善。

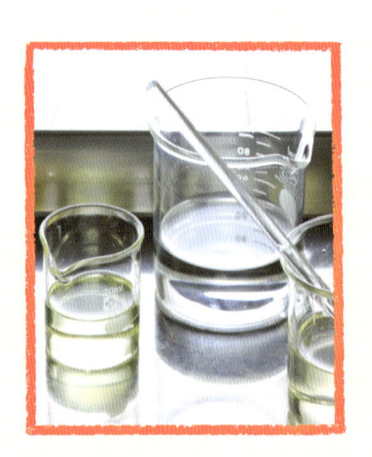

RECIPE.3
按摩（身體）

平衡荷爾蒙的配方 對付月經前的腿部浮腫

基底油	20ml
甜橙	4滴
絲柏	2滴
天竺葵	2滴

月經前腿部浮腫，一般認為是因為荷爾蒙變化所引起的經前症候群（PMS）的症狀之一。對於此時的浮腫，建議可以使用調整荷爾蒙平衡的配方。一邊享受香氣一邊按摩吧！

改善腿部浮腫的按摩方法

腿部的按摩從腳踝向大腿根部進行。
睡前按摩一下,隔天就能清楚看見美腿曲線。

關於芳香按摩基本方法的說明,請見書末特別附錄〈芳香療法按摩全書〉212～215頁。

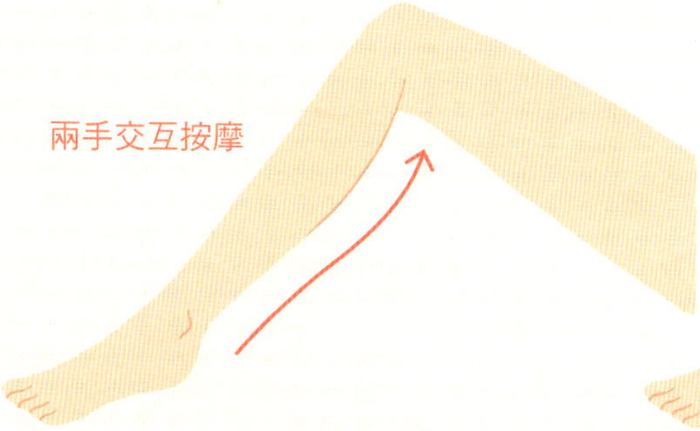

兩手交互按摩

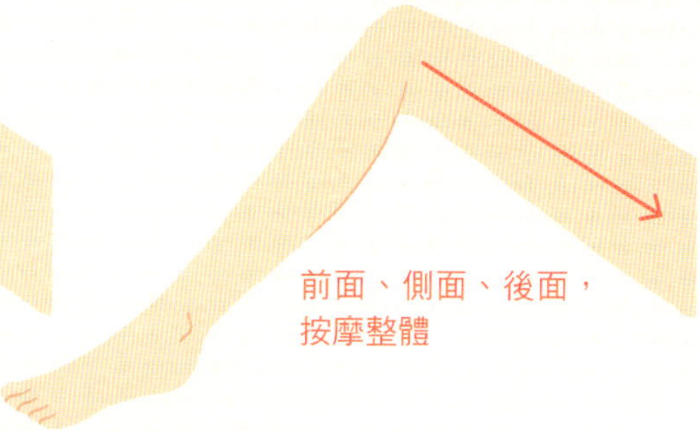

前面、側面、後面,按摩整體

1 擦撫小腿

把按摩油倒在手上,從腳踝往大腿方向,塗抹整條腿。再從腳踝沿著小腿擦撫。

2 均勻擦撫大腿

從膝蓋向大腿根部,以手掌擦撫大腿整體。

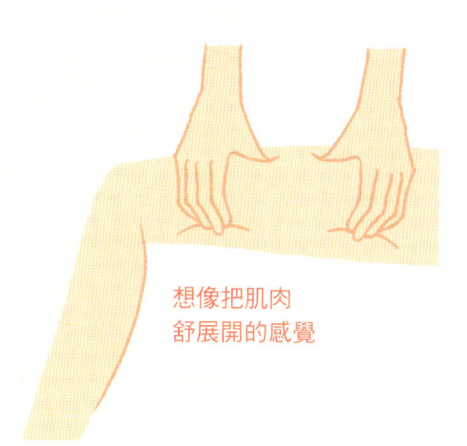

想像把肌肉舒展開的感覺

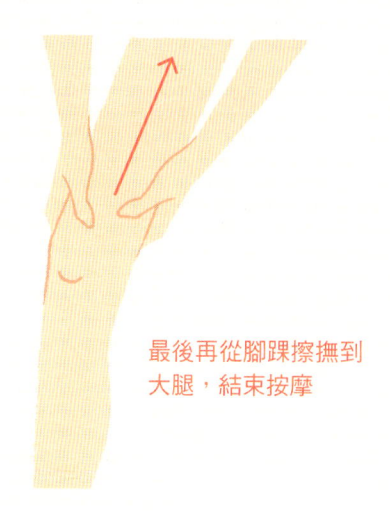

最後再從腳踝擦撫到大腿,結束按摩

3 揉捏大腿

以雙手掌揉捏大腿整體。

4 擦撫大腿前側

以雙手掌包覆大腿,拇指稍微施加力量,從膝蓋向大腿根部擦撫前側。

第 7 章　改善身心常見困擾的芳療處方箋　腿部浮腫

131

Circulatory System Care
高血壓・低血壓

推薦精油
低血壓 迷迭香
高血壓 依蘭 馬鬱蘭 薰衣草 檸檬

血壓是指從心臟輸送出的血液流遍全身時，在動脈內側所測量到的壓力。高血壓（135/85mmHg以上）容易引起嚴重疾病，必須向相關醫師諮詢。

RECIPE.1 薰香
改善低血壓首選迷迭香

- 迷迭香⋯⋯⋯⋯⋯⋯⋯⋯1～5滴

說到提升血壓的精油，首要推薦的就是迷迭香。不過，低血壓不少是因為生活習慣及壓力而引起，所以最重要的還是正常規律的生活。早起沐浴在朝陽裡，白天進行活動，夜晚取得安穩睡眠，盡量維持這樣的生活模式。

RECIPE.2 薰香
改善高血壓就選薰衣草及檸檬

- 薰衣草⋯⋯⋯⋯⋯⋯⋯⋯2滴
- 檸檬⋯⋯⋯⋯⋯⋯⋯⋯⋯3滴

薰衣草和檸檬都有降低血壓的功效，而且味道都很平易近人，非常適合用來薰香。此外，也可以利用薰衣草精油的放鬆效果，以天然鹽（2大匙）混合薰衣草精油（3～5滴）做成浴鹽，在泡澡時使用。

RECIPE.3 沐浴・全身浴
療癒身體的緊繃最紓壓的芳香浴

- 天然鹽⋯⋯⋯⋯⋯⋯⋯⋯2大匙
- 依蘭⋯⋯⋯⋯⋯⋯⋯⋯⋯1滴
- 馬鬱蘭⋯⋯⋯⋯⋯⋯⋯⋯1滴
- 薰衣草⋯⋯⋯⋯⋯⋯⋯⋯1滴

這個配方使用了可以降低血壓的精油，而且紓壓效果也很好。高血壓患者應避免極度的緊張以及壓力，繁忙的一天結束之後，可利用沐浴來緩和身體的緊繃。也能用相同的配方來進行薰香哦！

RECIPE.4 嗅吸
突然站起造成暈眩時滴在面紙上吸入

- 胡椒薄荷⋯⋯⋯⋯⋯⋯⋯1滴
- 迷迭香⋯⋯⋯⋯⋯⋯⋯⋯1滴

突然站起來時會引起暈眩，一般認為是腦內沒有足夠的血液流通的緣故。留意平時的起立動作不要太突然，並將能促進血液循環的兩種精油滴在面紙上吸入，頭腦就能清新舒爽。

Circulatory System Care
痔瘡

痔瘡很多都是因為生活習慣而引起的。若有糞便堅硬、排便常常需要使力的情形，表示需要同時進行消化系統的改善。

推薦精油

絲柏
薄荷
薰衣草
檸檬

RECIPE.1
沐浴・局部浴

按個別症狀選用精油
進行坐浴

天然鹽	1小匙
薰衣草	
絲柏	
	（擇一）2滴

把熱水加進較大的洗臉盆或是嬰兒用的洗澡盆，肛裂者滴入薰衣草；一般痔瘡就滴入絲柏精油，再讓屁股浸泡於熱水中。

RECIPE.2
自製保養品

患有痔瘡者一天數次塗抹於患部

基底油	20ml
蜜蠟	4g
絲柏	2滴
檸檬	2滴

以具收斂作用的精油做成軟膏，適合痔瘡的患者使用。一天數次，用洗淨的手塗抹於患部。

Circulatory System Care
凍瘡

凍瘡的原因在於血液循環不良。日夜溫差大等情況容易產生此症，留心不要讓手腳太過冰冷。

推薦精油

馬鬱蘭
黑胡椒
檸檬
迷迭香

RECIPE.1
沐浴・手浴或足浴

利用冷熱浴促進血液循環

天然鹽	1小匙
黑胡椒	
檸檬	
迷迭香	（擇一）3滴

在含有精油的熱水與冷水中交互浸泡的冷熱浴，能夠有效促進血液循環。手腳交互浸泡大約30秒即可。

RECIPE.2
按摩（身體）

泡澡暖和身體後按摩患部

基底油	15ml
馬鬱蘭	2滴
檸檬	2滴
迷迭香	2滴

使用了對血液循環有益的精油配方。泡完澡或足浴、手浴之後，在溫暖狀態的患部上塗抹按摩油來進行按摩吧。

第7章 改善身心常見困擾的芳療處方箋 — 痔瘡／凍瘡

133

芳療處方箋 ④
免疫、呼吸系統問題
Immunity and Respiratory System Care

免疫是為了讓我們不生病的防禦系統，這個系統一旦變衰弱，就無法防止病毒及細菌侵入體內，容易生病。均衡的飲食及正常規律的生活是維持系統健全的第一步。讓我們先來看看如下關於胸腺及T細胞的知識。

有效提高免疫力的胸腺

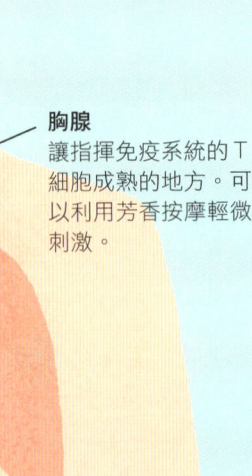

胸腺
讓指揮免疫系統的T細胞成熟的地方。可以利用芳香按摩輕微刺激。

利用芳香按摩刺激胸腺，提高免疫力

T細胞是破壞被病毒感染的細胞，指揮全身免疫系統的重要存在。而讓T細胞成熟的臟器，即是位在胸骨後方的胸腺。芳香按摩被認為可以藉由刺激胸腺來提升免疫力。輕輕地在胸部四周按摩之後，以中指、食指、無名指三指輕敲胸線的周圍。

另外，我們體內有發熱及發炎的症狀時，也表示防禦系統正在發揮作用，擊退入侵體內的病毒或細菌。身體處於戰鬥狀態的表現就是發熱及發炎。鼻水、痰和眼淚的排出，也代表身體正在把侵入體內的異物清出來。

134

Immunity and Respiratory System Care
感冒・流行性感冒

推薦精油
茶樹
黑胡椒
尤加利
薰衣草

簡單的日常生活習慣，對於感冒、流感的預防就有很大的幫助。回家之後一定要先洗手，並活用具有殺菌作用的精油來做薰香和沐浴吧！

RECIPE.1 薰香

殺除空氣中的細菌預防感冒

- 葡萄柚
- 茶樹
- 薰衣草
- 檸檬……………（擇一）5滴

利用具殺菌效果的精油薰香來預防感冒吧！這幾種精油的香氣接受度都很高，基本上男女老少都不排斥，適合用於客廳空間。也可以混合其中幾個香氣試試看，偶爾轉換一下心情也不錯！

RECIPE.2 沐浴・全身浴

泡澡時也可利用有殺菌作用的精油

- 天然鹽……………2大匙
- 茶樹……………2滴
- 薰衣草……………3滴

善用精油的殺菌作用來泡澡吧！流感的盛行期從10月到3月，時間相當長，因此不需要一直使用同樣的精油，可以適時做點變化。像是加入尤加利等來調整香氣，使生活更加充滿變化。

RECIPE.3 按摩（身體）

每天按摩提升免疫力降低感冒的機率

- 基底油……………20ml
- 茶樹……………3滴
- 黑胡椒……………1滴
- 尤加利……………4滴

預防感冒及流感就從打造不易感染的身體做起。每天按摩對提升免疫力有所幫助，再輔以殺菌作用高的精油配方會更有效果。把按摩油倒在手上，塗抹在喉、脖、胸、背等能摸到的範圍！

RECIPE.4 按摩（身體）

柔和的香味適合孩童按摩

- 基底油……………20ml
- 茶樹……………1滴
- 薰衣草……………2滴
- 尤加利……………1滴

用於兒童芳香按摩時，薰衣草精油滴數要在大人用量的一半以下。塗抹的地方和**RECIPE.3**相同。父母幫孩子按摩也可以增加孩子的安心感，免疫力提升就能加快復原。

第 7 章　改善身心常見困擾的芳療處方箋　感冒・流行性感冒

135

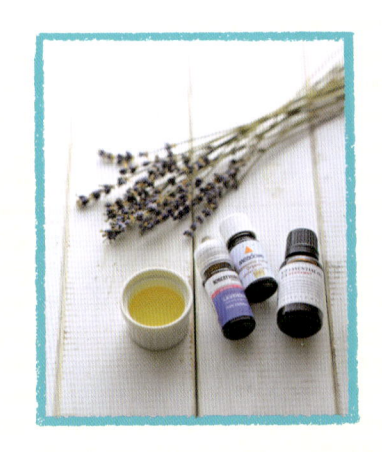

Immunity and Respiratory System Care
喉嚨痛・咳嗽

推薦精油
馬鬱蘭
茶樹
乳香
尤加利
薰衣草

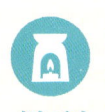

喉嚨痛與咳嗽是由於細菌及病毒增殖，導致黏膜發炎。使用高殺菌作用以及促進深呼吸的精油，能幫助症狀的緩和。

RECIPE.1 薰香

利用促進深呼吸的精油幫助入眠

乳香	2滴
尤加利	1滴
薰衣草	2滴

咳嗽不止的夜晚，可以在寢室內進行薰香。乳香是有益喉嚨黏膜並促進深層呼吸的精油；尤加利對黏膜的症狀也有幫助；薰衣草則可以緩和呼吸系統的問題。滴1～2滴精油在面紙上或放在枕邊也OK。

RECIPE.2 嗅吸

把精油滴在面紙上嗅吸可緩和咳嗽與情緒

| 馬鬱蘭 | 1滴 |
| 薰衣草 | 1滴 |

馬鬱蘭可以鎮定咳嗽，薰衣草有緩和壓力的效用。咳嗽時應避免使用洗臉盆吸取蒸氣的方式，以免再度刺激喉部，改用滴在面紙上來吸入精油香氣，還能緩和因為咳嗽焦躁的情緒。

RECIPE.3 按摩（身體）

按摩喉嚨、頸部、肩膀到胸口強健呼吸系統

基底油	20ml
馬鬱蘭	2滴
乳香	1滴
尤加利	2滴
薰衣草	3滴

這是能讓呼吸系統放鬆的配方。從喉嚨的四周、耳朵後側開始，一直到頸部和肩膀，一邊塗抹一邊按摩到胸口，能夠進行到背部更好！這配方對患有氣喘的人亦有幫助。

第7章 改善身心常見困擾的芳療處方箋 — 喉嚨痛・咳嗽

Immunity and Respiratory System Care

免疫力低落

推薦精油
德國洋甘菊
茶樹
尤加利
檸檬

從日常生活中注意免疫力的提升，就能打造一個不容易生病的身體。盡量維持每天泡澡或是簡單按摩的習慣吧！

RECIPE.1 沐浴・全身浴

沐浴的同時，為身心注入滿滿元氣

天然鹽	2大匙
尤加利	3滴
檸檬	2滴

尤加利能帶給人能量，檸檬則可以活化肝臟、膽囊、消化系統等等的運作。藉由清新的香氣，讓身心恢復精神吧！不過檸檬對皮膚有一定程度的刺激性，請注意使用量。

RECIPE.2 沐浴・全身浴

身體無力時使用，提升能量、感冒不上身

天然鹽	2大匙
茶樹	5滴

在芳香療法當中，茶樹常用來預防感冒、流感等傳染病。雖然是效果良好的精油，但如果覺得香味太強烈的話，改成茶樹2滴、薰衣草3滴的配方也沒問題，這會是比較溫和、親切的香氣。

RECIPE.3 按摩（身體）

溫柔地按摩胸部周圍，輕輕刺激胸腺

基底油	15ml
檸檬	4滴
茶樹	
尤加利	（兩者擇一）2滴

關於胸腺已經在134頁介紹過，留意它的存在一邊進行按摩吧！從鎖骨到胸部四周，以畫圓的方式來按摩，胸腺的部分用食指、中指、無名指三指輕敲。每天都進行的話，效果會更好。

RECIPE.4 按摩（身體）

每天按摩，打造不易生病的身體

基底油	20ml
德國洋甘菊	1滴
檸檬	5滴

常被用來抑制發癢及發炎的德國洋甘菊，對於提升免疫力的效果也廣為人知。按摩的方法同 **RECIPE.3**，按摩胸部周圍並刺激胸腺。如果還有餘力的話，也可以按摩其他部位。

Immunity and Respiratory System Care
流鼻水・鼻塞

流鼻水、鼻塞，或是打噴嚏等花粉症症狀，原因在於對杉、柏、禾本科植物、雜草等的過敏反應。透過均衡的飲食生活以及適度的運動，並配合這裡介紹的應對療法來改善體質試試！

RECIPE.1
沐浴・全身浴

悠哉泡澡 消解煩躁的情緒

天然鹽	2大匙
羅馬洋甘菊	1滴
尤加利	3滴

尤加利對呼吸系統有許多益處；容易造成過敏的季節，可以利用羅馬洋甘菊的柔和香氣來減輕不適和壓力。以鼻和口深深吸入飄升的蒸氣，舒適地享受一場熱水澡吧。

RECIPE.2
嗅吸

對花粉症有效的三大精油 減輕焦躁與煩悶

茶樹	
胡椒薄荷	
尤加利	
（擇一）	1～2滴

三種精油都有緩和流鼻水、鎮定發炎的功效，使鼻子暢通。滴1～2滴在面紙上吸入香氣，腦袋清爽的同時，由於花粉症造成的煩躁感也會減輕許多。

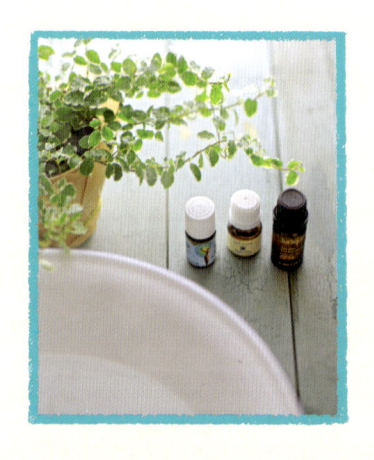

RECIPE.3
口罩噴霧

在口罩上噴一噴 鼻子就能暢通

純水或蒸餾水	30ml
無水酒精	1/2小匙
胡椒薄荷	1滴
尤加利	2滴
薰衣草	3滴

參考31頁，使用對流鼻水、鼻塞等呼吸系統問題有效的精油製成噴霧，以不噴到鼻子為原則在口罩外側噴一兩下，光是柔和的香氣就能使鼻子暢通。

推薦精油

羅馬洋甘菊
茶樹
胡椒薄荷
尤加利
薰衣草

RECIPE.4
按摩（臉部）

搭配舒緩鼻子過敏的精油
從鼻頭往兩耳按摩

基底油	10ml
茶樹	1滴
薰衣草	1滴

使用精油按摩臉部也有緩和症狀的效果，以中指及無名指，從鼻頭開始往兩耳下方按摩。雖然花點時間好好進行芳香按摩較有效果，但如果沒時間的話，護膚時順便做也OK！

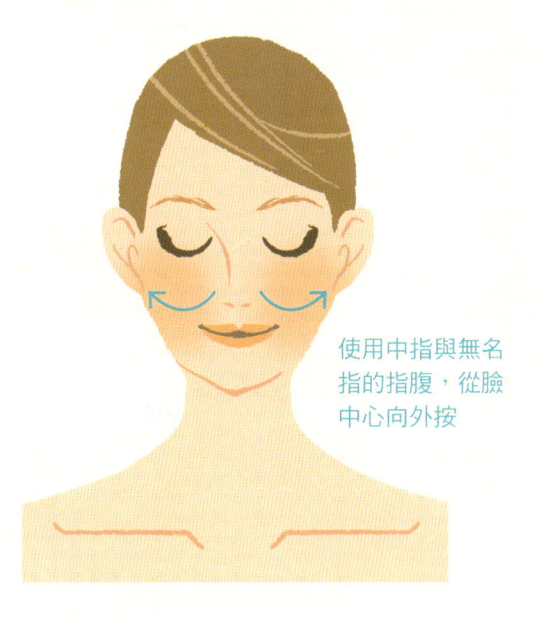

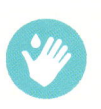

使用中指與無名指的指腹，從臉中心向外按

RECIPE.5
按摩（身體）

以清新芳香的配方
給身體最清爽的呵護

基底油	20ml
胡椒薄荷	1滴
尤加利	3滴
迷迭香	4滴

若要進行身體按摩，推薦這個爽快清涼的配方，從耳際、脖子到鎖骨，照淋巴流動的行徑來按摩。一邊按摩一邊將清新香氣吸入鼻中，當鼻子通暢了，心情也跟著好起來。

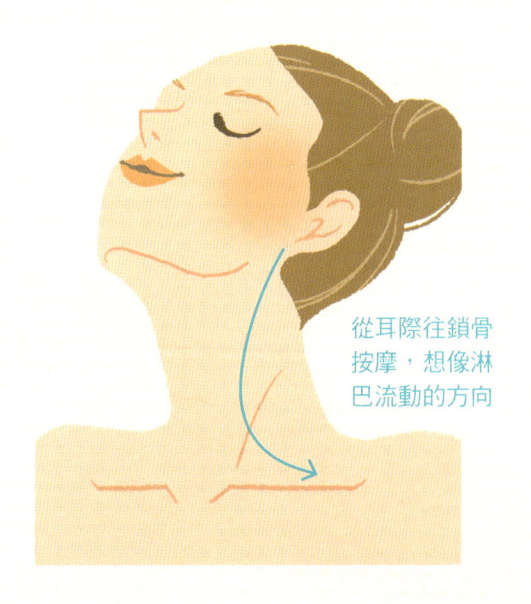

從耳際往鎖骨按摩，想像淋巴流動的方向

第7章　改善身心常見困擾的芳療處方箋 ── 流鼻水・鼻塞

139

芳療處方箋 ⑤

消化系統問題
Digestive System Care

從嘴巴吃進食物，體內吸收必要的營養素，再把不必要的東西排出體外，健康的時候，這個流程可以毫無問題地進行，一旦因為各種原因平衡崩壞，就會引起便秘、腹瀉等症狀。

不只有症狀本身，還要了解症狀主因來進行保健

消化系統是容易受到精神壓力影響的器官。一再腹瀉及便秘的大腸激躁症（IBS）可以說是代表性症狀。一般認為胡椒薄荷能有效對付這個症狀，正是因為它對便秘以及腹瀉有很好的改善效果。雖然在醫藥品上，便秘及腹瀉會使用不同的藥物治療，但是在以「恢復平衡」為主的芳香療法中，即使是症狀相反的情況，使用相同的精油也並不稀奇。只是，不舒服的原因在於精神壓力時，不僅要改善消化系統的運作，同時進行紓壓的保健也很重要。不只要了解身體產生的病症，也要著眼於病症的主因是什麼哦！

消化道的名稱與作用

咽頭
吞嚥食物

食道
將食物送往胃

胃
以消化液分解食物

小腸
食物與膽汁和消化酵素在此混合，吸收大部分的營養素

大腸
吸收絕大部分水分及一部分的營養素

直腸
等著排出沒被大腸吸收的物質

Digestive System Care
便秘

推薦精油
甜橙
黑胡椒
胡椒薄荷
檸檬
迷迭香

便秘有很多原因，想要改善首先就是多喝水，並使用對消化系統效果良好的精油來按摩腸道，以促進排便。

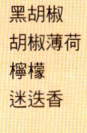

RECIPE.1 濕敷

溫暖腹部 活化腸道且促進消化

- 胡椒薄荷⋯⋯⋯⋯⋯⋯⋯1滴
- 黑胡椒⋯⋯⋯⋯⋯⋯⋯⋯2滴

黑胡椒能有效改善便秘或是脹氣的狀態。黑胡椒為首的辛辣類精油，具有活化腸道的作用，對便秘的改善亦有幫助。把熱敷巾敷在腹部，放鬆一下吧！

RECIPE.2 按摩（身體）

改善腸躁症造成的便秘及腹瀉

- 基底油⋯⋯⋯⋯⋯⋯⋯⋯20ml
- 黑胡椒⋯⋯⋯⋯⋯⋯⋯⋯2滴
- 胡椒薄荷⋯⋯⋯⋯⋯⋯⋯2滴
- 檸檬⋯⋯⋯⋯⋯⋯⋯⋯⋯4滴

此配方可有效改善一再便秘及腹瀉的大腸激躁症（IBS）。身體放鬆，在腹部畫圓（參考下圖）塗抹。大腸激躁症和精神壓力有很大的關係，所以適度放鬆和運動十分重要！

RECIPE.3 按摩（身體）

利用按摩促進腸道蠕動

- 基底油⋯⋯⋯⋯⋯⋯⋯⋯20ml
- 甜橙⋯⋯⋯⋯⋯⋯⋯⋯⋯4滴
- 黑胡椒⋯⋯⋯⋯⋯⋯⋯⋯2滴
- 迷迭香⋯⋯⋯⋯⋯⋯⋯⋯2滴

這是款可以促進腸道蠕動的配方。其中黑胡椒可以恢復腸道肌肉的作用。請參考右圖，稍微施力以畫大圈的方式來塗抹精油，按壓腳底小腸和大腸的反射區也有效！

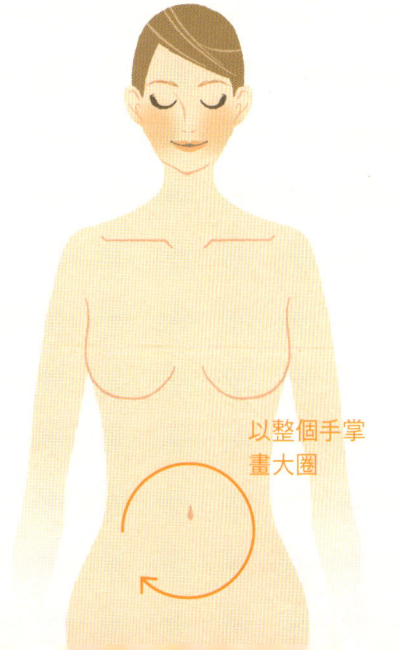

以整個手掌畫大圈

第 7 章　改善身心常見困擾的芳療處方箋　便秘

Digestive System Care
腸胃不適（消化不良・脹氣・胃痛）

推薦精油
羅馬洋甘菊
馬鬱蘭
廣藿香
胡椒薄荷
薰衣草
迷迭香

腸胃較弱的人，首先吃飯的時候要細嚼慢嚥，然後注意平常不要讓腹部受寒。利用精油按摩時，力道盡量輕柔，整個過程都不需要太用力。

RECIPE.1 嗅吸
感到腸胃不適時吸入薄荷香氣

- 胡椒薄荷 …………… 1～2滴

胡椒薄荷對消化系統的不適都有效，消化不良、脹氣、胃痛等時候，在面紙上滴1～2滴薄荷精油吸入，清涼的香氣可以幫助你緩和腸胃不適。

RECIPE.2 濕敷
胃痛時以熱敷來溫暖腹部

- 馬鬱蘭 ………………… 1滴
- 薰衣草 ………………… 1滴
- 迷迭香 ………………… 1滴

因胃痛無法按摩的情況下，可以嘗試熱敷的方式。把可以緩和消化系統不適的精油滴入溫濕巾，再用來熱敷腹部可以緩和疼痛，也能使心情穩定下來。如果覺得要混合三種精油太麻煩，只用薄荷精油（3滴）也OK。

RECIPE.3 按摩（身體）
利用按摩改善消化不良或嘔吐感

- 基底油 ………………… 10ml
- 羅馬洋甘菊 …………… 2滴
- 胡椒薄荷 ……………… 2滴

兩種精油都對消化系統的不適有很好的效果，此按摩油配方對消化不良及嘔吐感特別有效，在胃腸的四周以畫圈的方式塗抹即可。若患有腸胃炎，使用1滴羅馬洋甘菊、1滴檸檬香茅的配方也很棒！

RECIPE.4 按摩（身體）
精油按摩＋香草茶協助消除腹部的脹氣

- 基底油 ………………… 10ml
- 廣藿香 ………………… 2滴
- 胡椒薄荷 ……………… 2滴

肚子感覺脹脹的、有氣體積存時就使用這款配方！以畫圈的方式塗抹整個腹部。消化不良以及容易脹氣的人，建議可以在用完餐後喝一杯薄荷香草茶，緩和胃下垂的不適，能使肚子舒暢。

Digestive System Care

噁心反胃

推薦精油

葡萄柚
胡椒薄荷
檸檬

過量進食或者暈車暈船等，造成噁心的原因有各式各樣。將精油滴在面紙上後吸入香氣，簡簡單單就能夠舒緩噁心症狀。

RECIPE.1
嗅吸

去除噁心、嘔吐感 ─ 嗅聞香氣

- 葡萄柚
- 胡椒薄荷
- 檸檬

（擇一）1～2滴

胡椒薄荷精油能減緩噁心、想吐的症狀，柑橘類精油能夠讓心情暢快。請使用能讓自己感覺舒暢的香氣。

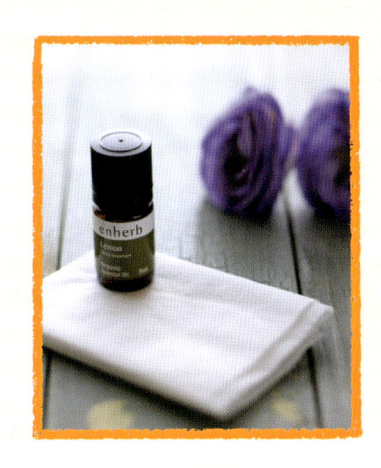

Digestive System Care

宿醉

推薦精油

葡萄柚
杜松
胡椒薄荷
迷迭香

當酒精無法分解而殘留在體內時，就會導致宿醉。利用解毒功效好的精油來促使酒精排出。

RECIPE.1
沐浴・全身浴

飲酒過量的隔天進行早晨沐浴

天然鹽	2大匙
葡萄柚	2滴
杜松	2滴
胡椒薄荷	1滴

排出體內毒素以及多餘水分的解毒配方。但飲酒之後泡澡很危險，所以應該避免，請於隔天早上再使用此配方泡澡。

RECIPE.2
按摩（身體）

幫助酒精分解的精油配方

基底油	20ml
葡萄柚	3滴
杜松	3滴
迷迭香	2滴

杜松精油促使毒素排出，葡萄柚精油以及迷迭香精油具有強化肝臟的功效。請在胃部周圍畫圓圈般地輕撫按摩。

第7章 改善身心常見困擾的芳療處方箋 ─ 噁心反胃／宿醉

芳療處方箋 ⑥

肌膚問題
Skin Care

如同15頁中所說明的，將精油與基底油等混合塗抹，其成分會從肌膚滲透並且傳遞到全身。讓我們參考下列的皮膚構造，學習這些成分是如何滲透並且達到美化肌膚的效果。

皮膚的構造

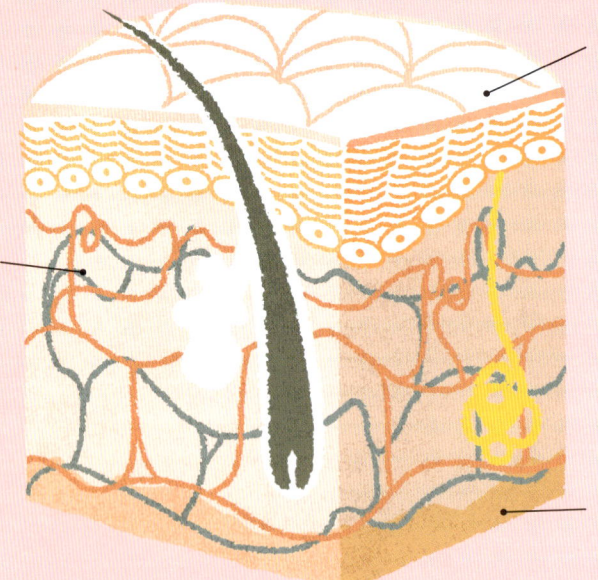

表皮
表皮是皮膚的表面，具有保護外界刺激等不進入體內，以及傳達異物進入身體的訊息等作用。另外，也具有防止體內水分蒸發的作用。

真皮
真皮在表皮的下面，具有保持肌膚彈性以及緊實的作用。隨著年齡增長，真皮的機能變差，是造成皺紋以及鬆弛等的原因。

皮下組織
介於皮膚與其下面的肌肉、骨骼等之間的部分。

精油以及基底油成分滲透到真皮
為打造美肌盡一份心力

小分子結構的精油成分，會通過表皮，進入真皮中的血管以及淋巴管等，在體內循環。不僅如此，根據精油以及基底油所含的成分，具有補充肌膚中的保濕成分、緊實肌膚等作用，為打造美肌作出很大貢獻。譬如，真皮層中的「纖維母細胞」會製造生成美肌必不可少的膠原蛋白，而根據最近的研究成果發現，羅馬洋甘菊精油能夠對纖維母細胞產生影響。此外，溫柔的按摩能夠讓血液循環變好，協助進入毛細血管的營養素到達身體的各個角落，這就是使用了精油按摩的加乘效果。

Skin Care
乾燥・皺紋

即使是中性肌膚也會隨著年齡增長而變得乾燥，請不要過於自信覺得無傷大雅。日常最好能做好保濕，並透過提高代謝的按摩，保持肌膚潤澤。

推薦精油
摩洛哥茉莉
天竺葵
橙花
廣藿香
乳香
薰衣草
玫瑰原精
奧圖玫瑰

RECIPE.1
臉部蒸氣

透過臉部蒸氣潤澤肌膚

- 天竺葵
- 薰衣草
- 奧圖玫瑰

………………（擇一）1〜3滴

天竺葵精油具有調整皮脂平衡的功效，適合額頭和鼻子油膩、臉頰和下巴卻乾燥的混合肌膚者使用。薰衣草精油和奧圖玫瑰精油適用於中性肌膚以及乾燥肌膚。滋潤肌膚的臉部蒸氣美容，請每週實施一次。

RECIPE.2
按摩（臉部）

對乾燥、皺紋以及熟齡肌膚有效的美肌配方

基底油	20ml
天竺葵	1滴
廣藿香	1滴
乳香	1滴
奧圖玫瑰	1滴

調配了多種對乾燥和皺紋肌膚具有良好功效的精油，用在臉部按摩。也具有給予熟齡肌膚彈性的抗衰老效果。

→ 參考附錄〈芳香療法按摩全書〉220〜221頁

RECIPE.3
自製保養品

散發出花朵般香氣的抗衰老乳霜

基底油	20ml
蜜蠟	4g
橙花	1滴
乳香	1滴
奧圖玫瑰	2滴

參考186〜187頁，製作花朵般甜美香氣的乳霜。乳香精油能夠保護肌膚不乾燥；橙花精油以及奧圖玫瑰精油，具有美肌以及調整女性荷爾蒙平衡的效果。

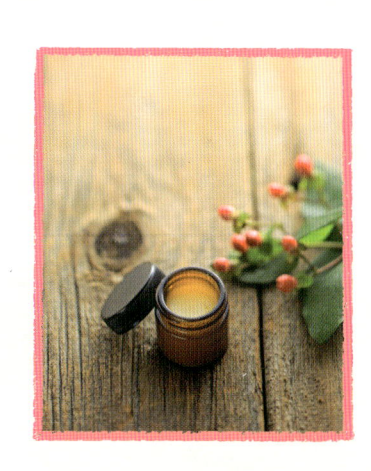

第7章　改善身心常見困擾的芳療處方箋　乾燥・皺紋

Skin Care
青春痘・粉刺

推薦精油
甜橙
羅馬洋甘菊
葡萄柚
絲柏
天竺葵
茶樹
佛手柑
薰衣草

皮脂、髒汙以及角質堵塞毛細孔是造成青春痘或粉刺的原因。請用清水或溫水勤快地洗臉，同時充分注意睡眠，避免運動不足以及偏食等情況。

RECIPE.1
臉部蒸氣

透過臉部蒸氣讓毛細孔變乾淨

- 甜橙
- 茶樹
- 羅馬洋甘菊
- ……………（擇一）1～2滴

每一種都是具有緩解炎症功效的精油。茶樹精油的殺菌能力強，建議在毛囊發炎時使用。臉部蒸氣具有擴張毛細孔的效果。好發青春痘者可以每週進行臉部蒸氣美容2～3次。

RECIPE.2
按摩（臉部）

青春痘肌膚專用 如撫摸般按摩臉部

- 基底油……………………… 20ml
- 羅馬洋甘菊………………… 1滴
- 佛手柑……………………… 2滴
- 薰衣草……………………… 1滴

青春痘肌膚用的精油配方。參考下圖中的箭頭，輕輕撫摸皮膚表面，按摩整個臉部。嚴禁用力摩擦以及刺激肌膚。因為佛手柑精油有光毒性，所以此配方適用於夜間按摩。

RECIPE.3
按摩（臉部）

油性肌膚的日常保養配方

- 基底油……………………… 20ml
- 葡萄柚……………………… 2滴
- 絲柏………………………… 1滴
- 天竺葵……………………… 1滴

適合油性肌膚保養用的按摩油。雖然感覺好像在油性肌膚上又添加油脂，但是基底油是幫助精油滲透的工具，並不會造成真正的油膩感。

→ 參考附錄〈芳香療法按摩全書〉220～221頁

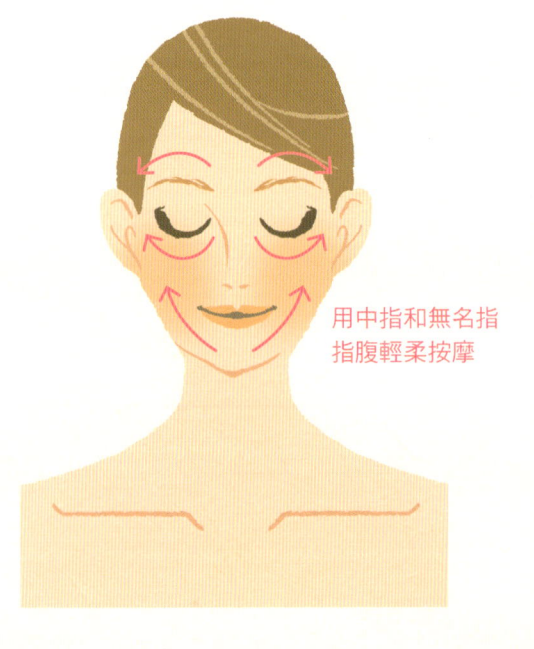

用中指和無名指指腹輕柔按摩

Skin Care
曝曬

日曬後的肌膚有如輕度燒燙傷一般。請利用緩解發炎的精油立即護理，充分補充水分及油脂。

推薦精油

德國洋甘菊
羅馬洋甘菊
天竺葵
胡椒薄荷
薰衣草

RECIPE.1 自製保養品

減輕發熱和疼痛的身體噴霧

純水或蒸餾水	45ml
無水酒精	1小匙
羅馬洋甘菊	1滴
胡椒薄荷	1滴
薰衣草	8滴

製作方法參考191頁。也建議用在日常外出時的日曬護理。

RECIPE.2 自製保養品

舒緩發燙的肌膚 保持小麥膚色

基底油	20ml
德國洋甘菊	2滴
天竺葵	2滴
薰衣草	4滴

將具有舒緩肌膚發炎以及防止乾燥等功效的精油進行調配。能夠舒緩日曬後發燙的肌膚，保持漂亮的小麥膚色。

Skin Care
輕度傷口

割傷、輕度燒燙傷以及蚊蟲叮咬等，日常生活中會發生的小問題，正是精油能大顯身手的時候。

推薦精油

德國洋甘菊
茶樹
乳香
薰衣草

RECIPE.1 自製保養品

塗抹在輕度燒燙傷、割傷、蚊蟲叮咬處

| 薰衣草 | 1～3滴 |

通常嚴禁將精油直接塗抹在肌膚上，但是薰衣草精油例外。用棉花棒等沾薰衣草精油原液，塗抹在患處，就是一種應急措施。

RECIPE.2 自製保養品

全家人都能使用的萬能乳霜

基底油	20ml
蜜蠟	4g
茶樹	3滴
乳香	1滴
薰衣草	4滴

對於日常容易發生的小傷口非常好用的萬能乳霜（製作方法參考186～187頁）。

第7章 改善身心常見困擾的芳療處方箋 — 曝曬／輕度傷口

芳療處方箋 ⑦
婦科問題
Woman's Care

雌激素和黃體素是與女性身心健康息息相關的兩種女性荷爾蒙。以下是這兩者在月經週期分泌的圖表。這個平衡的變動是讓我們了解女性身心變化的鑰匙。

女性荷爾蒙的分泌階段和基礎體溫的變化

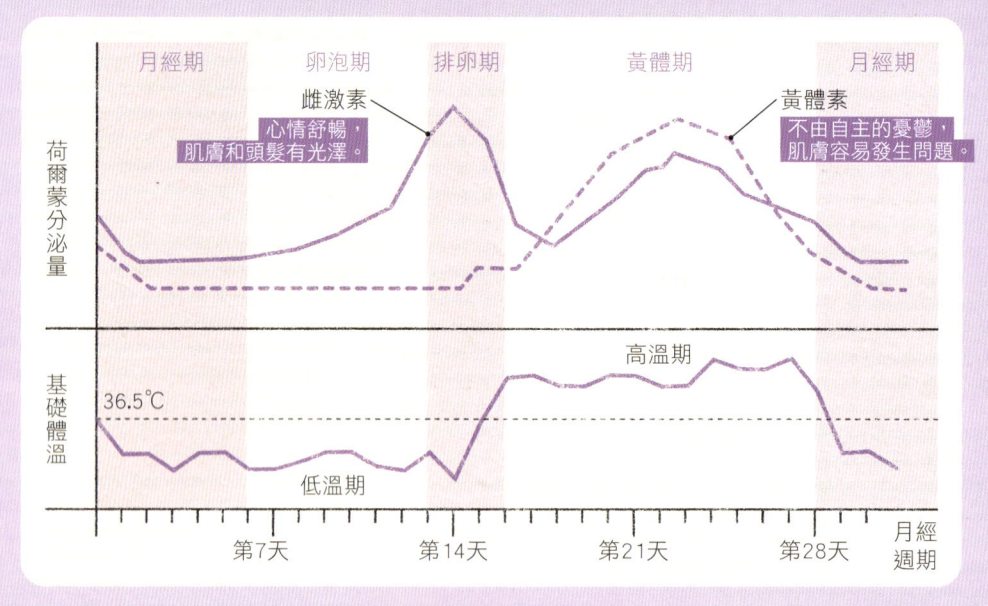

月經期　卵泡期　排卵期　黃體期　月經期

雌激素：心情舒暢，肌膚和頭髮有光澤。

黃體素：不由自主的憂鬱，肌膚容易發生問題。

荷爾蒙分泌量

基礎體溫　36.5℃　高溫期　低溫期

第7天　第14天　第21天　第28天　月經週期

理解荷爾蒙週期的特徵，舒適地度過每一天

在大約四週的期間，女性荷爾蒙週期以排卵為分界發生很大變化。首先，月經之後到排卵為止的期間，是雌激素占優勢的「卵泡期」。這個時期是女性身體準備懷孕的時期，心情舒暢，肌膚和頭髮也很有光澤。其次，從排卵到下一次月經為止的期間，是黃體素占優勢的「黃體期」。這個時期是容易感到憂鬱的時期，也容易引發焦躁、肌膚問題以及浮腫等，經前症候群（PMS）就是指這個時期的各種不適。這些身體變化會發生在每個女性身上，但產生的影響因人而異，因此掌握自己身體荷爾蒙的週期相當重要。如果有不適症狀，就利用能夠調整荷爾蒙平衡的精油，讓自己舒適地度過吧！

Woman's Care
月經不順・無月經

月經正常週期的基準是25～38天。雖然芳香療法能給予協助，但是在月經週期過短或者過長，以及發生急遽變化時，務必前往婦產科接受檢查。

推薦精油
- 羅馬洋甘菊
- 快樂鼠尾草
- 馬鬱蘭
- 天竺葵
- 香蜂草
- 玫瑰原精
- 奧圖玫瑰

RECIPE.1 薰香

調整女性荷爾蒙的花香精油配方

羅馬洋甘菊	1滴
天竺葵	2滴
奧圖玫瑰	2滴

這三款都是具有調整女性荷爾蒙功效的精油。由這三種花香類精油調配出的香氣，能夠讓整個房間都被溫柔的氛圍包圍，令人完全沉浸在舒服的氛圍中。

RECIPE.2 按摩（身體）

適用於因壓力造成的月經不順、無月經

基底油	15ml
羅馬洋甘菊	3滴
天竺葵	2滴
香蜂草	1滴

在調整女性荷爾蒙平衡的同時，也能夠讓壓力減輕的配方。因壓力造成月經不順或無月經的情況也不少，就讓我們放鬆心情、悠閒地享受芳香按摩吧！

➡ 參考附錄〈芳香療法按摩全書〉218～219頁

RECIPE.3 按摩（身體）

對於無月經者有效關愛女性身體的調經處方

基底油	15ml
馬鬱蘭	3滴
胡椒薄荷	1滴
奧圖玫瑰	2滴

調和了具有通經功效的三種精油。這是一款適合無月經者嘗試的配方。如果造成無月經的原因是精神上的壓力時，也請參考115～121頁中心理護理的處方。

➡ 參考附錄〈芳香療法按摩全書〉218～219頁

第7章 改善身心常見困擾的芳療處方箋 | 月經不順・無月經

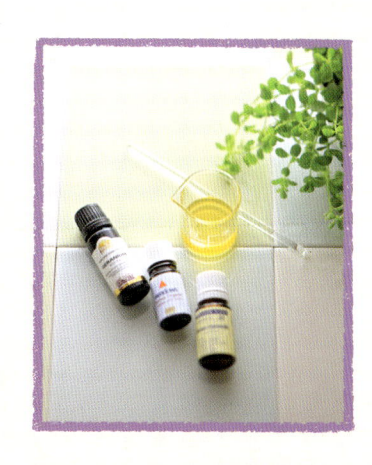

149

Woman's Care
經痛

推薦精油
依蘭
德國洋甘菊
羅馬洋甘菊
快樂鼠尾草
薰衣草
玫瑰原精
奧圖玫瑰

改善經痛的祕訣是，規律的生活以及不積累壓力，以調整身心的平衡。而從中醫觀點來看，受寒是造成經痛的兇手，可利用沐浴與熱敷溫暖身心。

RECIPE.1
沐浴・全身浴

利用具有鎮痛功效的精油 緩慢沐浴

天然鹽	2大匙
羅馬洋甘菊	1滴
薰衣草	3滴
迷迭香	2滴

調和了具有緩解疼痛功效的三種精油。迷迭香精油能夠在舒緩經痛的同時溫暖身體。身體一旦受寒會令經痛更加嚴重，請在日常生活中多加注意。即使是夏天洗澡的時候，也不要單純淋浴，而是使用溫水泡澡。

RECIPE.2
熱敷

用溫濕巾溫暖下腹部 緩解疼痛

羅馬洋甘菊	1滴
薰衣草	2滴

參考34頁的方法，利用具有舒緩疼痛、溫暖身體功效的精油來熱敷。仰臥，將溫濕巾放在下腹部，如果腰部也感覺疼痛，可以趴著將毛巾放置在腰部，好好溫暖子宮周圍。

RECIPE.3
按摩（身體）

透過芳香按摩 緩和疼痛和情緒低潮

基底油	15ml
羅馬洋甘菊	1滴
快樂鼠尾草	2滴
薰衣草	3滴

不僅調整荷爾蒙平衡，也能夠舒緩疼痛的精油配方。**RECIPE.3**、4都請參考右頁，以悠閒的心情溫柔地進行腹部和腰部的按摩。該配方也具有優越的放鬆效果，能夠緩和疼痛帶來的難過情緒。

RECIPE.4
按摩（身體）

調整荷爾蒙平衡的 甜蜜花香

基底油	15ml
依蘭	1滴
甜橙	3滴
奧圖玫瑰	2滴

依蘭和奧圖玫瑰都是具有調整荷爾蒙平衡、強壯子宮功效的精油。如果喜愛花朵的甜蜜香氣，只用這兩種精油調配也OK。如果喜愛比較淡雅的香氣，就請嘗試看看添加甜橙精油的配方。

改善經痛的按摩方法

月經期間的按摩，不要過於用力，請以撫摸似的力道進行。
每個月都會發生經痛者，請記住穴道位置，時常按壓。

> 關於芳香按摩基本方法的說明，請見書末特別附錄〈芳香療法按摩全書〉212～215頁。

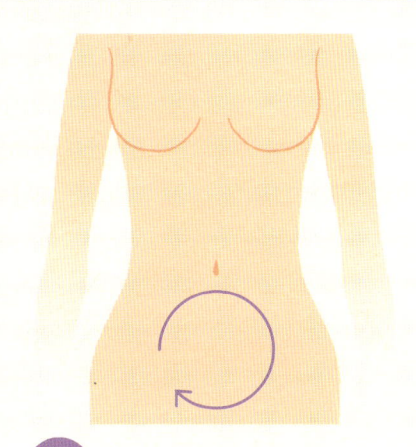

1 輕撫下腹部

拿取按摩油，塗抹在下腹部和腰部。如同溫暖下腹部一般，用手掌慢慢地畫圓輕撫按摩。

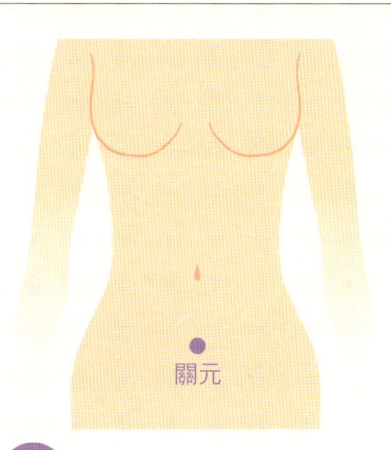

2 按壓關元穴

對怕冷以及經痛有效的關元穴，位於肚臍往下4根手指寬的位置。緩緩地施力按壓此穴3～5秒，重複3次。

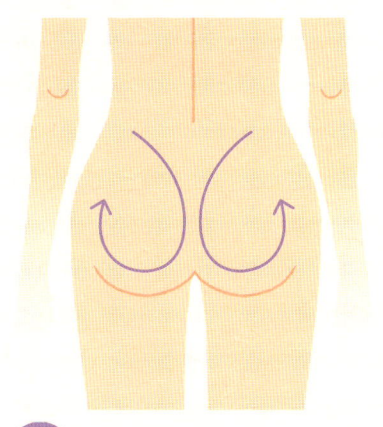

3 由腰部往尾椎骨周邊輕撫

用手掌由腰部往尾椎骨周邊，一邊畫大圓一邊輕撫按摩。

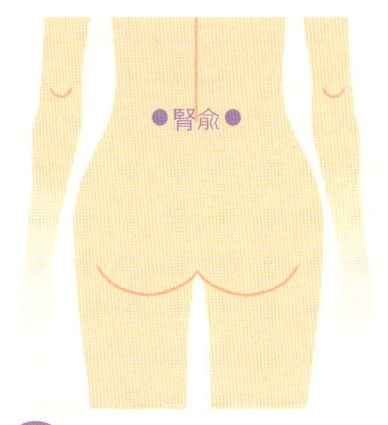

4 按壓腎俞穴

對經痛有效的腎俞穴，位於腰脊椎骨向外側2～3根手指寬的位置。請按照②的方式按壓，重複3次。

第7章 改善身心常見困擾的芳療處方箋 — 經痛

Woman's Care
經前症候群（PMS）

推薦精油
甜橙
羅馬洋甘菊
快樂鼠尾草
葡萄柚
天竺葵
佛手柑
薰衣草
奧圖玫瑰

經前症候群是從排卵到下一次月經為止，黃體素分泌量增加的期間，所發生的各種症狀。調整荷爾蒙平衡的精油能夠幫助改善這些症狀。

RECIPE.1
沐浴・全身浴

消除黯淡情緒 打造輕快氛圍

天然鹽	2大匙
葡萄柚	2滴
天竺葵	2滴
薰衣草	1滴

經前症候群的時候，情緒容易低迷。該處方就是用來抒解黯淡情緒。前調的葡萄柚香氣最先揮發，可以享受到輕快感。請利用全身浴或半身浴，好好溫暖身體。進行薰香也OK。

RECIPE.2
嗅吸

以天竺葵為主 調配平衡情緒變化的精油

天竺葵	1滴
甜橙	
薰衣草	
（兩者擇一）	1滴

天竺葵精油具有絕佳的調整女性荷爾蒙平衡的功效，是緩解經前症候群必備的精油。容易情緒低落時，可以搭配甜橙等柑橘類的精油；焦躁以及怒氣強烈時，可以搭配薰衣草精油，請滴在面紙上吸入。

RECIPE.3
按摩（身體）

緩和焦躁易怒的鎮靜配方

基底油	15ml
甜橙	4滴
羅馬洋甘菊	1滴
天竺葵	1滴

建議月經前容易焦躁、易怒者使用的鎮靜配方。該香氣能夠緩和不穩定的情緒，也能夠調整荷爾蒙平衡。

→ 參考附錄〈芳香療法按摩全書〉218〜219頁

RECIPE.4
按摩（身體）

療癒悲傷及消沉心靈的快樂配方

基底油	15ml
快樂鼠尾草	1滴
佛手柑	4滴
奧圖玫瑰	1滴

沒來由地感到悲傷，甚至不自覺淚流滿面、完全提不起勁……受經前症候群困擾時，推薦使用這個快樂配方來按摩。以能帶來愉悅感的快樂鼠尾草精油，搭配提振情緒的佛手柑精油，讓心情開朗起來。

Woman's Care
更年期不適

推薦精油
依蘭
羅馬洋甘菊
快樂鼠尾草
摩洛哥茉莉
天竺葵
廣藿香
玫瑰原精
奧圖玫瑰

更年期是指閉經前後約十年的期間，這時因女性荷爾蒙減少會帶來身心變化，是每個女性都要經歷的過程，借用精油的力量，讓我們更舒坦地度過吧。

RECIPE.1 薰香
療癒消沉的情緒　心境變得恬靜

甜橙	2滴
天竺葵	2滴
奧圖玫瑰	1滴

此配方能夠調整荷爾蒙平衡、提振心情，並帶來溫柔恬靜感，非常適合薰香使用。也建議從這些精油中，挑選自己喜愛的香氣，滴1～2滴在面紙上，一邊深呼吸一邊嗅聞香氣。

RECIPE.2 沐浴・全身浴
溫柔擁抱　更年期女性心靈

天然鹽	2大匙
依蘭	2滴
摩洛哥茉莉	2滴

兩種精油的香氣都很濃郁甜美，如果感覺過於強烈時，請各加入1滴即可。女性化的香氣能夠穩定更年期動搖的心靈。摩洛哥茉莉精油雖然也是高價的精油，不過與奧圖玫瑰精油一樣，對於更年期女性非常有幫助。

RECIPE.3 按摩（身體）
用奧圖玫瑰精油　獎勵一直努力的自己

基底油	15ml
快樂鼠尾草	2滴
廣藿香	1滴
奧圖玫瑰	3滴

奧圖玫瑰精油雖然昂貴，卻是更年期女性必備的精油。建議務必買一瓶，做為犒賞自己的獎勵，仔細按摩珍貴的身體。
→ 參考附錄〈芳香療法按摩全書〉218～219頁

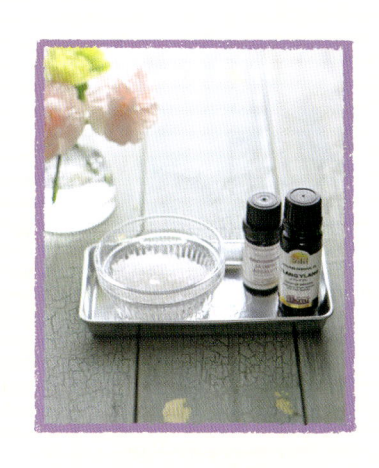

153

Elderly Care
年長者照護

推薦精油
甜橙
羅馬洋甘菊
薰衣草
檸檬
迷迭香

因為嗅覺與大腦直接連結,所以精油香氣對於應對老化也有很大幫助。請務必活用芳香療法照顧身心,度過充實每一天。

記憶力衰退

RECIPE.1 薰香

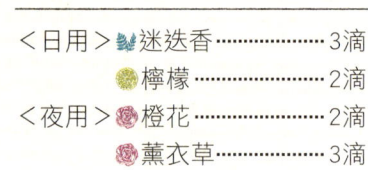

<日用>	迷迭香	3滴
	檸檬	2滴
<夜用>	橙花	2滴
	薰衣草	3滴

如果家人對你說「最近經常忘東忘西」「同樣的事情,剛剛已經說過了」,請立即嘗試看看這個處方。白天使用令人清醒的配方,晚上使用令人鎮靜的配方。讓一整天的腦部狀態正常化,也能夠幫助睡眠,有效延緩老化。

關節疼痛

RECIPE.2 按摩(身體)

基底油	20ml
黑胡椒	1滴
薰衣草	2滴
迷迭香	1滴

隨著年齡的增長,手指關節變粗、變硬,也可能會有不易彎曲的問題。如果因為疼痛就減少活動,這樣會造成惡性循環而變得更僵硬。塗抹按摩油,輕輕按摩關節處,能夠在減輕疼痛的同時促進循環。

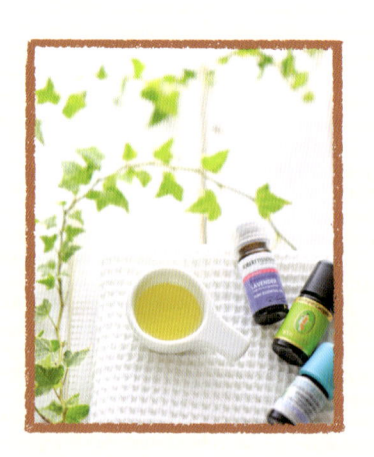

腿部抽筋

RECIPE.3 按摩(身體)

基底油	20ml
馬鬱蘭	1滴
薰衣草	2滴
迷迭香	1滴

半夜睡著時,因為腳抽筋而醒過來,這也是多數老年人的煩惱。因為這樣造成睡眠障礙的案例也不少。治療兼預防,請在泡澡後溫柔按摩膝蓋到腳尖。如果與伴侶一起進行,也能夠增進相互的感情。

附QR碼
教學影片！

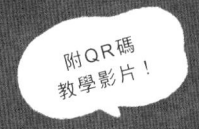

第8章

抗老逆齡的
芳香療法按摩

To support natural aging
use one essential oil and carrier oil

隨著年齡增長，出現在肌膚或頭頂的變化，讓人很難不在意。
但就算無法阻止自然老化帶來的改變，
我們也會希望至少能延緩老化的速度。
如果您也有這樣的想法，建議您試試看芳香療法按摩吧！
只要準備一款精油和基底油，
搭配2～3個手法，持續進行就能感受到效果。
由於方法很簡單，即便每天做也不嫌麻煩呢！

只要一瓶精油和基底油！
喚醒青春活力的芳療按摩手法

> 掃描QR碼就能觀看示範影片喔！

　　與其偶爾做一次要花大把時間和金錢的SPA，倒不如每天自己做簡單的保養。「持之以恆」便是維持美麗的祕訣。在此章節要教各位，任何人都能輕鬆做到的按摩手法。

　　雖說是芳香療法按摩，但都是花不到3分鐘、只需2～3個步驟就能簡單完成的按摩法。每一個步驟只要重複做3～5次即可。而且，所有的按摩法都有附上教學影片QR CODE，直接一邊看影片一邊跟著做也沒問題。

　　進行芳香療法按摩時，除了透過植物成分促進健康和美容，精油豐富的香氣也能療癒身心。現在，請挑選一瓶你喜歡的精油和基底油，一起透過按摩來達到身心舒暢吧！

準備用具
精油、基底油、小茶匙、小碟子

按摩油的調配方法　　HOW TO MAKE

● 在小碟子裡倒入1茶匙（5ml）的基底油，再滴入1～2滴的精油，並用手指輕輕拌勻。調好的按摩油，若在一次按摩中沒有使用完，也無須保存，直接塗抹在手腳上即可。

按摩油的用法　　HOW TO USE

● 用指尖沾取按摩油，然後擴散到整個掌心後，再用沾滿按摩油的雙手，對準頭頂、臉頰、脖子等處按壓。當變得不好推開時，就再次沾取按摩油來使用。

如何挑選精油	此章節針對抗老逆齡目的，將使用五種精油：**快樂鼠尾草、天竺葵、乳香、薰衣草、迷迭香**。這些精油的用途廣泛，也都很適合芳香療法初學者，可根據不同部位的按摩搭配其中一款。如果很難一次買齊五款，建議先購買薰衣草精油，它是適用於各種目的且能發揮多種功效的萬能精油。
如何挑選基底油	請從本書第4章的介紹中（80～86頁），選出「不用跟其他基底油混合，即可直接使用」的基底油。尤其推薦任何膚質、髮質都適用的**甜杏仁油**或**荷荷芭油**；或是價格偏高，但能有效抗老的**摩洛哥堅果油**。

第8章　抗老逆齡的芳香療法按摩──喚醒青春活力的芳療按摩手法

Hand Care

消除年齡感的手部按摩

　　手部有時比臉部更容易顯示出年紀，若不勤加保濕或保養，只要一乾燥，就很容易長皺紋。況且手是我們最常使用到的部位，請為每天努力勞動的雙手按摩吧！除此之外，為了預防手部長斑，每年夏天或紫外線強的日子，別忘了連手背也要擦上防曬用品喔！

RECIPE

基底油 ……… 5 ml
精油（天竺葵或薰衣草）……… 2 滴

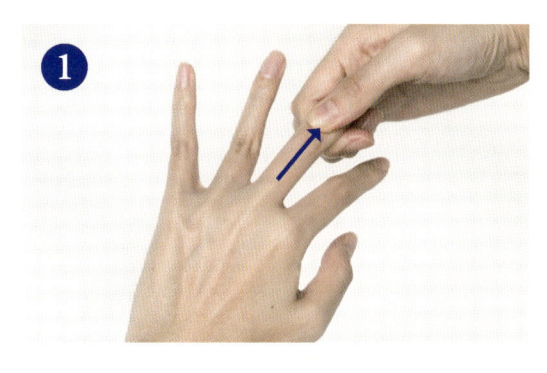

① 拉伸手指

右手塗抹按摩油，從指尖往手腕的方向輕撫。接著，用右手的姆指與食指夾住左手的手指，輕輕向外拉伸。緩緩地依序拉伸所有的手指。

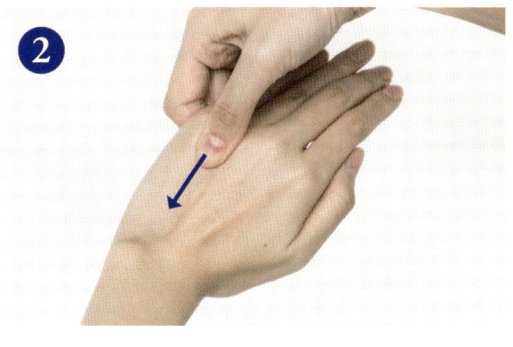

② 按摩手背溝

用右手姆指，從掌指關節處往手腕的方向，輕撫手背骨頭與骨頭間的溝縫處。

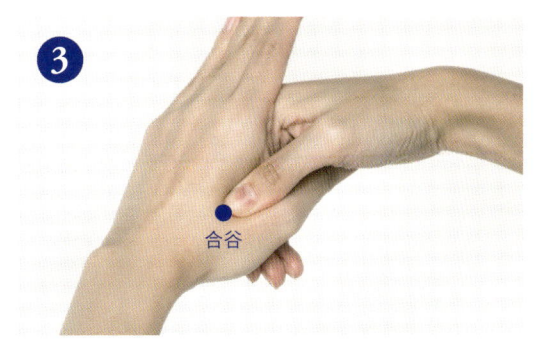

③ 按壓合谷穴

用右手姆指按壓位於左手虎口的「合谷穴」。最後再重複一次，從指尖往手腕方向輕撫的動作。換手進行相同步驟。

⚠ 注意　孕婦請勿按壓合谷穴。

Nail Care

預防指尖乾燥的指甲按摩

指甲上出現直紋、指甲變薄或變得黯淡無光等,隨著年齡增長,指甲也會跟著產生變化。但只要確實按摩甲緣與甲面,就能有助維持指甲的健康。推薦在泡澡後或是在手浴(參考30頁)之後按摩指甲,效果更佳。

RECIPE

基底油 ……… 5ml
精油(薰衣草)……… 2滴
※使用檸檬精油會更有效。

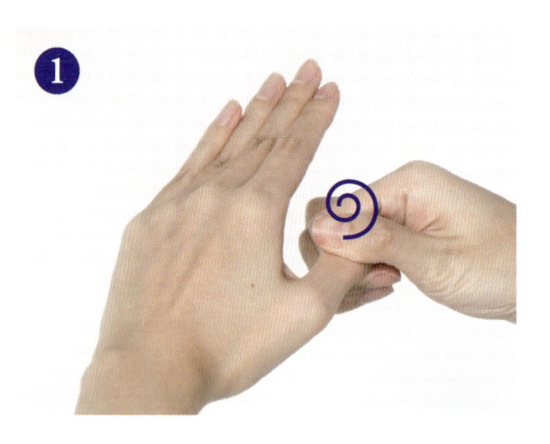

① 按摩甲面與甲緣

右手塗抹按摩油,從指尖往手腕的方向輕撫。接著,用右手的姆指和食指,以畫圈的方式輕撫甲面與甲緣。

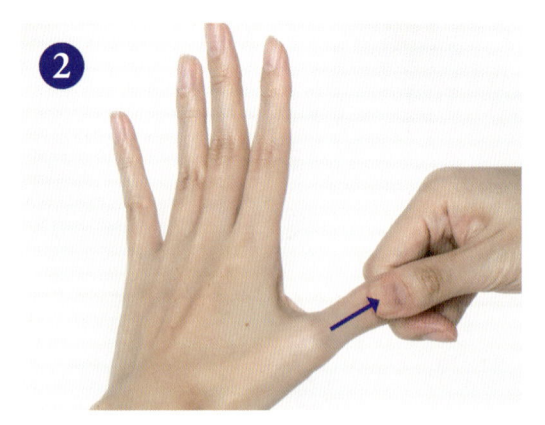

② 拉伸手指

用右手的姆指與食指夾住左手的手指,輕輕向外拉伸。依序拉伸所有的手指。最後再重複一次,從指尖往手腕方向輕撫的動作。換手進行相同步驟。

Hair Care

呈現光澤秀髮的頭皮按摩

　　有健康的頭皮才能長出光澤秀髮，務必切記定期按摩頭皮，每天梳頭也能促進血液循環。此外，一旦生活習慣不佳，不只是皮膚，就連頭皮也會受到影響，必須多加留意。進行頭皮按摩時，如果在意精油留在頭皮的油膩感，可以在洗頭前按摩，靜置15分鐘後再沖水即可。

RECIPE

基底油 ……… 5ml
※使用山茶花油（椿油）會更有效。
精油（快樂鼠尾草或天竺葵或薰衣草）……… 1滴

⚠ 注意　懷孕中或月經期間，請避免使用快樂鼠尾草。

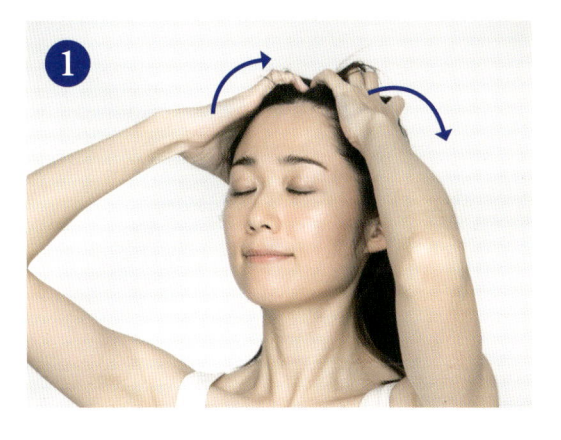

① 從頭部前方按摩至後腦勺

將雙手的五根手指沾取按摩油，輕輕張開手指，以指尖稍微施加力道，像梳頭般從頭部前方往後腦勺輕撫整個頭部。

⚠ 注意　指甲較長的人，小心別劃傷頭皮。

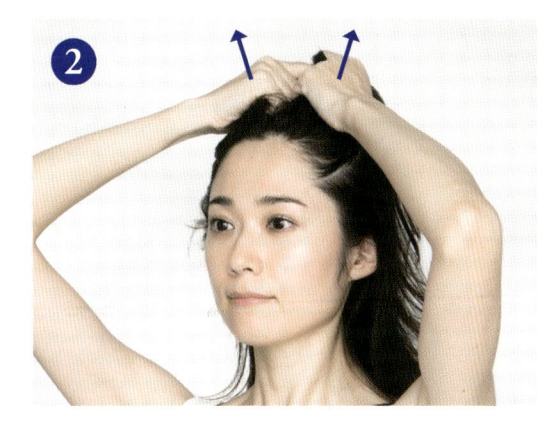

② 拉伸毛髮

同樣張開手指，用手抓住髮根往上拉伸。並慢慢移動手指的位置，按摩整個頭部。

Hair Care

避免落髮的頭皮按摩

　　為了避免落髮，確實按摩頭皮和促進血液循環非常重要。不僅是年齡增長，產後、生病等各種因素也可能導致落髮，不過，現在許多人落髮的主因似乎是壓力。請試著把能一邊享受香氣一邊放鬆心情的頭皮按摩，加入一天的保養行程中吧！

RECIPE

基底油 ……… 5ml　※使用山茶花油（椿油）會更有效。
精油（快樂鼠尾草或薰衣草或迷迭香）……… 1滴

⚠ 注意　懷孕中或月經期間，請避免使用快樂鼠尾草。高血壓、癲癇或懷孕中，請避免使用迷迭香。另外，此按摩有提神醒腦的效果，有睡眠障礙者請勿在晚間進行。

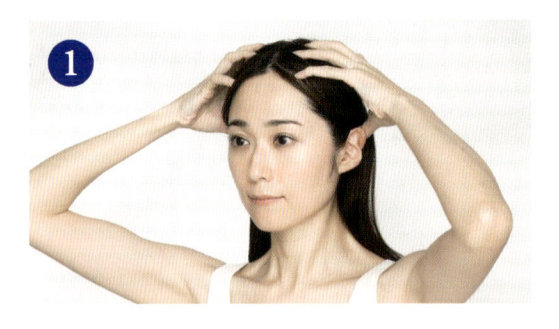

① 按摩頭皮

將雙手的五根手指沾取按摩油，輕輕張開手指，指腹貼緊頭皮，以畫小圓的方式按摩。並慢慢移動手指的位置，按摩整個頭部。過程中留意別讓指頭滑開，以免拉扯到頭髮。

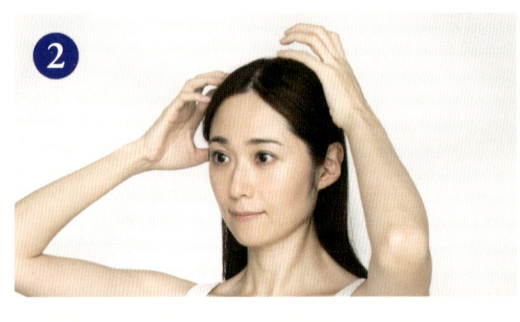

② 輕敲頭部

以指腹有節奏地輕敲整個頭部。

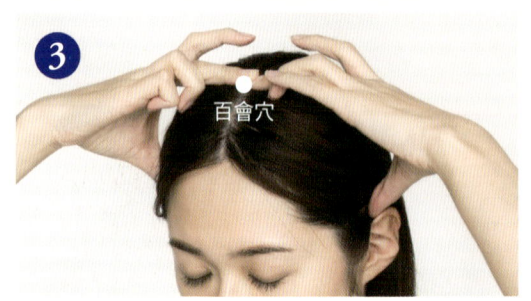

③ 按壓百會穴

用雙手的中指按壓位於頭頂正中央的「百會穴」。

Face Care

提亮肌膚的臉部按摩

假如肌膚明亮，就連皺紋看起來都獨具魅力，但一旦臉色黯沉，自然就容易顯老。只要透過日常按摩，促進血液循環，就能提升膚色的明亮度。此外，暢通淋巴能促進代謝老廢角質，使肌膚透出光澤。因此，建議每週一次使用去角質洗面乳等產品，效果會更好。

RECIPE

基底油 ……… 5ml
精油（天竺葵）……… 1滴

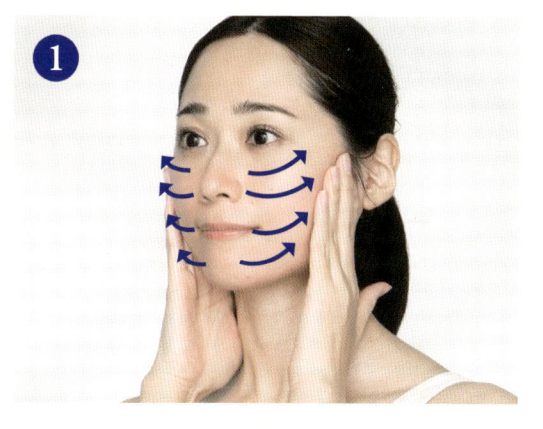

① 按摩全臉

雙手塗抹按摩油，手指貼緊臉部，從臉部中心往耳朵的方向輕撫。並慢慢移動手指的位置，依序按摩眼下、臉頰、下巴等整個臉部。

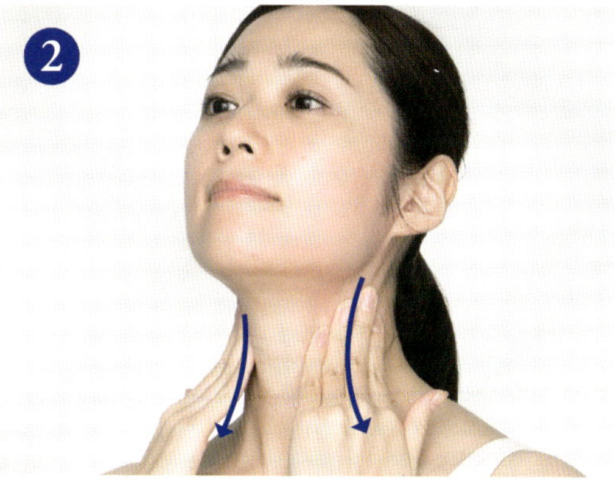

② 從耳朵按摩至鎖骨

微抬起下巴，像是用食指和中指把耳朵夾住般，順勢往鎖骨的方向輕撫。

Face Care

消除抬頭紋的臉部按摩

　　光滑飽滿的額頭能讓整張臉看起來容光煥發。為了避免抬頭紋生成，可以每天固定按摩額頭。由於額頭與頭皮相連，兩者一起按摩效果會更好，所以不妨連同159～160頁的步驟一起進行。此外，眉頭容易出力、習慣性挑眉的人更容易長抬頭紋，需多加留意。

RECIPE

基底油 ……… 5ml
精油（天竺葵）……… 1滴

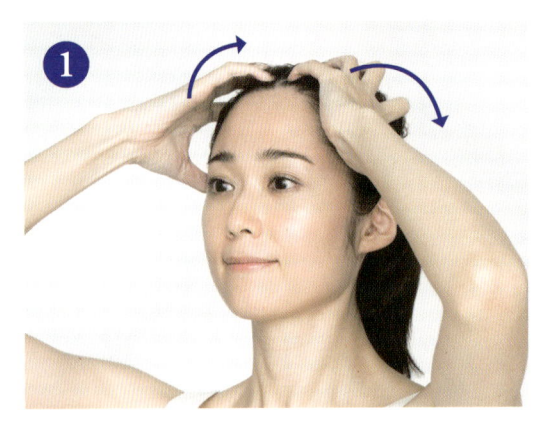

❶ 按摩整個頭部

雙手的五根手指沾取按摩油，輕輕張開手指，以指尖稍微施加力道，像梳頭般從頭部前方往後腦勺輕撫整個頭部。

⚠ 注意　指甲較長的人，小心別劃傷頭皮。

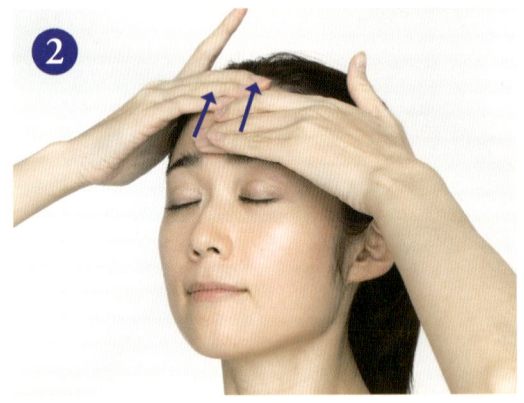

❷ 一邊拉提額頭一邊按摩

手指沾取按摩油，手指貼緊額頭，由下往上一邊拉提一邊按摩。

Face Care

消除魚尾紋的臉部按摩

笑起來時眼角的魚尾紋雖有魅力,但隨著細紋變多,還是會讓人在意。透過每天的保養,能有效預防皺紋的生長。眼周的皮膚非常薄又敏感,卸除眼妝時請盡量避免對肌膚造成負擔;按摩若過於用力,也會造成反效果,因此,請用比其他部位更為輕柔的力道來按摩眼周。

RECIPE

基底油 ……… 5ml
精油(天竺葵或乳香)……… 1滴

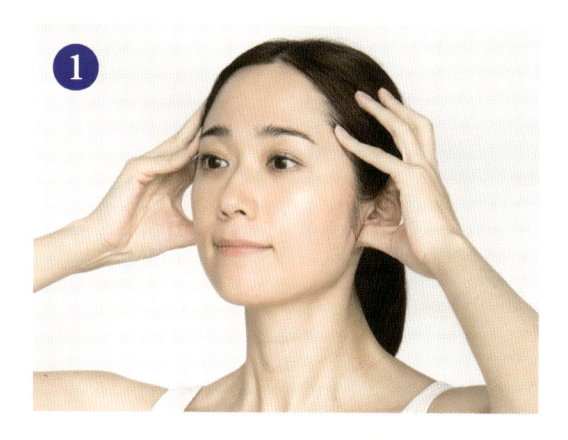

① 按摩頭皮

雙手的五根手指沾取按摩油,除了姆指的其他四指指腹緊貼頭部側邊,以畫圓的方式按摩頭皮。此時要小心別讓手指滑開,以免拉扯到頭髮。

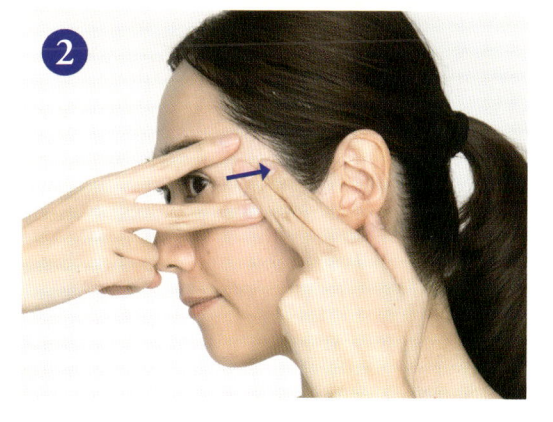

② 按摩眼尾

用食指和中指把魚尾紋的部位撐開,用另一隻手的食指與中指,像是要把皺摺燙平般,從眼尾往頭部的方向輕撫。另一邊也以同樣方式按摩。

⚠ 注意 請小心別讓按摩油流進眼睛裡。

第 8 章 抗老逆齡的芳香療法按摩 — 臉部按摩

163

Face Care

消除法令紋的臉部按摩

　　隨著年齡增長，肌膚失去彈性，法令紋就會變得明顯，就讓我們透過日常的保養來預防法令紋的生長吧。由於臉部的皮膚與頭皮是相連的，頭皮若太過緊繃也會影響到臉部，所以除了加強保濕，同時也要頻繁地按摩頭皮（作法參考159〜160頁）。

RECIPE

基底油 ……… 5ml
精油（天竺葵或乳香）……… 1滴

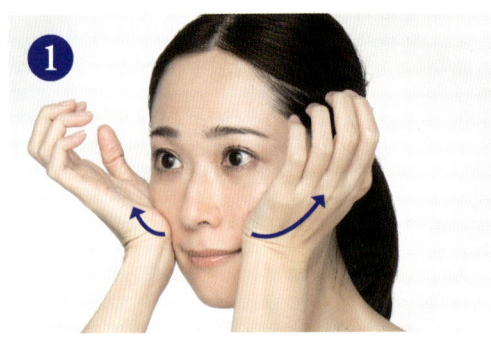

1 按壓顴骨

雙手塗抹按摩油，掌根（掌心與手腕的交界處）抵住顴骨的下方，從鼻翼兩側往耳朵的方向拉提顴骨。

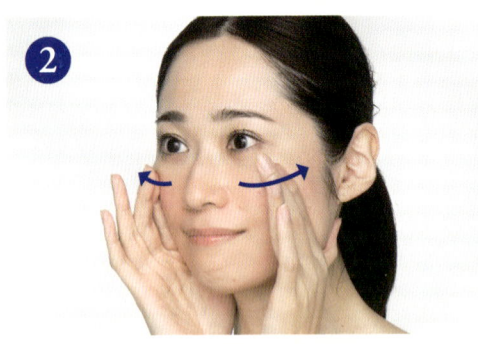

2 按摩全臉

手指抵住臉頰，像是要把法令紋往上拉提般，從鼻翼兩側往耳朵橫向輕撫。

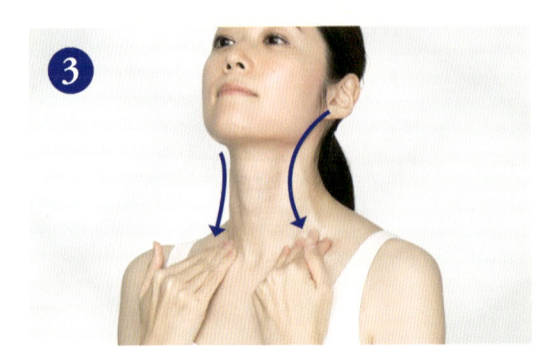

3 從耳朵往鎖骨的方向按摩

微抬起下巴，像是用食指和中指把耳朵夾住般，順勢往鎖骨的方向輕撫。按摩時請想像淋巴流動的感覺。

Eye Care

避免眼皮下垂的眼部按摩

覺得眼睛最近好像變小了嗎？這可能是眼皮下垂所致。在求助醫美之前，先從日常的保養來預防眼皮下垂吧！不過，眼周的皮膚很薄且非常敏感，千萬別為了想拉提眼皮，就用力按摩眼周。請透過每天溫和的按摩，來打造明亮的雙眸。

RECIPE

基底油 ……… 5ml

精油（快樂鼠尾草或薰衣草）……… 1滴

⚠ 注意 懷孕中或月經期間，請避免使用快樂鼠尾草。

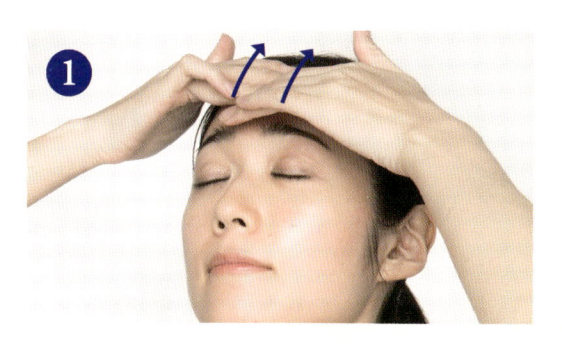

❶ 一邊拉提額頭一邊按摩

雙手塗抹按摩油，手指緊貼額頭，由下往上一邊拉提一邊按摩。

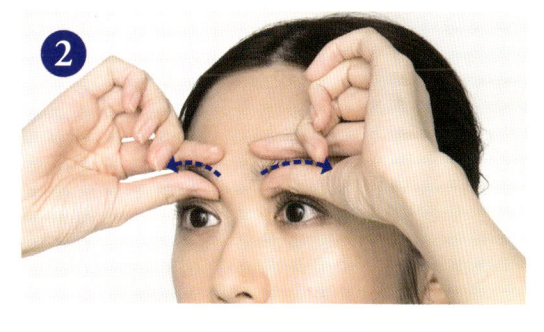

❷ 揉捏眉毛

用食指和拇指夾住眉毛，從眉頭往眉尾的方向，慢慢地一邊捏揉一邊移動手指。

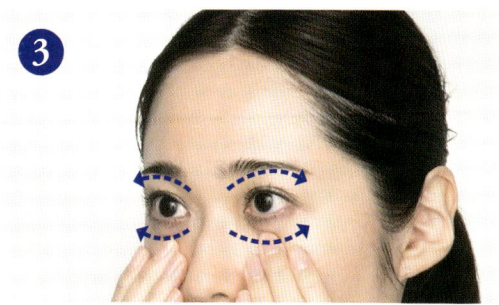

❸ 輕壓眼周的骨頭

用中指抵住眼眶下的骨頭，從臉部內側往外側輕壓；眼眶上方同樣地以姆指輕壓。最後，從眼頭往眼尾的方向，輕撫眼睛的上下方。

⚠ 注意 請小心別讓按摩油流進眼睛裡。

Neck Line Care

緊實拉提的頸部按摩

　　頸部的皮膚很薄，一旦乾燥就容易產生小細紋。即便平常有確實做好臉部保養和防曬，但大家都很容易忘記頸部的護理，所以請把頸部當作是臉的一部分，在臉部擦化妝水、乳液和防曬霜時，也要記得帶到頸部。另外，低頭的時間越長，越容易生成頸紋，平常得隨時提醒自己將頭抬高。

RECIPE

基底油 ……… 5ml
精油（天竺葵或乳香）……… 2滴

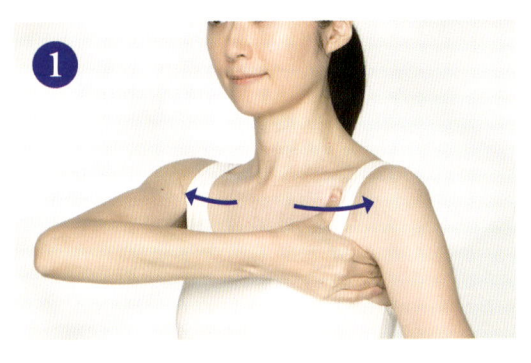

1. 從鎖骨下方按摩至腋下

手上塗抹按摩油，把姆指以外的四指伸進腋下，用姆指從鎖骨下方往腋下的方向輕撫，並略微施力。左右邊的動作皆相同。

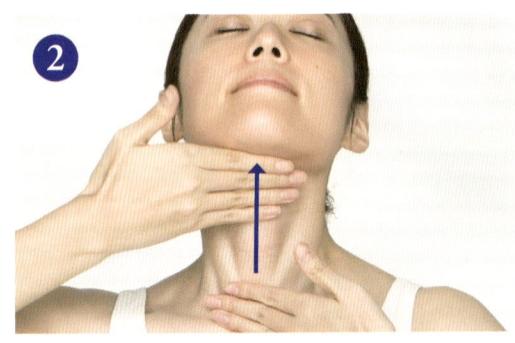

2. 從下往上按摩頸部

微抬起下巴，用姆指以外的四指，左右交互從頸部下方往上方輕撫。

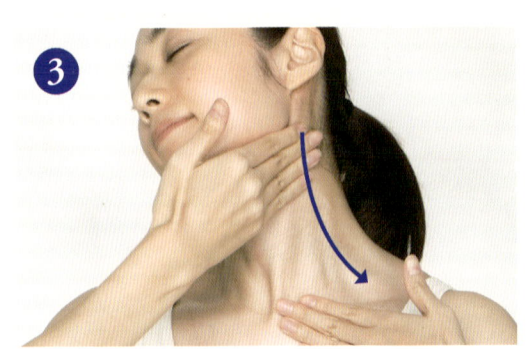

3. 按摩頸部左右側

頭略微往右傾斜時輕撫頸部左側，往左傾斜時輕撫頸部右側。

Face Line Care

打造小v臉的下顎按摩

　　如果下顎曲線清晰，臉的五官也會變得立體，看起來會更年輕。臉部和脖子的界線愈來愈模糊，不僅是皮膚鬆弛所致，也可能與淋巴阻塞有關。請把下顎按摩加入每天的保養行程中，打造清晰的臉部線條，同時獲得紅潤的好氣色吧！

RECIPE

基底油 ……… 5 ml
精油（天竺葵或乳香） ……… 1滴

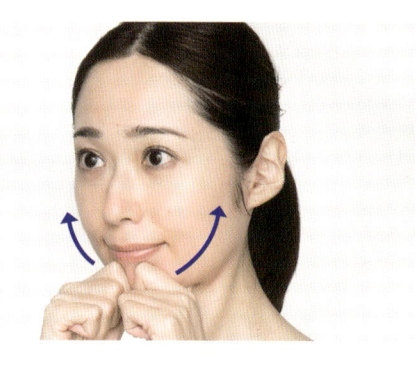

① 按摩下顎

雙手塗抹按摩油，將食指和姆指像是夾住下顎般，從下巴往耳朵的方向輕撫。請想像阻塞的淋巴流動的樣子，用姆指指腹稍微施力按壓。

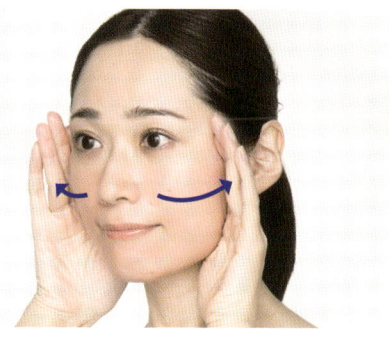

② 按摩全臉

食指抵住臉頰，從臉部內側往外側的方向輕撫。此時可想像淋巴緩慢流動的樣子。

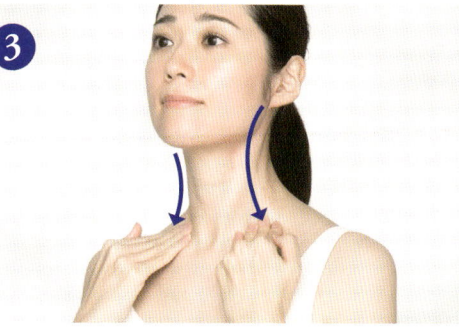

③ 從耳朵按摩至鎖骨

微抬起下巴，像是用食指和中指把耳朵夾住般，順勢往鎖骨的方向輕撫。

第 8 章　抗老逆齡的芳香療法按摩 ── 下顎按摩

Bust Care

維持彈性的胸部按摩

　　想要胸部緊緻有彈性，關鍵在於做好保濕和適度的按摩。下垂後的胸部沒辦法恢復原狀，因此必須趁早開始進行保養。另外，適度的運動、穿符合胸形的內衣也很重要。按摩時，選用具有調整女性荷爾蒙分泌作用的精油，能發揮更好的效果。

RECIPE

基底油 ……… 5ml
精油（快樂鼠尾草或天竺葵）……… 2滴

⚠ 注意 懷孕中或月經期間，請避免使用快樂鼠尾草。

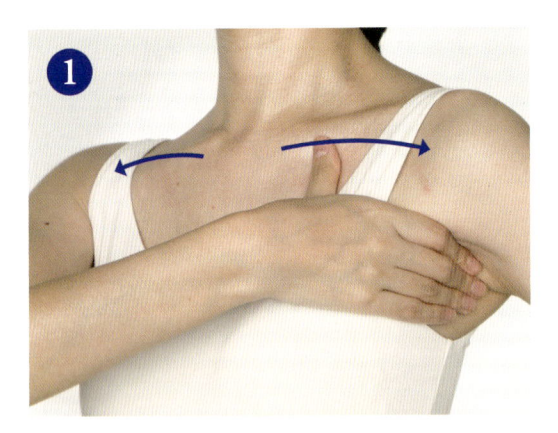

① 從鎖骨下方按摩至腋下

手上塗抹按摩油，把姆指以外的四指伸進腋下，用姆指從鎖骨下方往腋下的方向輕撫，並略微施力。左右邊的動作皆相同。

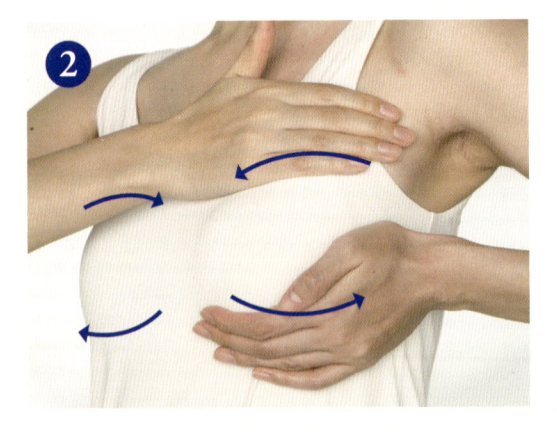

② 按摩胸部上下側

雙手掌心分別放置在乳房的上下側，以畫圓的方式輕撫。左右邊的動作皆相同。

⚠ 注意 請小心別讓按摩油碰到乳頭。

Mental Health Care

緩解更年期的安撫按摩

　　與青春期相同，隨著年齡增長，每個人都會迎來更年期。而且不僅是女性，男性也是如此。更年期症狀不盡相同，但情緒不穩定幾乎是所有人的共通問題。在這段期間，切記放寬心、避免累積壓力。建議在日常中留出時間享受香氣的滋養，以輕鬆愉悅的方式度過更年期。

RECIPE

基底油 ……… 5ml
精油（快樂鼠尾草或天竺葵）……… 2滴

⚠ 注意　懷孕中或月經期間，請避免使用快樂鼠尾草。

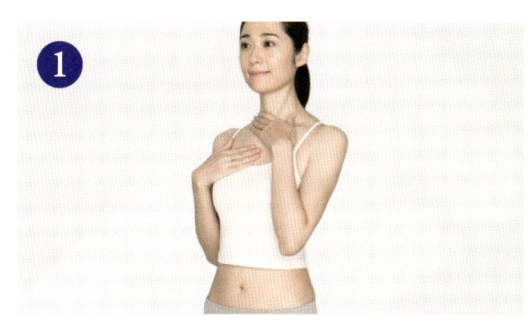

① 按摩上半身

雙手塗抹按摩油，輕撫頸部、胸口、胸部、腹部等整個上半身。請以自己覺得舒服的力道，一邊大口慢慢深呼吸，一邊按摩上半身各處。

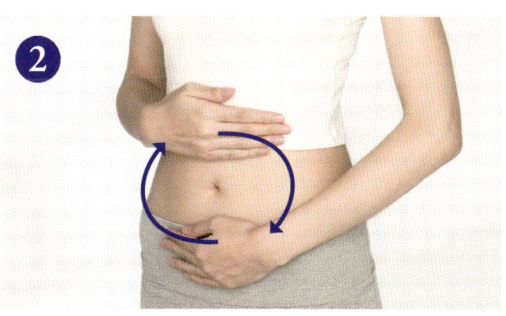

② 按摩腹部

以肚臍為中心，想像要讓腹部變溫暖的感覺，用掌心以順時針方向輕撫整個腹部。

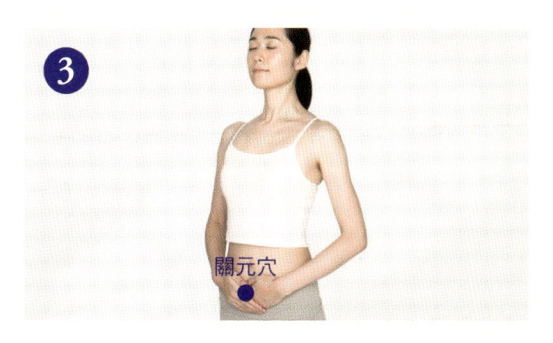

③ 雙手蓋住關元穴並深呼吸

把手放在距離肚臍下四根手指頭的位置（此處有個「關元穴」），閉上眼睛、深呼吸2～3次。

關元穴

第8章　抗老逆齡的芳香療法按摩　—　安撫按摩

Night Care

提升睡眠品質的舒眠按摩

　　隨著年紀增長，難以入睡和過於早起的症狀似乎有愈來愈嚴重的傾向。為了改善睡眠品質，除了在白天適當地活動筋骨、不攝取過多的咖啡因，睡前也要盡量避免使用手機。此外，在睡前儀式裡加上能幫助進入深層睡眠的按摩流程吧！

RECIPE

基底油 ……… 5ml
精油（薰衣草）……… 2滴

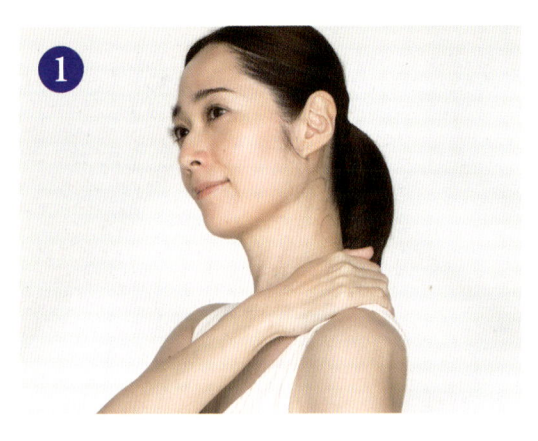

① 從後頸輕輕揉捏到肩膀和手臂

手上塗抹按摩油，以掌心輕柔地輕撫頸部、胸口和手臂等會感到舒服的部位。並且從後頸、肩膀到手臂，輕輕地揉捏。請利用整個掌心，以自己感到舒服的力道進行按摩。左右邊的動作皆相同。

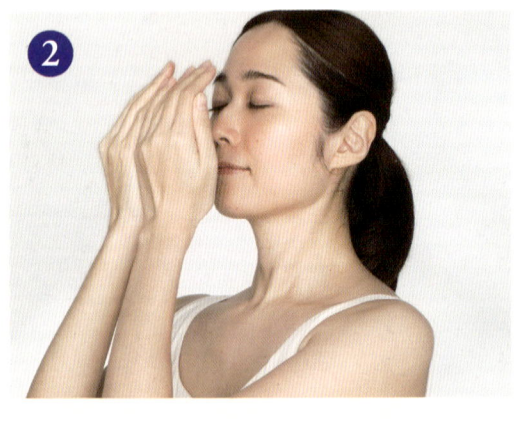

② 雙手掌心靠近臉部深呼吸

將雙手掌心靠近臉部，閉上眼一邊感受精油的香氣，一邊深呼吸2～3次。

第 9 章

簡單DIY！
精油保養品與日用品

Handmade cosmetics and household goods

用精油以及基底油製成的保養品以及日用品，
其實，可以利用非常簡單的材料和工序自製。
很多種類的精油，都含有大量對肌膚有益的成分，
或者具有抗菌、消臭等對家事有幫助的成分，請務必加以活用。
使用自己喜愛的香氣製作的用品，
一定能夠讓生活更添樂趣。

保養品&日用品的常用基本材料

MATERIALS

> 基本材料是指用來製作保養品或日用品,讓精油的功能可以活用在日常生活中的材料。運用各自的特性,根據需要的目的以及用途區分挑選即可。

使用精油的時候必須與基本材料混合

精油是將植物成分濃縮成裝在小瓶子中的高濃度精華。因此,在自製保養品時,需要將精油稀釋到安全的濃度。另外,在家事清潔用品等日用品中加入精油時,為了方便使用,需要混合非精油材料。掌握各種基本材料的特性,可以讓我們正確製作精油保養品以及日用品,並安心使用。

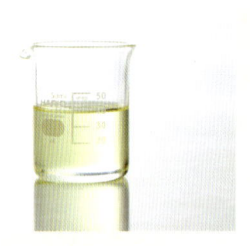

● 基底油

基底油是精油保養品中最常使用的基本材料。選用適合膚質與目的的基底油,可以讓效果變得更好。請參考第4章中的詳細說明。

保存方法

開封前與開封後都要保存在陰涼處,開封後請儘快使用完畢。

主要購買地點

芳療專賣店

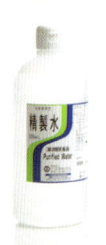

● 純水或蒸餾水

指去除不純物質後,高純度的水。製作精油保養品時,請使用純水或蒸餾水。自來水中含有不純物質,所以保存期限會縮短。

保存方法

開封前保存在陰涼處,開封後放入冰箱保存,請儘快使用完畢。

主要購買地點

藥局・商場

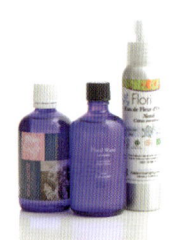

● 純露(芳香蒸餾水)

純露是利用蒸氣蒸餾法(參考18頁)從植物中萃取精油的同時取得的液體。含有植物中的水溶性芳香成分,也能夠當作化妝水。

保存方法

開封前保存在陰涼處,開封後放入冰箱保存,請儘快使用完畢。

主要購買地點

芳療專賣店

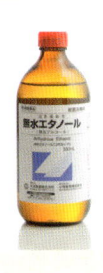

● **無水酒精**

無水酒精是酒精的一種，為無色透明的液體。因為精油不溶於水，製作室內噴霧等時，先將精油溶解在少量的無水酒精中，才能與水混合。

保存方法

栓緊瓶蓋，保存在陰涼處。請在使用期限內使用完畢。

主要購買地點

化工行・藥局

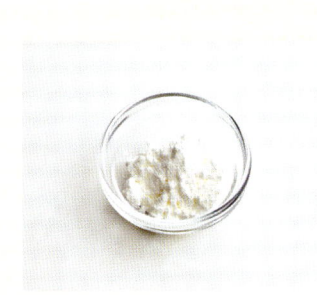

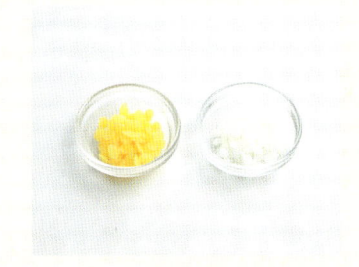

● **蜜蠟**（Beeswax）

蜜蜂在製作蜂巢時分泌的動物性天然蠟。未精製的蜜蠟是黃色的，精製後的蜜蠟是白色的。蜜蠟具有優越的保濕性，用來凝固油液，做成乳霜。

保存方法

開封前、後都要保存在陰涼處，開封後裝入密封的袋子或容器。

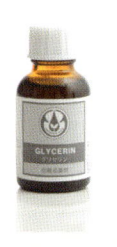

主要購買地點

芳療專賣店・化工行

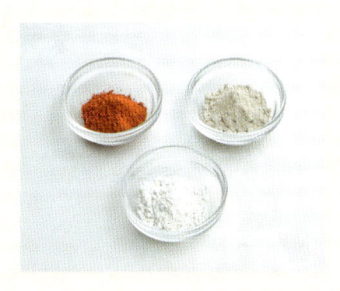

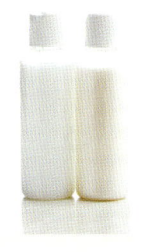

● **礦泥土**

火山泥、冰河泥等從礦物中開採的泥土總稱，有高嶺土和蒙脫石等種類。吸附水分和油分的能力強，多用在製作泥狀面膜中。

保存方法

裝入可密封的袋子或容器裡，保存在陰涼處。避免接觸濕氣。

主要購買地點

芳療專賣店・化工行

● **玉米粉**

以玉米為原料，無味的白色粉末。雖然可以做為料理材料使用，不過本章中是用來製作爽身粉，也可以用太白粉替代。

保存方法

裝入可密封的袋子或容器裡，保存在陰涼處。避免接觸濕氣。

主要購買地點

食品店・芳療專賣店

● **甘油**

甘油是從油脂以及脂肪中取得的無色透明液體，略有黏稠感。因為甘油具有保濕性，又是水溶性，所以經常被使用於化妝水等各種化妝品中。

保存方法

開封前與開封後都要保存在陰涼處，請在使用期限內使用完畢。

主要購買地點

藥局・芳療專賣店・化工行

● **無香精洗髮劑**
（洗髮精・護髮乳）

指沒有使用香料的洗髮精和護髮乳。可以根據目的和喜好添加精油，簡單享受製作特製香氣的樂趣。

保存方法

開封前與開封後都要保存在陰涼處，請在使用期限內使用完畢。

主要購買地點

芳療專賣店・化工行

第9章　簡單DIY！精油保養品與日用品　常用基本材料

173

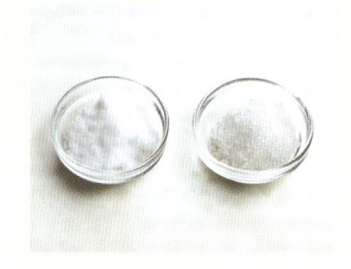

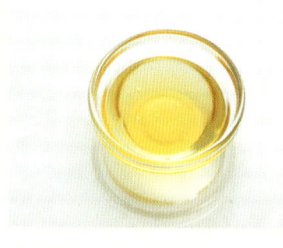

● 天然鹽

含有豐富礦物質的海鹽或者岩鹽等。天然鹽具有溫暖身體的發汗作用，因此適合做為入浴劑使用。顆粒細小的天然鹽也能夠做成去角質的磨砂膏。

保存方法

裝入可密封的袋子或容器裡，保存在陰涼處。避免接觸濕氣。

主要購買地點

食品店・芳療專賣店

● 蜂蜜

蜂蜜是蜜蜂從植物的花蕊中採收，儲藏在蜂巢裡的蜜。其成分多為糖分，營養價值高，能夠食用也能做為藥物。具有保濕以及緩解發炎的功效。

保存方法

裝入可以密封的容器裡，保存在陰涼處。請在使用期限內用完。

主要購買地點

食品店

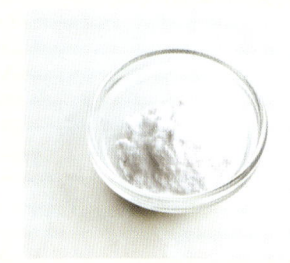

● 小蘇打粉

小蘇打粉也就是碳酸氫鈉，是無臭的白色粉末。具有讓肌膚變得柔軟光滑，以及吸收難聞味道的功效，所以也能夠用於家事清潔用品。

保存方法

裝入可以密封的袋子或容器裡，保存在陰涼處。

主要購買地點

藥局・食品店・芳療專賣店

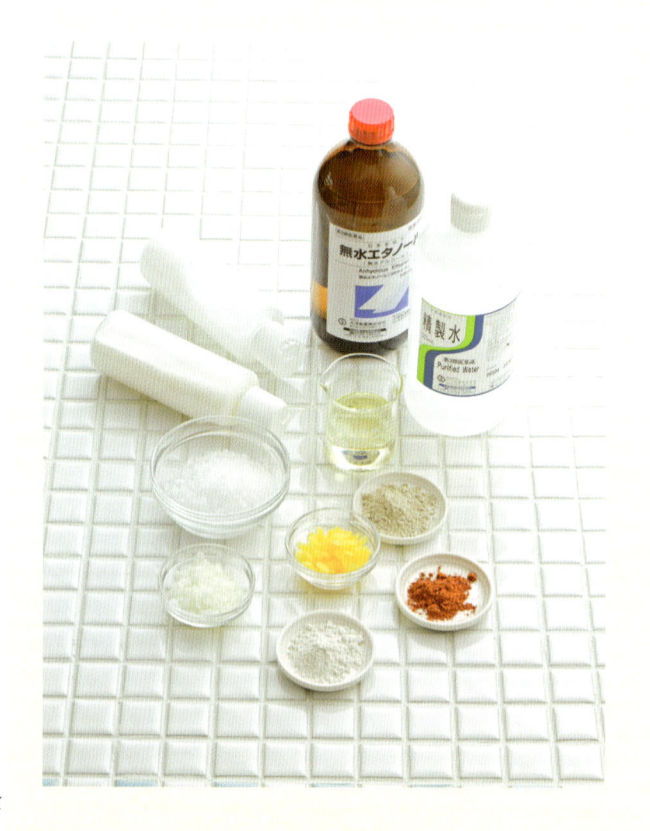

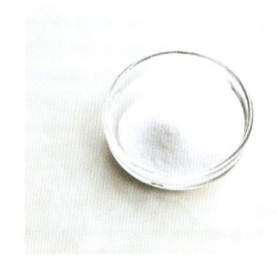

● 檸檬酸

這是一種柑橘類中含有的酸味成分，為無臭無味的白色粉末。本章中，將檸檬酸與小蘇打粉以及天然鹽等混合，做為發泡浴鹽使用。

保存方法

裝入可密封的袋子或容器裡，保存在陰涼處。避免接觸濕氣。

主要購買地點

藥局・芳療專賣店

適合不同膚質的精油與基底油

為了提高自製保養品的功效，以下針對不同膚質，提供建議的精油與基底油品項。請考慮自己喜歡的香氣等因素，挑選出理想的精油與基底油吧！

● 精油（參考第3章37～76頁）

中性肌膚	乾燥肌膚	油性肌膚	熟齡肌膚	敏感肌膚
羅馬洋甘菊 天竺葵 橙花 乳香 薰衣草 奧圖玫瑰	羅馬洋甘菊 檀香 摩洛哥茉莉 天竺葵 橙花 乳香 安息香 奧圖玫瑰	絲柏 雪松 杜松 尤加利 檸檬 迷迭香	橙花 乳香 沒藥 奧圖玫瑰	橙花 薰衣草

● 基底油（參考第4章77～86頁）

中性肌膚	乾燥肌膚	油性肌膚	熟齡肌膚	敏感肌膚
所有的基底油	甜杏仁油 荷荷芭油	葡萄籽油	摩洛哥堅果油 昆士蘭堅果油	杏桃仁油

適合製作日用品的精油

打掃用的家事清潔用品，能夠發揮精油所具備的殺菌、除臭、驅蟲等效果。清新的草本香氣或柑橘香氣，還能讓人放鬆心情。

具有殺菌作用的精油	具有消臭作用的精油	具有驅蟲作用的精油
葡萄柚　　檸檬 杜松　　　檸檬香茅 茶樹 尤加利 薰衣草	絲柏 佛手柑 尤加利 薰衣草 檸檬香茅	絲柏　　　香蜂草 杜松　　　尤加利 天竺葵　　薰衣草 茶樹　　　檸檬 胡椒薄荷　檸檬香茅

⚠ 使用自製保養品與日用品時的注意事項　　　　PRECAUTIONS

● 塗抹於身體的精油保養品，使用前請進行肌膚過敏測試（參考22頁）。如果肌膚發生搔癢以及發炎等問題時，請立即用大量流水沖洗，並停止使用該保養品。

● 使用自製的精油保養品和日用品，請自行承擔責任。當作禮物送給家人或親友等的時候，也請務必告知對方這一點。如果要販賣或者提供給一般民眾使用，必須取得藥事法相關許可。

175

讓過程更順手的基本工具

TOOLS & CONTAINERS

在自製精油保養品與家事用品之前，首先要備齊必要的用具。準備好之後再開始，能夠讓之後的工序變得順暢。

❶ 燒杯

計量以及混合材料時使用。製作本章中介紹的分量時，請準備20ml、50ml和100ml的燒杯。

❷ 攪拌棒

混合攪拌液體材料時使用的玻璃棒。雖然可以用其他物品替代，但是因為使用頻率高，所以請與燒杯一起準備好。

❸ 量匙

計量材料時使用。不鏽鋼製或者陶製的皆可，有大匙（15ml）和小匙（5ml）會比較方便。

❹ 磅秤

計量材料時使用。本章中，大多是秤小分量的重量，所以使用數位式的磅秤比較方便。

❺ 耐熱量杯

製作乳霜的工序中，將蜜蠟放入溫水時使用。

❻ 研缽・研杵

製作泥漿面膜時使用。也可以用小型玻璃容器和刮刀等替代。

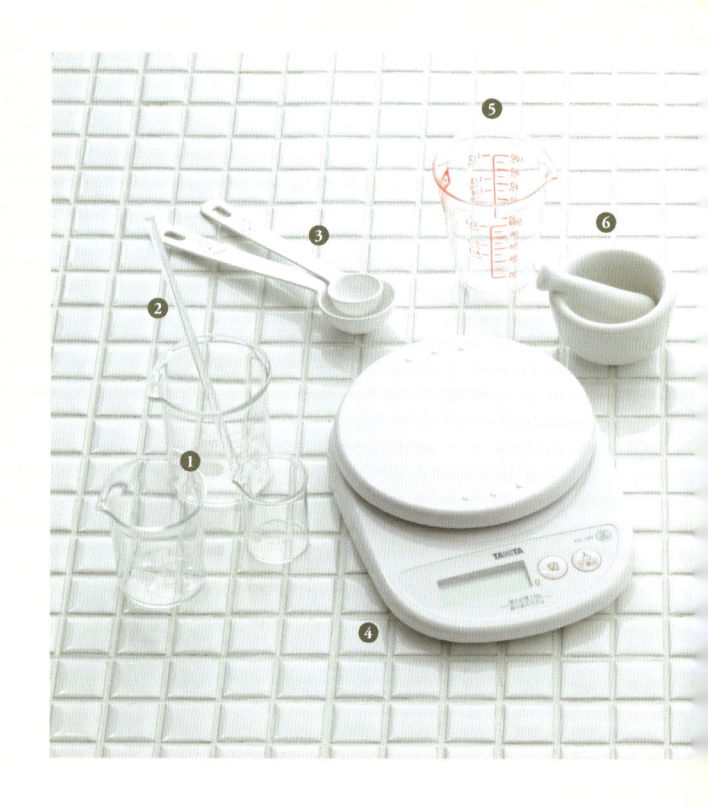

⚠ 工具使用前的消毒方式

● 酒精消毒

使用含有消毒用酒精（可以在藥局購買）的棉花或布等擦拭。不能用煮沸方式消毒的物品，也請用這個方法消毒。

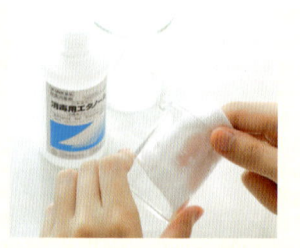

請準備好芳療專門工具
並澈底清潔與消毒

在此介紹的必備用具,可以在芳療專賣店、化工行、網路商店等買到。其中量匙、耐熱量杯等用具,雖然是做料理時也會使用的物品,但因為加入的材料用途不同,所以請將工具分為料理專用和芳療專用的,避免混用。除此之外,開始製作前,務必按照本章介紹的方法,將各種用具都消毒過再使用。

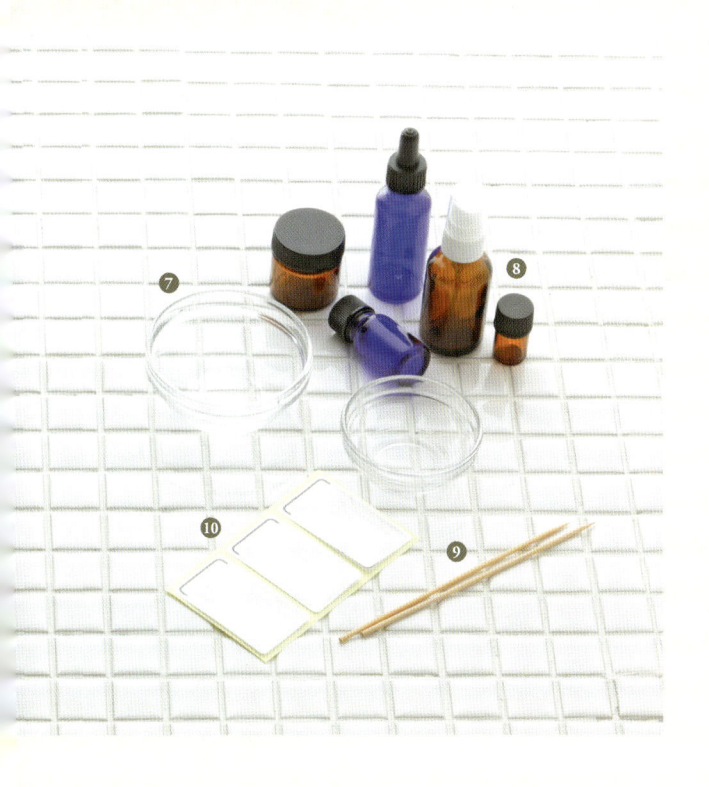

⑦ 玻璃容器

將精油和天然鹽或小蘇打粉等混合時使用。不要使用塑膠製的,請準備玻璃製的容器。

⑧ 保存容器

最好使用藍色或者棕色可以遮光的瓶子。按照用途選用細口瓶、廣口瓶或噴霧器等。

⑨ 竹籤

混合乳液時使用。製作極少量的乳液時,則可以使用牙籤。

⑩ 標籤貼紙

請記下自製精油用品的名稱、製作日期以及使用材料等,也方便確認保存期限。

DISINFECTION

●煮沸消毒

①準備大小能夠寬裕的放入待消毒物品的鍋子。②放入待消毒物品,加入能夠充分淹過這些物品的水。③開火煮沸,沸騰約5分鐘。④用夾子取出,放在乾淨的布巾上面,讓消毒好的物品乾燥。

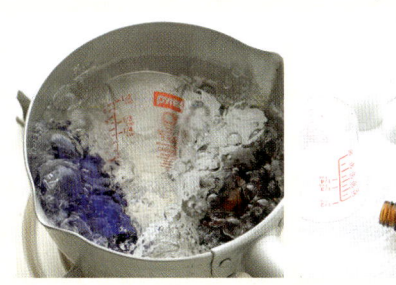

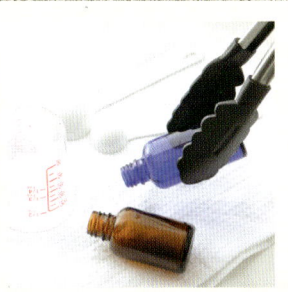

浴鹽

沐浴時被美好的香氣充分包圍，不僅能療癒一整天的疲勞，還能將身心狀態從緊繃的工作模式，切換到放鬆的休息模式。天然鹽具有促進排汗和溫暖身體的功效，請搭配喜愛的精油香氣，享受充滿樂趣的泡澡時光。

建議使用方法

● 將浴鹽加入浴缸的溫水中，確實攪拌後入浴。
● 沐浴時，雖然也可以將精油直接加入溫水中，但建議肌膚敏感者、兒童以及老年人等，將精油混合在天然鹽中使用。

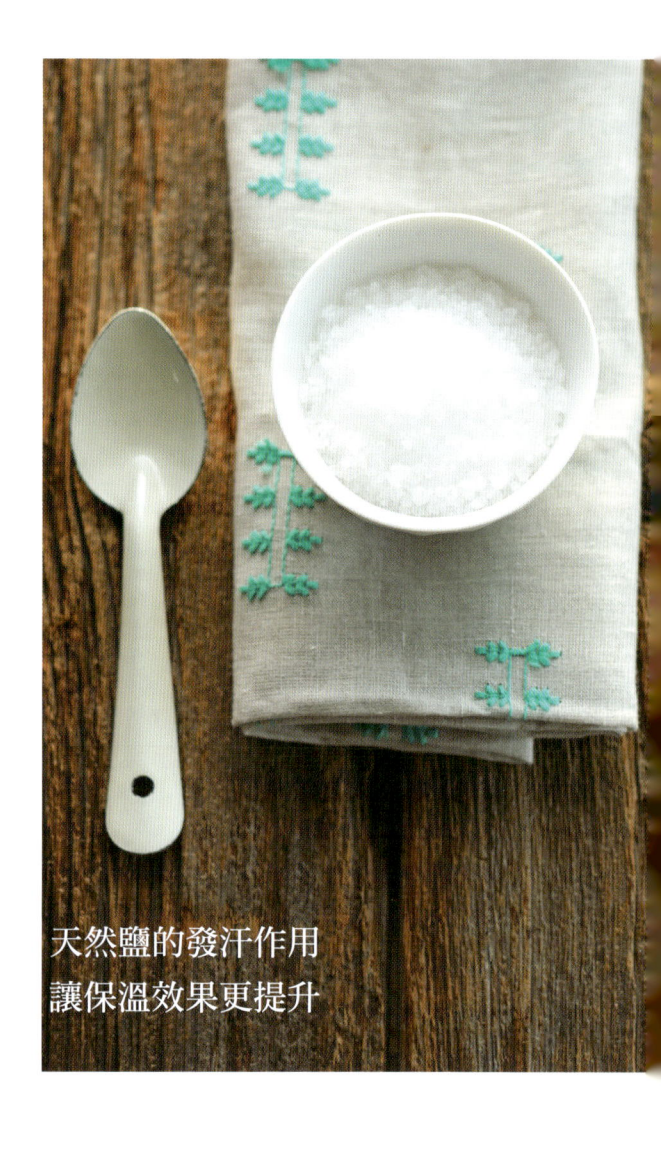

**天然鹽的發汗作用
讓保溫效果更提升**

● 製作方法

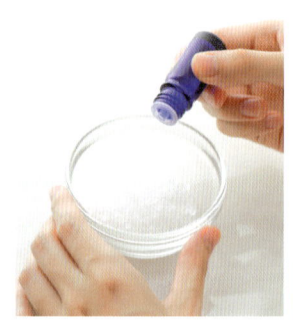

❶ 將天然鹽放入容器中，添加精油。
❷ 用攪拌棒混合均勻。

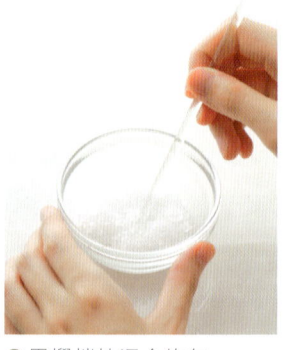

材料（一次的分量）

天然鹽	2大匙
精油	1～5滴

準備用具

玻璃容器／量匙／攪拌棒

保存方法／保存期限

裝入密閉容器，放置在陰涼處保存。在二週內使用完畢。

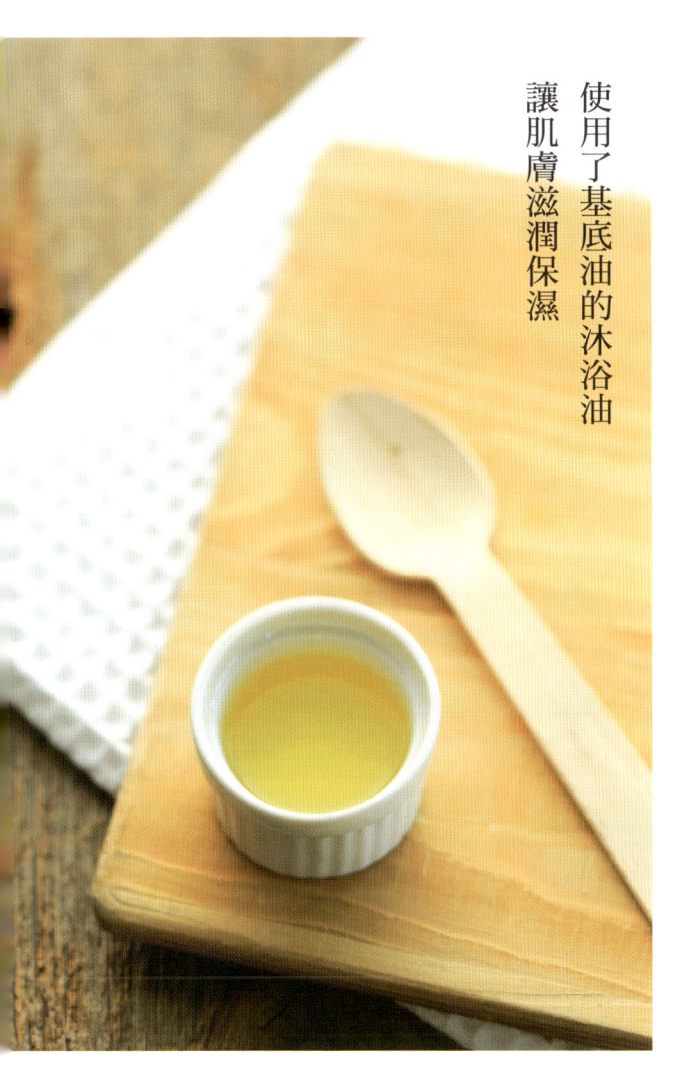

沐浴油

使用了基底油的沐浴油
讓肌膚滋潤保濕

想要滋潤全身肌膚時，推薦以植物油與精油調製而成的沐浴油。在瀰漫著香氣的浴室蒸氣中，慢慢深呼吸，不僅能吸收到香氛成分，而且能讓身心釋放出累積的緊張感。

建議使用方法

● 將沐浴油加入浴缸的溫水中，確實攪拌後入浴。
● 也建議使用蜂蜜以及日本酒等替代基底油，保濕效果佳。

● 製作方法

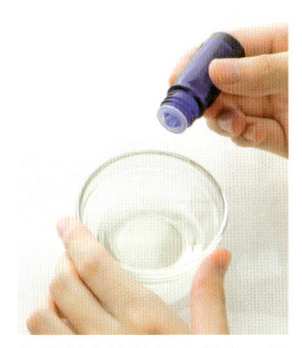

❶ 將基底油放入容器中，添加精油。
❷ 用攪拌棒混合均勻。

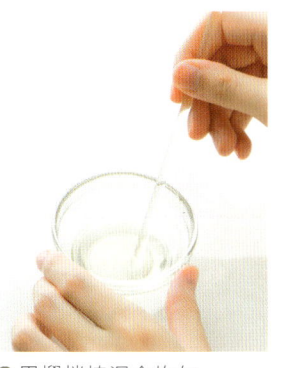

材料（一次的分量）

基底油	1大匙
精油	1～5滴

準備用具

玻璃容器／量匙／攪拌棒

保存方法／保存期限

裝入密閉容器，放置在陰涼處保存。在二週內使用完畢。

發泡浴鹽

投入溫水中後,會一邊產生細緻泡泡、一邊溶解的發泡浴鹽,不僅有宜人香氣,也能帶來視覺上的樂趣,讓平凡的泡澡時光變得快樂無比。尤其如果是和孩子一起泡澡,他們一定會非常開心。

咕嚕咕嚕冒出的泡泡
增添泡澡時的歡樂氣氛

● **製作方法**

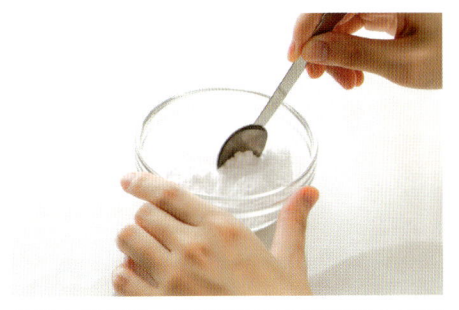

① 將小蘇打粉、檸檬酸以及天然鹽放入玻璃容器中混合均勻。

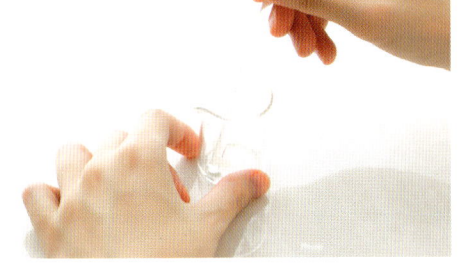

② 將無水酒精放入燒杯中,添加精油攪拌。

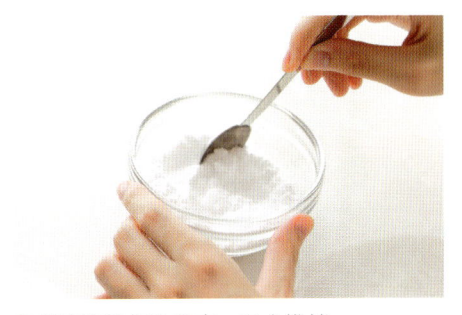

③ 將步驟②加入①中,混合攪拌。

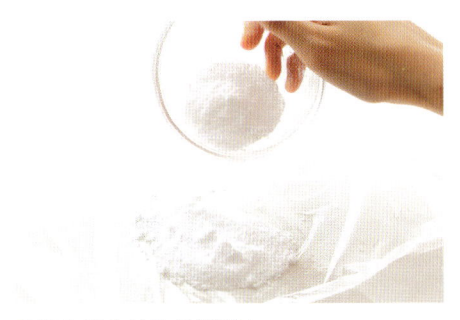

④ 將步驟③放入保鮮膜中。

⑤ 用保鮮膜包裹並壓緊,再用橡皮筋捆紮後放置一天。

材料(一次的分量)

小蘇打粉⋯⋯⋯⋯⋯⋯⋯⋯⋯⋯2.5大匙
檸檬酸⋯⋯⋯⋯⋯⋯⋯⋯⋯⋯⋯1/2大匙
天然鹽⋯⋯⋯⋯⋯⋯⋯⋯⋯⋯⋯1/2小匙
無水酒精⋯⋯⋯⋯⋯⋯⋯⋯⋯⋯⋯1小匙
精油⋯⋯⋯⋯⋯⋯⋯⋯⋯⋯⋯⋯1〜5滴

準備用具

玻璃容器/燒杯/量匙/攪拌棒/保鮮膜/橡皮筋

保存方法/保存期限

放置一天後必須立即使用。時間過久,發泡效果會變差。

建議使用方法

● 將發泡浴鹽加入浴缸的溫水中,確實攪拌後入浴。
● 建議與玫瑰以及薰衣草等乾燥香草混合,顏色也會變漂亮(但是,乾燥香草不溶於水,泡澡後請在放水前取出)。

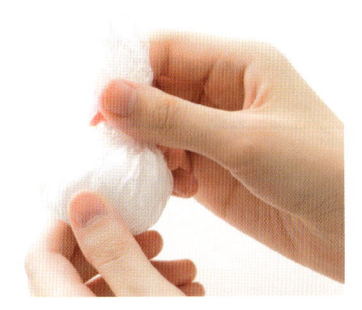

身體磨砂膏

適合護理粗糙肌膚以及橘皮組織

使用細小顆粒的天然鹽製成的身體磨砂膏，特別推薦用來護理背部的粗糙感以及手肘或膝蓋的暗沉。此外，對於臀部到大腿的橘皮組織也很有幫助，搭配葡萄柚等柑橘系精油一起使用，效果更佳。

建議使用方法

● 拿取適量，按摩粗糙、發黑以及橘皮組織等身體部位後，用溫水沖洗乾淨。
● 如果找不到顆粒細小的天然鹽，可將普通顆粒的天然鹽放入研缽，研磨成細緻狀態。

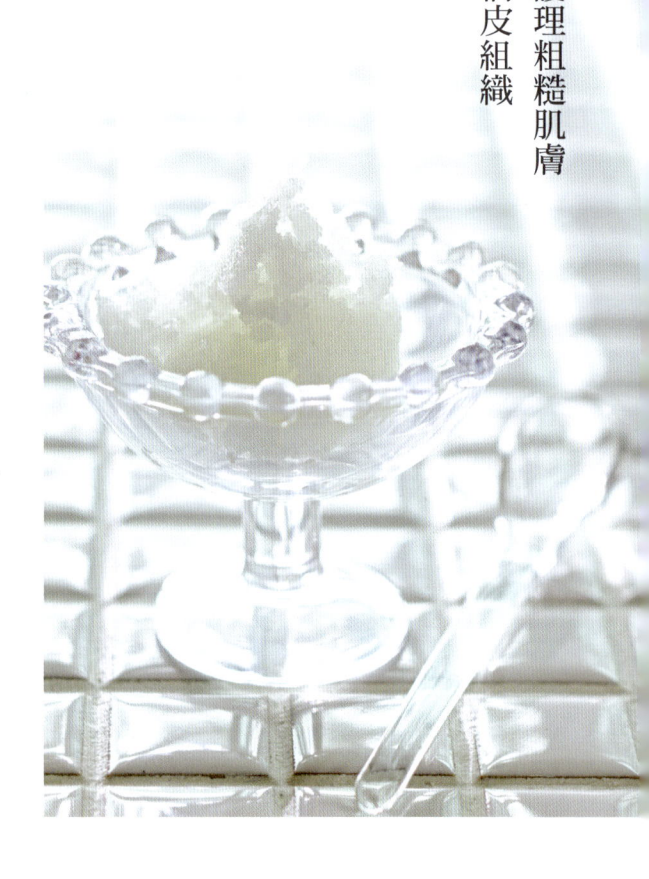

● 製作方法

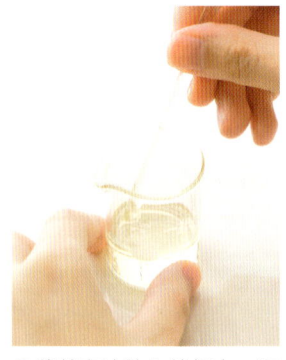

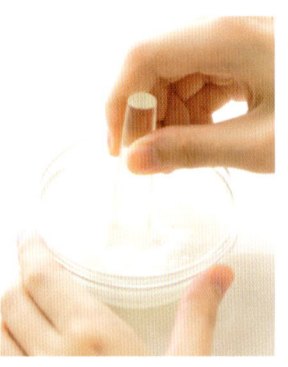

❶ 將基底油放入燒杯中，添加精油混合攪拌。
❷ 將天然鹽放入研缽中，加入步驟❶攪拌均勻。

材料（一次的分量）

天然鹽（細顆粒）⋯⋯⋯⋯2大匙
基底油⋯⋯⋯⋯⋯⋯⋯⋯⋯1大匙
精油⋯⋯⋯⋯⋯⋯⋯⋯⋯⋯5滴

準備用具

研杵・研缽／燒杯／量匙／攪拌棒

保存方法／保存期限

無法保存，須製作後立即用完。

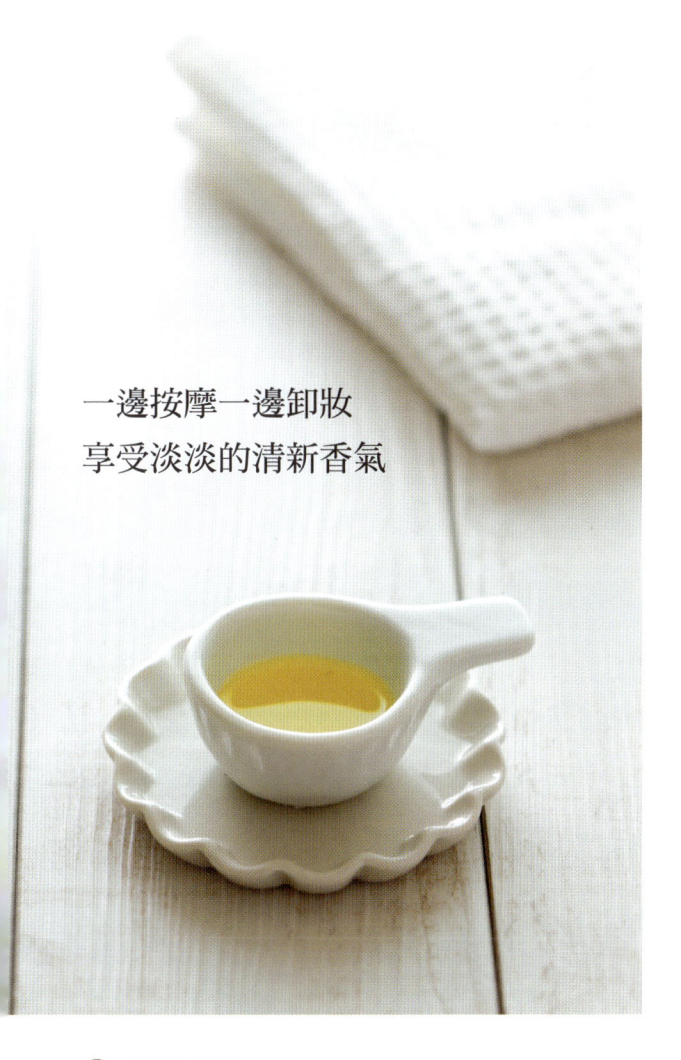

卸妝油

將這款卸妝油塗抹在臉上，輕輕按摩就能帶走彩妝和髒污。僅僅加入一滴讓人放鬆的精油，便能感受到輕柔的香氣並且舒緩情緒。說不定，「回到家，先卸妝」這樣的儀式，很快就會變成一種習慣呢。

建議使用方法

- 塗抹在沒有水分的肌膚上，讓彩妝浮起來後使用化妝棉擦拭，再用微溫的水沖洗。
- 注意不要讓卸妝油進入眼睛。
- 基底油接觸空氣容易氧化，所以請製作後立即使用完畢。

一邊按摩一邊卸妝
享受淡淡的清新香氣

● 製作方法

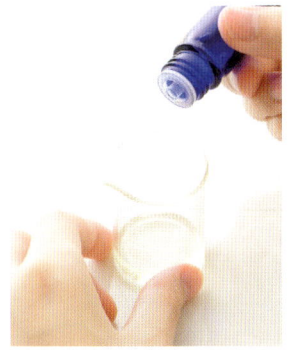

❶將基底油放入燒杯中，添加精油。
❷用攪拌棒混合均勻。

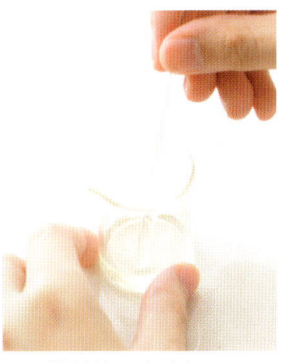

材料（一次的分量）

基底油	1小匙
精油	1滴

準備用具

燒杯／量匙／攪拌棒

保存方法／保存期限

無法保存，須製作後立即用完。

泥漿面膜

這是以礦泥土製成的泥狀面膜，充分利用了土質本身的吸附力和清潔力，針對毛孔粗大、黑頭粉刺等問題，能夠有效提升透明感，讓臉部肌膚看起來更明亮。

建議使用方法

● 洗臉後，避開眼睛以及嘴巴周圍，塗抹在整個臉部。變乾後用微溫的水沖洗，並且用化妝水等調理肌膚。
● 建議每週使用1～2次，不讓肌膚有負擔。如果感覺不舒服時，請立即沖洗。
● 也可以用甘油或基底油替代蜂蜜。

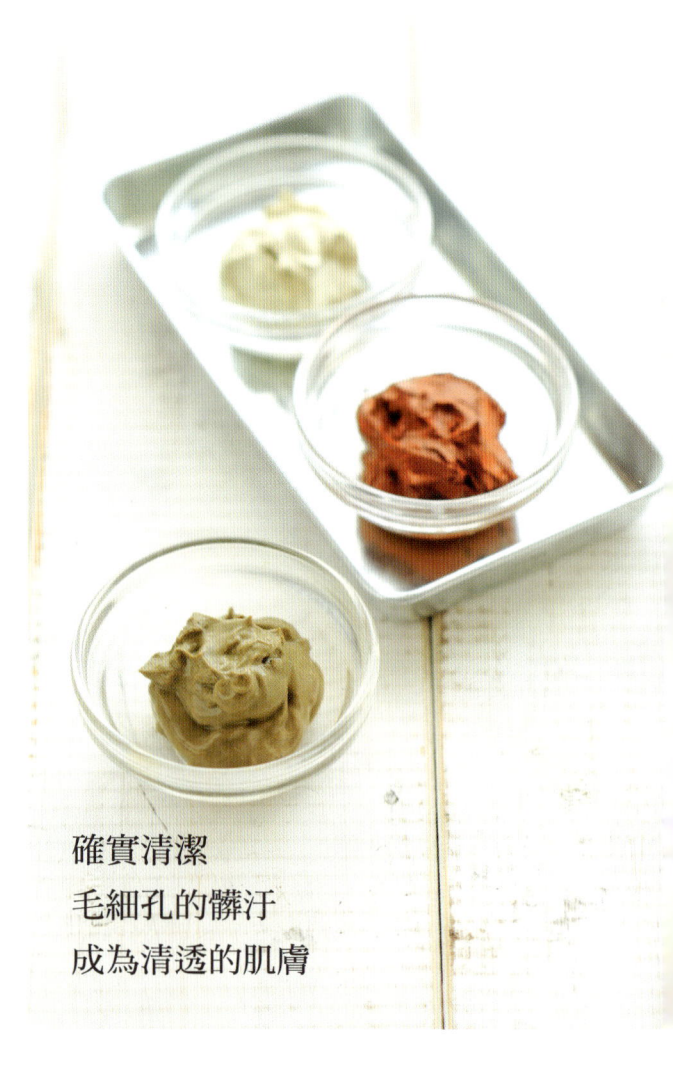

**確實清潔
毛細孔的髒汙
成為清透的肌膚**

● 製作方法

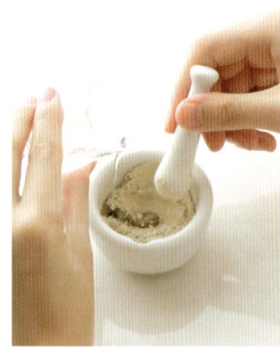

❶ 將礦泥土放入研缽，分次少量加入純水或者純露，混合攪拌。

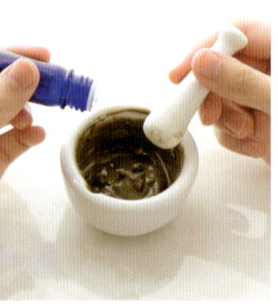

❷ 加入蜂蜜和精油後再混合攪拌。

材料（一次的分量）

礦泥土	1大匙
純水或純露	1/2大匙
蜂蜜	1小匙
精油	2滴

準備用具

研杵・研缽／量匙

保存方法／保存期限

製作後立即使用完畢。

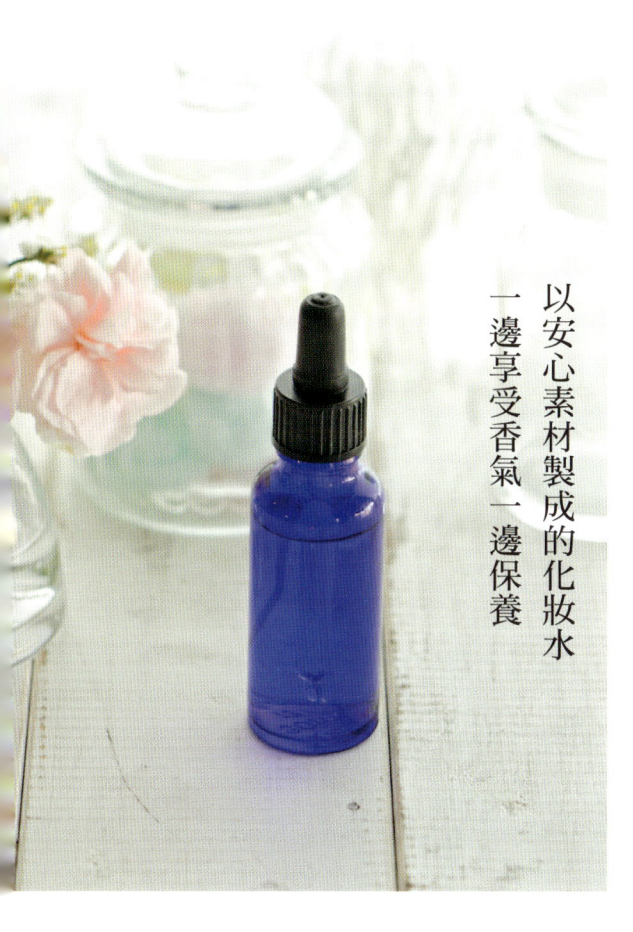

化妝水

這款化妝水能為肌膚補充水分、潤澤保濕。並且為了提高保濕效果，加入了甘油。建議選用橙花、薰衣草、玫瑰等純露來製作。因為不含防腐劑，請遵照下列方式來保存。

建議使用方法

●洗臉後，塗抹在肌膚上。
●雖然與純水相比較，純露的價格昂貴，但是使用純露能夠增加護膚效果，香氣也變得更有層次。

以安心素材製成的化妝水
一邊享受香氣一邊保養

● 製作方法

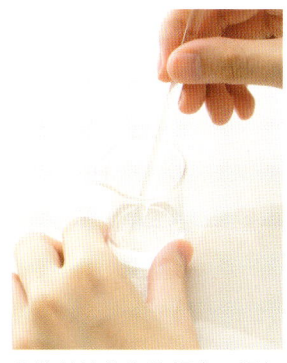

材料

甘油 …………………………… 1小匙
精油 …………………………… 10滴
純水或純露 …………………… 95ml

準備用具

燒杯／量匙／攪拌棒／保存容器（可遮光瓶）／標籤貼紙

保存方法／保存期限

保存在冰箱，一週內使用完畢。

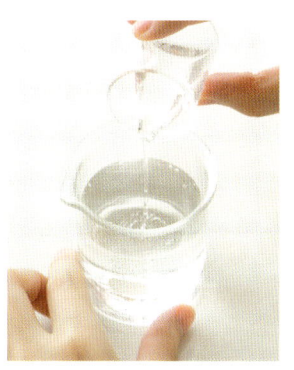

❶將甘油放入燒杯中，添加精油混合攪拌。
❷加入純露或者純水混合攪拌。裝入保存容器，貼上標籤貼紙。

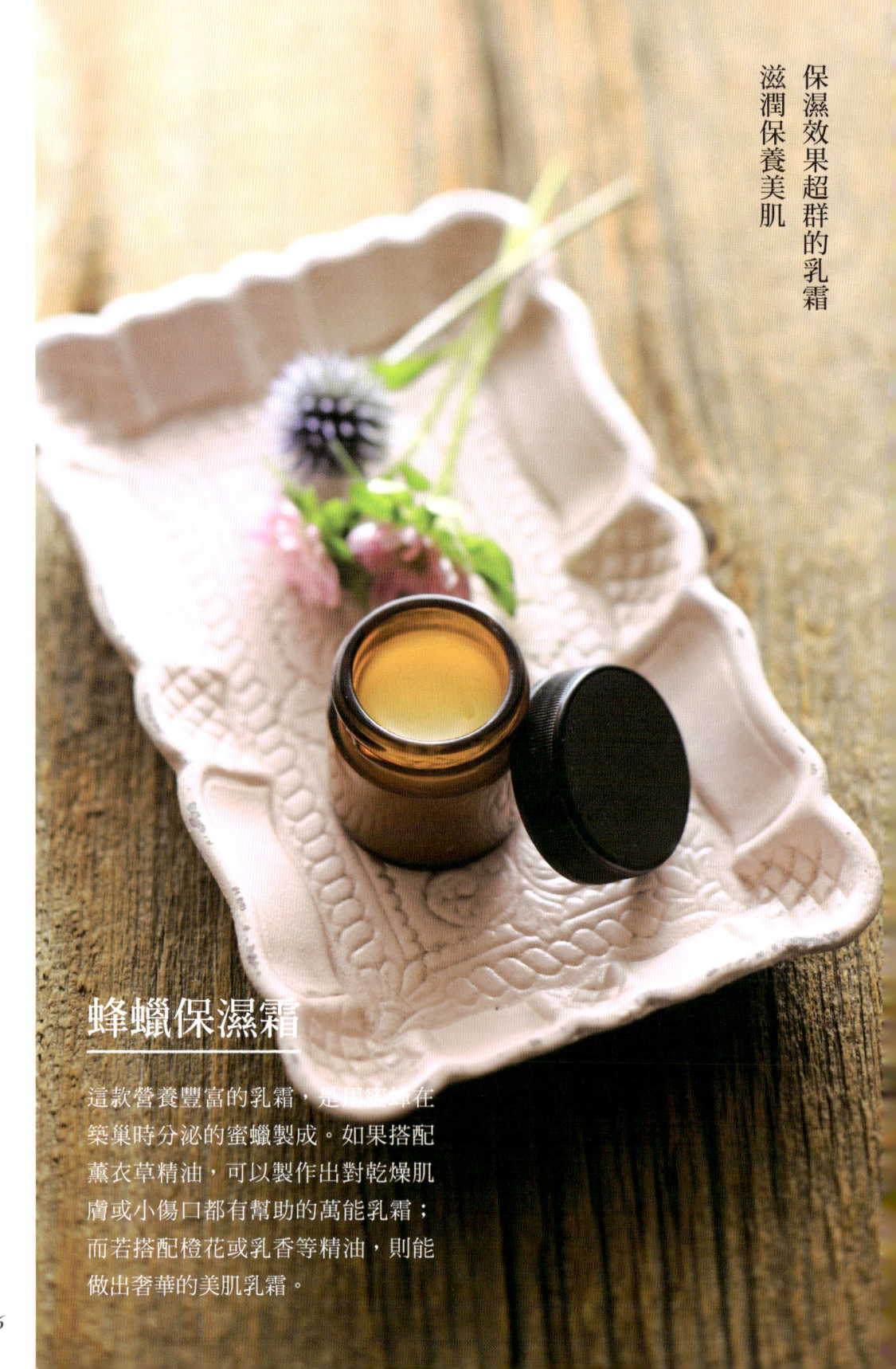

滋潤保養美肌
保濕效果超群的乳霜

蜂蠟保濕霜

這款營養豐富的乳霜，是用蜜蜂在築巢時分泌的蜜蠟製成。如果搭配薰衣草精油，可以製作出對乾燥肌膚或小傷口都有幫助的萬能乳霜；而若搭配橙花或乳香等精油，則能做出奢華的美肌乳霜。

製作方法

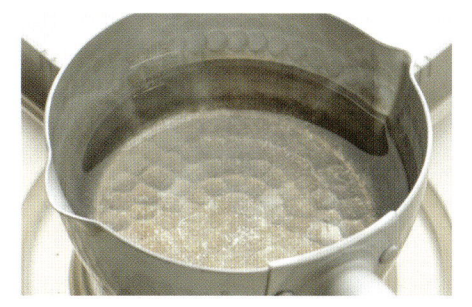

❶ 鍋子中放入可以淺淺浸泡耐熱量杯的水，加溫到不沸騰的溫度。

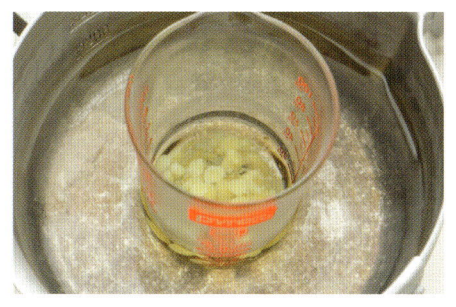

❷ 將蜜蠟和基底油放入耐熱量杯中，浸泡到熱水鍋中隔水加熱。

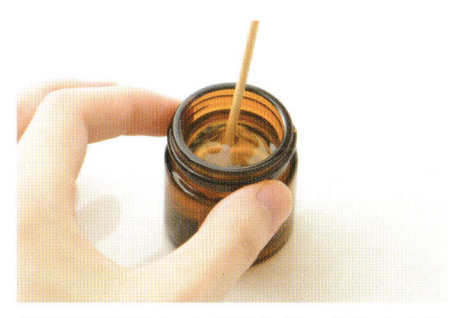

❸ 蜜蠟和基底油全部融化後，從熱水中取出，改裝到保存容器中。用竹籤攪拌使其完全散熱。

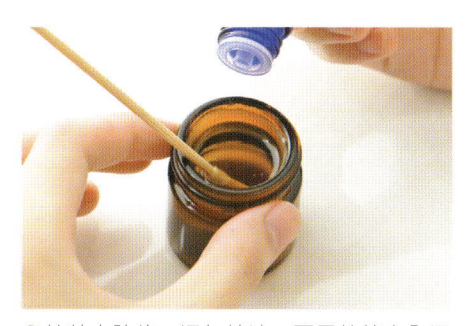

❹ 餘熱去除後，添加精油，再用竹籤完全混合攪拌。

❺ 冷卻後蓋上瓶蓋，貼上日期標籤貼紙。

材料

蜜蠟 …………………………………… 4g
基底油 ………………………………… 20ml
精油 …………………………………… 4滴

準備用具

磅秤／燒杯／耐熱量杯／鍋子／竹籤／保存容器（可遮光瓶）／標籤貼紙

保存方法／保存期限

保存在陰涼處，一個月內使用完畢。

建議使用方法

● 洗臉後，塗抹在使用化妝水調理後的肌膚上。
● 如果把精油分量改成1滴，可以裝入唇膏管中，做成護唇膏。
● 增加基底油的分量，可以讓乳霜質地變柔軟。請按照自己想要的質地，調整分量。

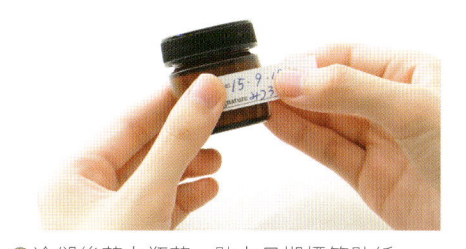

洗髮精・護髮乳

單純將精油混入無香精的洗髮精和護髮乳中的簡單方法。可以根據個人喜好選擇精油，如果是乾性頭髮，建議使用薰衣草或天竺葵；有頭皮屑問題可添加迷迭香，效果更顯著。

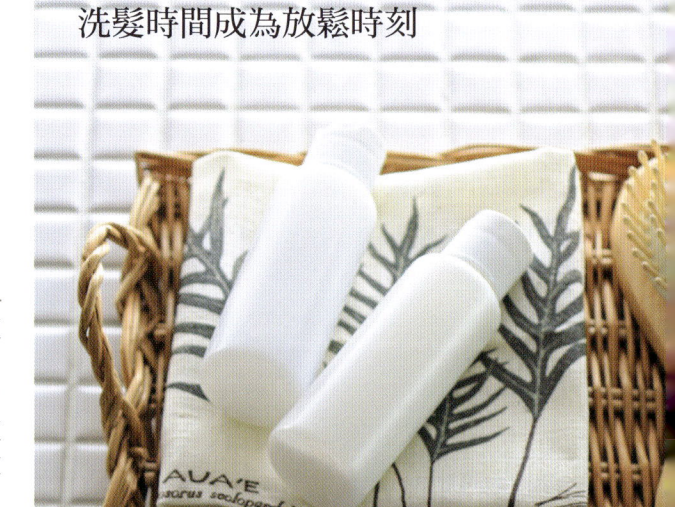

使用喜愛的香氣護理頭髮 洗髮時間成為放鬆時刻

建議使用方法

- 與平常的洗髮精或護髮乳使用方式一樣。
- 通常，精油洗沐用品都使用遮光瓶保存，但是浴室大都使用磁磚，為了不摔破瓶子，改用塑膠容器存放比較安全。

● 製作方法

❶ 將洗髮精或護髮乳放入燒杯中，添加精油5滴。

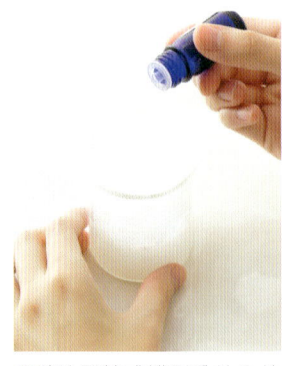

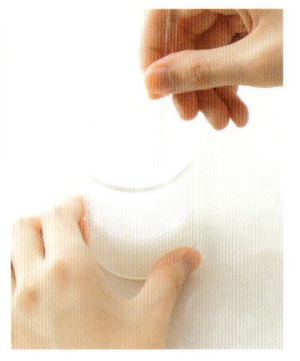

❷ 用攪拌棒混合均勻。裝入保存容器中，貼上標明日期的標籤貼紙。

材料

無香精洗髮精	50ml
無香精護髮乳	50ml
精油	10滴

準備用具

燒杯／攪拌棒／保存容器（塑膠容器）／標籤貼紙

保存方法／保存期限

保存在陰涼處，二週內使用完。

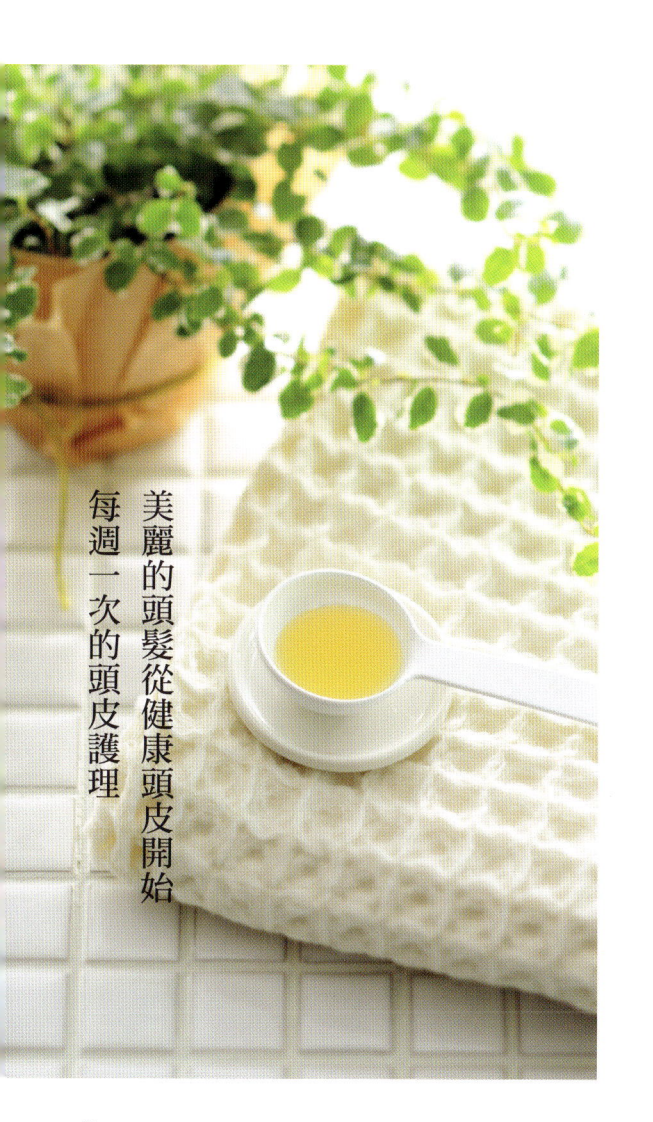

頭皮護理油

保持美麗髮絲的祕訣，就在於健康的頭皮。讓我們以每週一次為基準，進行頭皮護理。精油和基底油都可以選擇對肌膚有益的產品，其中，特別推薦從古早就被用來護髮以及護理頭皮的山茶花油，能帶來很好的效果。

建議使用方法

●取適量頭皮護理油，輕輕地按摩於頭皮上。
→參考附錄〈芳香療法按摩全書〉222～223頁
●直接塗抹在頭髮上會過於油膩，請用手沾取少量，往頭皮搓揉進去。

美麗的頭髮從健康頭皮開始 每週一次的頭皮護理

● 製作方法

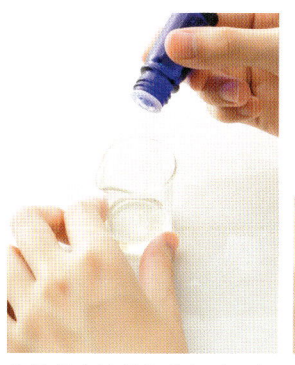

❶將基底油放入燒杯中，添加精油。
❷再用攪拌棒混合均勻。

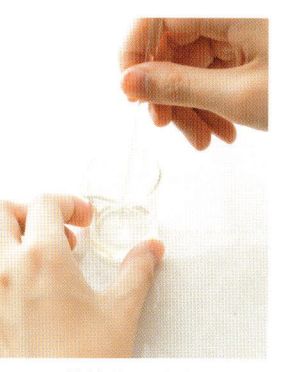

材料（一次的分量）

基底油……………………1小匙
精油………………………1滴

準備用具

燒杯／量匙／攪拌棒

保存方法／保存期限

無法保存，須製作後立即用完。

爽身粉

在容易出汗的季節，沐浴後於身體拍打輕盈的爽身粉，能讓肌膚保持清爽。若選用胡椒薄荷等清涼感精油，還能對抗汗水，做為夏季的體香劑；使用摩洛哥茉莉或依蘭等精油，則能變成香水的替代品。

建議使用方法

● 使用粉撲等，拍打在肌膚上。
● 使用175頁中介紹的具有殺菌作用的精油，能夠製作出足部爽身粉。但是，不要兼用在其他部位上，請做為足部專用。

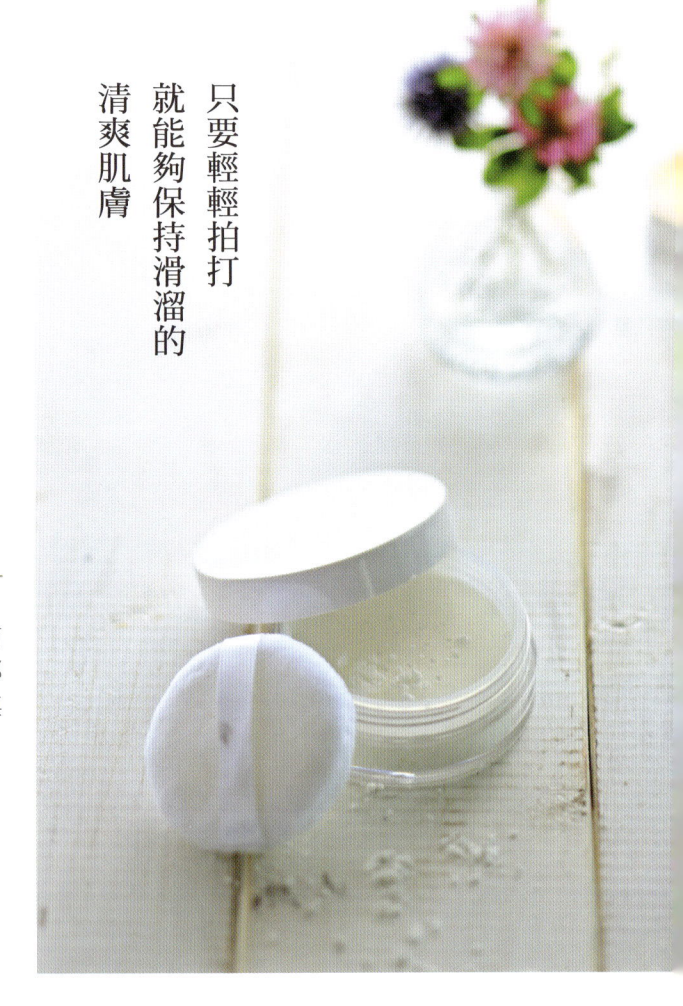

只要輕輕拍打
就能夠保持滑溜的
清爽肌膚

材料

玉米粉	2大匙
精油	6滴

準備用具

玻璃容器／量匙／攪拌棒／保存容器（粉末用容器）／化妝用粉撲／標籤貼紙

保存方法／保存期限

保存在陰涼處，二週內用完。

● 製作方法

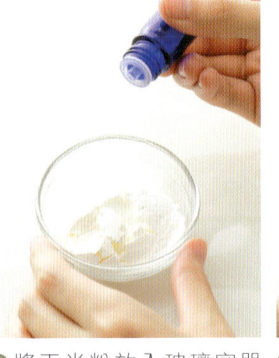

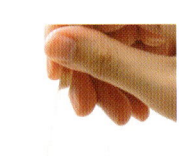

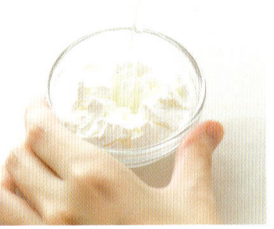

❶ 將玉米粉放入玻璃容器中，添加精油。

❷ 用攪拌棒混合均勻。裝入保存容器中，貼上日期標籤貼紙。

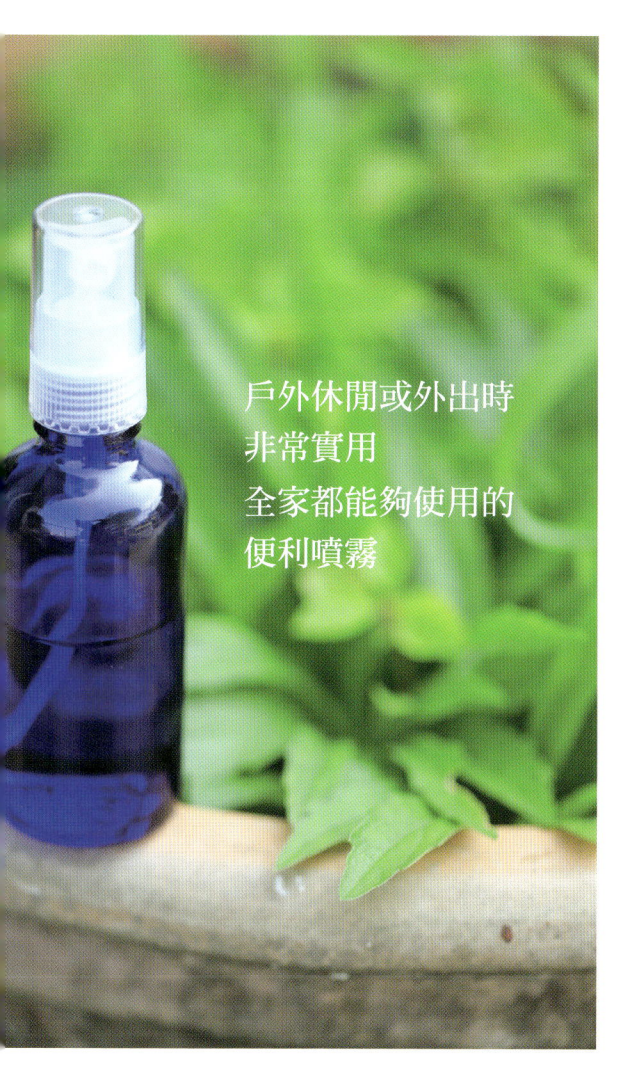

驅蟲噴霧

無論大人或孩子，在戶外活動時都會需要驅蟲噴霧。尤其如果你傾向天然的產品，這款身體噴霧非常合適。可以利用175頁介紹的具有驅蟲作用的精油來製作。

建議使用方法

● 噴灑在肌膚上。
● 此配方是做為驅蟲身體噴霧使用，但只要更換為自己喜愛的精油，就成為個人專屬的芳香噴霧。

戶外休閒或外出時
非常實用
全家都能夠使用的
便利噴霧

● 製作方法

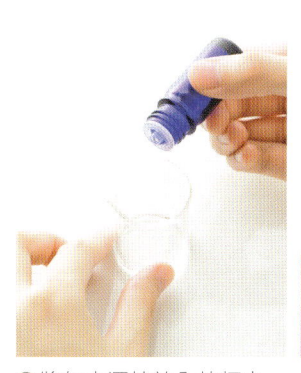

❶ 將無水酒精放入燒杯中，加入精油混合攪拌。

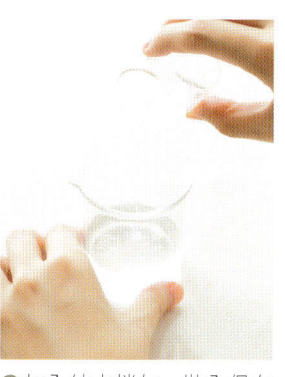

❷ 加入純水拌勻。裝入保存容器，貼上日期標籤貼紙。

材料

無水酒精	1小匙
精油（胡椒薄荷1滴／薰衣草8滴／檸檬香茅1滴）	10滴
純水或蒸餾水	45ml

準備用具

燒杯／量匙／攪拌棒／保存容器（遮光的噴霧容器）／標籤貼紙

保存方法／保存期限

放入冰箱保存，一週內使用完。

室內香氛噴霧

根據用途和需求選擇精油，就能輕鬆製作出各種不同用途的噴霧。當然，也可以依照喜歡的香氣來調配，做出專屬的香氛噴霧。隨著季節變換香氣，也是一種樂趣。

建議使用方法

● 確實搖勻，噴灑在空氣中。
● 如果使用具有驅蟲效果的精油（參考175頁）就成為驅蟲噴霧；如果使用具有殺菌效果的精油，就成為感冒流行季節的最佳預防噴霧。

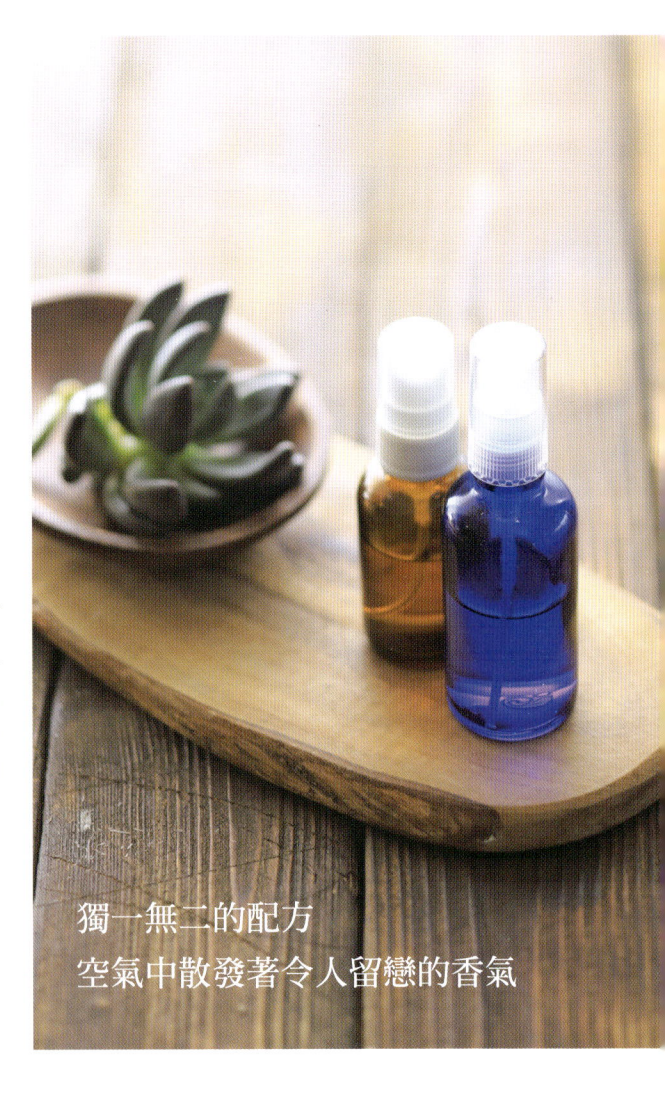

獨一無二的配方
空氣中散發著令人留戀的香氣

● 製作方法

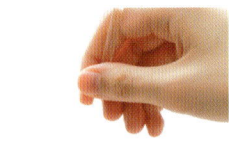

❶ 將無水酒精放入燒杯中，加入精油混合攪拌。

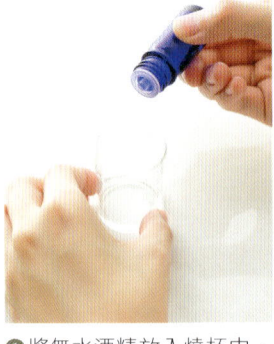

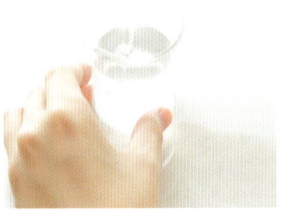

❷ 加入純水拌勻。裝入保存容器，貼上日期標籤貼紙。

材料

無水酒精	1小匙
精油	20滴
純水或蒸餾水	45ml

準備用具

燒杯／量匙／攪拌棒／保存容器（遮光的噴霧容器）／標籤貼紙

保存方法／保存期限

保存在陰涼處，一週內使用完。

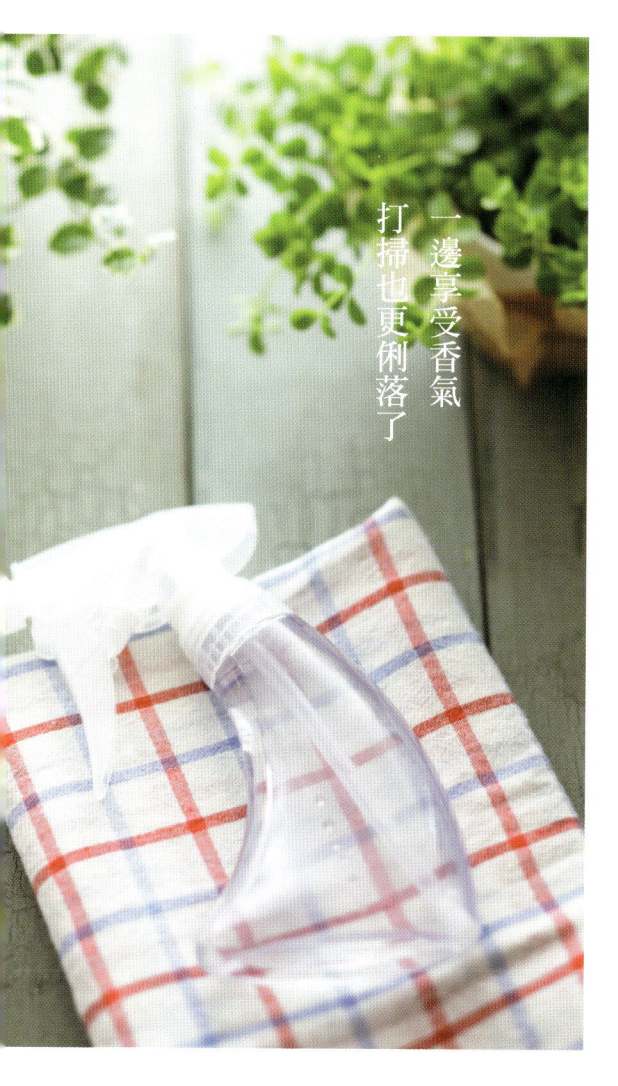

清潔噴霧

這是有助於去除污垢的噴霧。甜橙、葡萄柚等柑橘系精油,具有良好的清潔效果。不過,這類精油的使用期限較短,因此製作時可以優先選擇那些需要儘早用完的精油。

建議使用方法

● 噴灑在想要清潔的部分,並用抹布擦拭。請注意,根據家具的材質可能會留下痕跡。

● 使用35ml的無水酒精、65ml的純水以及具有殺菌作用的精油(參考175頁),可以製作出擦拭桌子以及門把等效果佳的殺菌噴霧。

一邊享受香氣 打掃也更俐落了

● 製作方法

材料

無水酒精	50ml
精油	10滴
純水或蒸餾水	50ml

準備用具

燒杯／攪拌棒／保存容器(遮光的噴霧容器)／標籤貼紙

保存方法／保存期限

保存在陰涼處,一週內使用完。

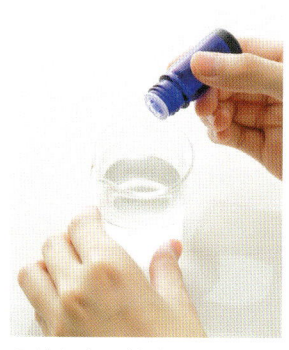

❶ 將無水酒精放入燒杯中,加入精油混合攪拌。

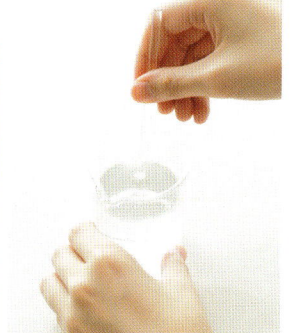

❷ 加入純水拌勻。裝入保存容器,貼上日期標籤貼紙。

萬用芳香小蘇打

小蘇打粉具有消臭和除濕的功能，加入少許水之後，就能用來清洗碗盤。或是將它擺放在房間裡，享受香氣的同時，有助於除臭和除濕，等香氣揮發後，還能拿來清洗物品，完全不浪費。

建議使用方法

● 做為消臭使用時，可裝在盤子等放置在房間裡。做為清潔使用時，撒在想要清潔的部分，用海綿刷抹即可。

● 不僅能夠消除家裡的異味，也能夠使用在冰箱以及鞋櫃的消臭。廚餘的味道令人在意時，也可以將其撒在上面。

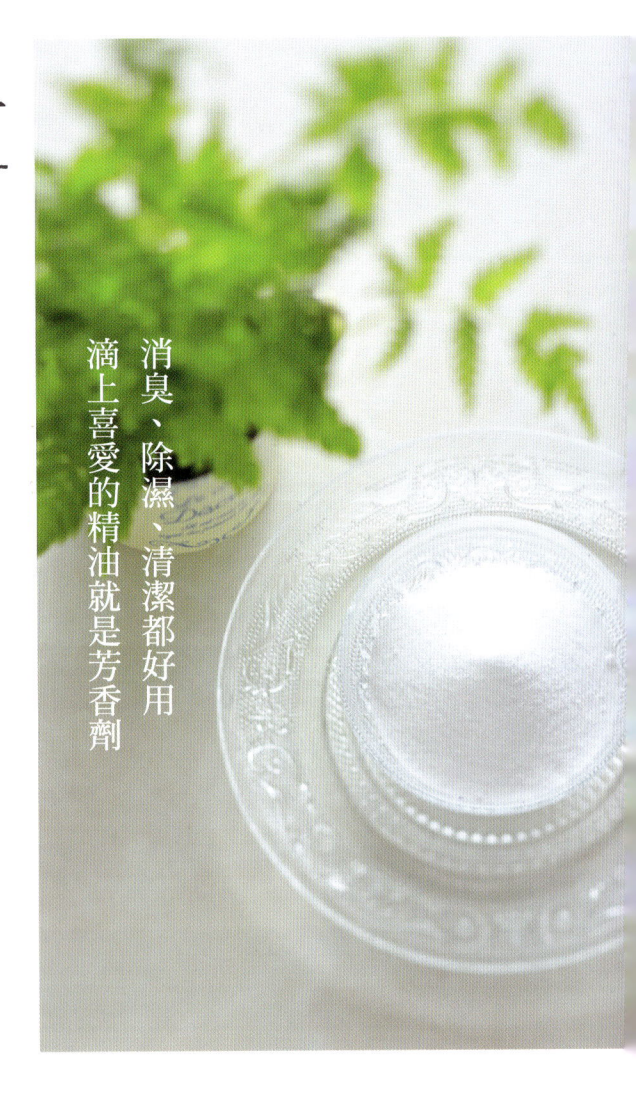

> 消臭、除濕、清潔都好用
> 滴上喜愛的精油就是芳香劑

● 製作方法

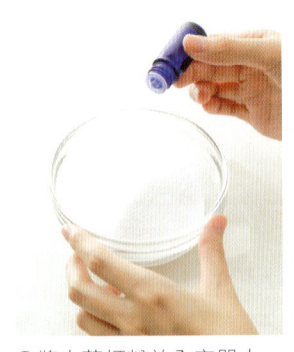

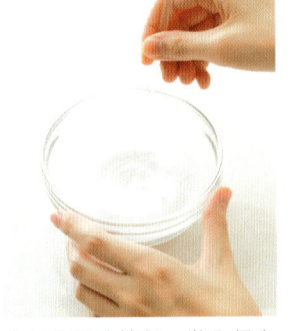

❶ 將小蘇打粉放入容器中。
❷ 加入精油拌勻。裝入保存容器，貼上日期標籤貼紙。

材料

小蘇打粉	100g
精油	10滴

準備用具

玻璃容器／磅秤／攪拌棒／保存容器（遮光的密閉容器）／標籤貼紙

保存方法／保存期限

保存在陰涼處，二週內使用完。

第 10 章

芳香療法的檢定與資格認證

Official qualification and examination of Aromatherapy

本章節將介紹關於芳香療法的檢定考試和資格認證等資訊，有意從事相關工作的人可做為參考。
在日本，較為知名的是由AEAJ主辦的芳香療法檢定，此外，還有適用於長照領域以及兒童教育相關的資格認證，可以按照自己期望的工作方式來選擇。
近年來，芳香療法的效果獲得廣泛的認同，運用範圍也不斷地擴大中。

※最新資訊請至各官網查詢。

Aroma Environment Association of Japan

AEAJ的檢定與資格認證

http://www.aromakankyo.or.jp
最新資訊請至官網查詢

超過54萬人報考的
人氣芳香療法檢定

AEAJ是Aroma Environment Association of Japan（公益社團法人日本芳香療法環境協會）的簡稱。專門推廣與芳香療法相關的各種活動，包括倡導正確知識、調查研究及資格認證等。

目前，每年舉辦兩次的芳香療法檢定，不僅吸引了希望掌握芳香療法知識的愛好者參與，也被視為邁向芳香療法專家的第一步而廣為人知。近年來，每年約有近一萬三千人報考，應試者人數總計超過54萬人。這個數字充分顯示了大眾對芳香療法的興趣正日益高漲。

市面上有販售芳香療法檢定出題範圍的正式教材※，報考者可以透過這些資料自學，也可以進入AEAJ認證學校學習（參考下列內容）。特別是針對芳香療法講師與芳香療法師的資格，必須在AEAJ認證學校完成全部的課程。

※關於芳香療法檢定的正式教材，請瀏覽AEAJ的官網。

●什麼是AEAJ認證學校？
學習芳香療法相關知識的場所，通過AEAJ特定條件的認證學校或認證教室。您可以在AEAJ的官網上查詢日本全國的認證學校。

取得AEAJ檢定和資格認證的流程

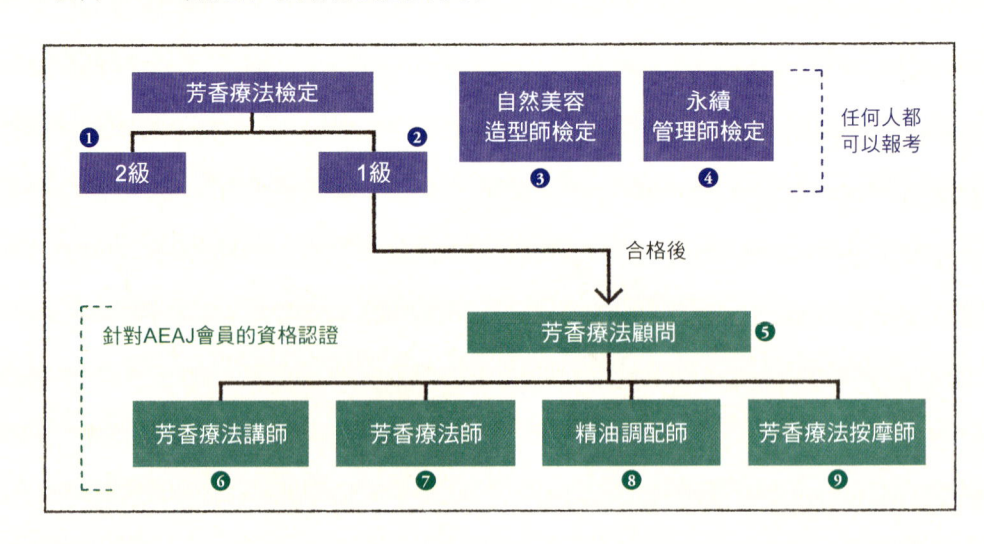

```
                    芳香療法檢定
                    ┌─────┴─────┐                自然美容        永續
                    ❶           ❷              造型師檢定    管理師檢定      任何人都
                   2級          1級                ❸            ❹          可以報考
                                 │
                                 │ 合格後
                                 ▼
     ┌─ 針對AEAJ會員的資格認證 ──────────────────────────┐
     │                        芳香療法顧問  ❺              │
     │           ┌──────────┬────────┴─────┬──────────┐  │
     │     芳香療法講師   芳香療法師    精油調配師   芳香療法按摩師
     │         ❻            ❼            ❽            ❾  │
     └──────────────────────────────────────────────────┘
```

❶芳香療法檢定2級

將芳香療法正確融入生活中的知識檢定。

〈考試的程度與內容〉出題範圍來自於AEAJ所發行的「芳香療法檢定1、2級正式教材」（2級的出題範圍）。
香氣測試（嗅聞香氣回答問題）／芳香療法的基礎知識／精油的基礎知識／芳香療法的安全性／如何實踐芳香療法／精油介紹（11種精油）
〈考試形式〉線上考試（選擇題）

❷芳香療法檢定1級

依目的性使用精油，並有效地融入生活中的知識檢定。

〈考試的程度與內容〉出題範圍來自於AEAJ所發行的「芳香療法檢定1、2級正式教材」；除了2級的內容外，還會增加以下內容。
芳香療法理論／芳香療法與美容保養／芳香療法的歷史／芳香療法的相關法律／精油介紹（30種精油）
〈考試形式〉線上考試（選擇題）

〈報考方法〉確認AEAJ官網上刊登的報考事項，便可在網路上報名。
〈舉辦次數〉一年2次（每年5月和11月舉辦）。
〈報名資格〉任何人都可以報名，沒有年齡、經驗等限制。1級和2級可在同一天報考，也可以直接報考1級。
〈報名費用〉2級、1級皆為日幣6,600圓（含稅）。
※考試方法、考試日期和報名日期等詳細資訊，請上AEAJ官網查詢。

❸自然美容造型師檢定

學習利用植物的力量，將其代入睡眠、呼吸法、肌膚保養等方面，以追求美麗且健康為目的的檢定。

〈考試的程度與內容〉出題範圍來自於AEAJ發行的「自然美容造型師檢定正式教材」。
身體構造／從內部調理身體／從外部調理身體／每日用心打造自然美／植物圖鑑等等
〈考試形式〉線上考試（選擇題）

〈報考方法〉登入AEAJ官網，便能直接參與線上考試。
〈報名資格〉任何人都可以報名。
〈報名費用〉日幣4,070圓（含稅）。

❹永續管理師檢定

旨在學習植物的恩惠，致力於以SDGs來解決地球所面臨的各種問題，並探討貼近日常生活的生態行動之檢定。

〈考試的程度與內容〉出題範圍來自於AEAJ發行的「永續管理師檢定正式教材2022年4月改訂版」。
植物篇／地球環境篇／SDGs篇／生活型態篇等等
〈考試形式〉線上考試（選擇題）

〈報考方法〉登入AEAJ官網，便能直接參與線上考試。
〈報名資格〉任何人都可以報名。
〈報名費用〉日幣2,200圓（含稅）。

針對AEAJ會員的資格認證

❺芳香療法顧問

此項認證專門培養能夠正確向社會傳授芳香療法基礎知識的專業人才。持有此資格者不僅需要熟悉精油的正確使用方法及相關法律知識，還需具備指導一般人安全使用並享受芳香療法的能力。以下所介紹的證照，均需先取得「芳香療法顧問」資格，方可進一步申請。

〈適合人選〉想從事銷售芳香產品的人／想導入芳香療法來改善職場環境和健康管理的人／需要向一般民眾宣導安全使用芳香療法的人

⇩

取得芳香療法顧問後
方可取得的證照

❻芳香療法講師

此項認證旨在培育具備芳香療法教育專家能力的人才，能向大眾傳授安全實踐芳香療法的方法。持有此資格者不僅需熟悉精油的專業知識，還需具備健康學、解剖生理學、心理健康等廣泛知識，且能指導一般人利用芳香療法來維持健康。

〈適合人選〉想宣導芳香療法的人／想從事專門學校或課程講師工作的人／想當芳香療法志工的人

❼芳香療法師

持有此認證資格者，除了必須熟悉精油的專業知識，還需具備解剖生理學、皮膚科學等相關知識，而且在經過專業護理技術的訓練後，他們能夠為一般大眾提供身體及臉部的芳香療法護理與診斷服務。

〈適合人選〉想取得芳香療法師資格，到沙龍店工作或自行創業的人／想至醫療院所等，提供芳香護理療法的人

❽精油調配師

此項認證旨在培養調配精油的創造力，面對各種氛圍和目的，都能調製出相符的獨特香氣。持有此認證資格者不僅能將調配精油的知識與技術應用於芳香療法，還能將調配精油的樂趣和魅力傳遞給大眾。

〈適合人選〉想享受自由調配精油，活用於研發產品的人／想把調配知識活用於精油教室或芳療護理的人

❾芳香療法按摩師

此項認證旨在培養具有安全執行芳香療法知識，並能向他人提供芳香療法按摩的專業人才。持有此資格者除了能為親朋好友提供個人芳香療法按摩外，還能以志工身分或參與社區活動的方式實踐芳香療法按摩。

〈適合人選〉想要有自信地向他人提供芳香療法按摩的人／願意以志工身分在地區活動上提供芳香療法按摩的人

❺ 芳香療法顧問的資格取得方法

芳香療法檢定1級合格且參加講習會後，
經過規定的手續便可取得資格。

STEP.1	STEP.2	STEP.3	STEP.4
「芳香療法檢定1級」（參考197頁）合格。	加入AEAJ會員，參加芳香療法顧問認證講習會※。	申請芳香療法顧問資格。	通過規定手續，取得認證。

※芳香療法顧問認證講習會，可在日本全國的AEAJ認證學校參加（也可線上參加）。

❻ 芳香療法講師的資格取得方法

除了芳香療法的相關知識，
還需學習志願服務理論和芳香療法教育，並參加資格考試。

STEP.1	STEP.2	STEP.3
取得❺的芳香療法顧問資格。	在AEAJ認證學校學習課程。	獲得AEAJ認證學校發行的結業證書。

STEP.4	STEP.5
參加資格考試，並取得合格。	通過規定手續，取得認證。

＜關於課程＞

● 以下四個科目是在認證學校的必修科目。
精油學總論（7小時～）、精油學各論（7小時～）、芳香療法利用方法（6小時～）、芳香療法教育（5小時～）

● 為了參與考試也必須學習以下內容。
芳香療法的歷史（1小時～）、解剖生理學（9小時～）、觸摸學（1小時～）、志願服務理論（1小時～）、基本材料論（2小時～）、健康學（5小時～）、心理健康（2小時～）、接待與溝通（2小時～）
※（ ）內的數字是AEAJ標準課程的學習時間。

＜關於資格考試＞
一年2次（每年9月和3月舉辦）。　※考試方法請上AEAJ官網查詢。

＜報名資格＞
● AEAJ會員。
● 取得芳香療法顧問資格。
● 在AEAJ認證學校完成芳香療法講師必修課程。

❼芳香療法師的資格取得方法

除了芳香療法的相關知識，還要學習進行治療所需的解剖生理學和理論，
以及診斷學理和實用技術，並參加資格考試。

STEP.1 取得❺的芳香療法顧問資格。	→	STEP.2 在AEAJ認證學校學習課程。	→	STEP.3 獲得AEAJ認證學校發行的結業證書。	→
STEP.4 參加資格考試，並取得合格。	→	STEP.5 參加實用技術考試，取得合格。完成病歷實習。	→	STEP.6 通過規定手續，取得認證。	

＜關於課程＞

● 以下六個科目是在認證學校的必修科目。

精油學總論（7小時～）、精油學各論（7小時～）、芳香療法利用方法（6小時～）、診斷理論（2小時～）、診斷實用技術（5小時～）、製作病歷指導（3小時～）

● 為了參與考試也必須學習以下內容。

解剖生理學（23小時～）、臉部皮膚科學（3小時～）、衛生學（2小時～）、身體與臉部護理理論（4小時～）、案例學習（13小時～）、基本材料論（2小時～）、健康學（5小時～）、壓力與心理健康護理（2小時～）、接待與溝通（2小時～）、身體護理實用技術（50小時～）、臉部護理實用技術（10小時～）

※（　）內的數字是AEAJ標準課程的學習時間。

＜關於資格考試＞

一年2次（每年5月和11月舉辦）。　※考試方法請上AEAJ官網查詢。

＜報名資格＞

● AEAJ會員。
● 取得芳香療法顧問資格。
● 在AEAJ認證學校完成芳香療法師必修課程。

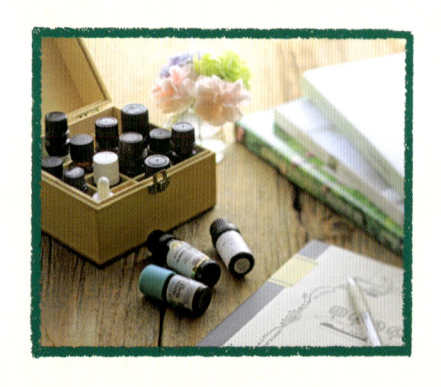

❽精油調配師的資格取得方法

除了芳香療法的相關知識，還需學習調配基礎、香味特徵、自由創造等，
並通過規定手續，方可取得資格。

STEP.1	STEP.2	STEP.3	STEP.4
取得❺的芳香療法顧問資格。	→ 在AEAJ認證學校學習標準課程。	→ 取得AEAJ認證學校發行的結業證書。	→ 通過規定手續，取得認證。

＜關於課程＞
● 以下為標準課程。

「精油調配技術」的基礎知識／掌握香氣特徵的方法（2小時）、製作「香氣調香盤」（9小時）、調配實習與創造／活用創造的香氣（9小時）

＜關於資格考試＞
每年有4次申請機會。　※詳情請上AEAJ官網查詢。

＜報名資格＞
● AEAJ會員。　　● 取得芳香療法顧問資格。
● 在AEAJ認證學校完成精油調配師標準課程。

❾芳香療法按摩師的資格取得方法

除了芳香療法的相關知識，還需學習解剖生理學和按摩手技等，
並通過規定手續，方可取得資格。

STEP.1	STEP.2	STEP.3	STEP.4
取得❺的芳香療法顧問資格。	→ 在AEAJ認證學校學習標準課程。	→ 取得AEAJ認證學校發行的結業證書。	→ 通過規定手續，取得認證。

＜關於課程＞
● 以下為標準課程。

芳香療法按摩的基礎知識／芳香療法按摩師的解剖生理學（1小時）、芳香療法按摩的準備與確認事項（1小時）、芳香療法按摩的手法與順序（3小時）、芳香療法按摩師的活動領域

＜關於資格考試＞
每年有4次申請機會。　※詳情請上AEAJ官網查詢。

＜報名資格＞
● AEAJ會員。　　● 取得芳香療法顧問資格。
● 在AEAJ認證學校完成芳香療法按摩師標準課程。

Japan Aromacoordinator Association

JAA的資格認證

http://www.jaa-aroma.or.jp
最新資訊請至官網查詢

　　JAA是Japan Aromacoordinator Association（日本調香協會）的簡稱。成立於1995年，其宗旨為透過教育推廣正確的芳香療法，並舉辦9項資格認證和6種檢定考試。

芳香設計師

具備芳香療法的基礎知識，並能夠安全地將芳香療法導入生活中。這是一項基本且多功能的資格認證。

<資格取得方法>在JAA指定學校完成既定課程的學習後，取得認證考試的合格，並登錄成為JAA的正式會員，即可獲得認證。一年會舉辦3次考試。

→ 具備認證後方可取得

芳香指導員

針對希望從事講師工作或芳香療法推廣活動者所設立的資格認證。除了筆試，還有針對指定題目作發表的面試。

<資格取得方法>取得芳香設計師資格後，參加指導員講習會。認證考試合格後可取得資格。

兒童護理指導員

具備兒童護理的基礎知識，並能將其觀念導入生活中。這是由兒童護理共育協會認證的資格。持有此資格者日後能以協會講師身分舉辦講座。

兒童護理設計師

深入理解並能實踐兒童護理概念，具備指導所需的知識與方法。這是由兒童護理共育協會認證的資格。取得此資格前需先獲得兒童護理指導員的資格。

<資格取得方法>完成兒童護理共育協會實施的報考講座後，取得認證考試合格，並通過規定手續取得認證。考試日期等相關資訊請上JAA查詢。

芳香身體按摩師（簡稱BTT）

JAA特有的身體護理技能資格認證。必須學習護理技術和開設沙龍的必要知識，並將其運用於沙龍服務中。

<資格取得方法>在JAA指定學校完成既定課程的學習後，取得認證考試合格，並登錄成為JAA的BTT會員即可獲得認證。在日本全國的考試加盟校皆可隨時舉辦考試。

芳香臉部按摩師（簡稱AFR）

此資格認證是針對臉部護理的技能，旨在透過臉部肌肉和反射區來調和身體狀態，以達到放鬆效果。和BTT一樣，技能可運用於沙龍服務。

<資格取得方法>在JAA指定學校完成既定課程的學習後，取得認證考試合格，並登錄成為JAA的AFR會員即可獲得認證。在日本全國的考試加盟校皆可隨時舉辦考試。

療癒輔導員

不僅從事與芳香療法相關的活動，且致力於將芳療知識應用於與人溝通的各種工作場所，來達到放鬆身心的目的。

〈資格取得方法〉完成既定函授課程後，取得認證考試合格，並通過規定手續取得認證。

芳香照護設計師

在照護現場能夠協助改善受照護者常見的水腫、手腳冰冷、失眠等問題，具有以芳療技術提供高齡者療癒身心的能力。

〈資格取得方法〉請上JAA官網查詢。

膝蓋護理設計師

專注於解決高齡者常有的膝蓋問題，幫助他們保有健康快樂的生活。具備芳香療法的知識與技術，能提供相關的護理服務。

〈資格取得方法〉完成既定函授課程後，繳交案例報告，並通過規定手續取得認證。

JAA也有舉辦下列的檢定考試

下列的檢定考試不需要具備JAA會員資格，只要檢定合格便能獲得證書。報考方法請上JAA官網查詢。

●阿育吠陀芳香療法檢定

基於印度傳統醫學——阿育吠陀（Ayurveda）知識的芳香療法體系知識之檢定。

〈資格取得方法〉修習完成阿育吠陀芳香療法網路講座者。

●手部護理檢定

用來考察芳香療法知識以及從指尖到肘部的護理技術之檢定。

〈資格取得方法〉以自學方式從課本和DVD習得護理技術後，繳交30份對個案執行護理的案例報告給JAA。「繳交報告＝檢定考試」。

●肌膚保養檢定

此項檢定是用來考察是否具備分析肌膚問題的能力，以及能否將其應用於沙龍服務或保養諮詢工作中。

〈資格取得方法〉完成JAA指定學校的既定課程者。

●芳香療法師禮儀檢定

用來考察是否具備芳香療法的沙龍禮儀和溝通技巧之檢定。

〈資格取得方法〉完成既定函授課程者。

●預防失智症的芳香頭部護理檢定

考察內容在於，是否懂得使用有助於預防失智症的精油及基底油，來進行自我頭部護理的技術。

〈資格取得方法〉以自學方式從課本和DVD習得護理技術後，繳交10份對自己執行護理的案例報告給JAA。「繳交報告＝檢定考試」。

●日本芳香檢定

這是一項考察基於日本人的感性、生活習慣、氣候風土等因素，使用對日本人來說舒適又方便的香氣和國產精油，進行護理等知識與技術的檢定。

〈資格取得方法〉修習完成日本芳香線上講座者。

Natural Aromatherapy Research and Development

NARD JAPAN的資格認證

http://www.nardjapan.gr.jp
最新資訊請至官網查詢

　　NARD JAPAN（NARD芳香療法協會）成立於1998年，旨在收集和研究芳香療法相關資訊，推廣正確的芳香療法知識，並從事相關啟蒙活動。

芳香療法基礎認證

任何人都能參加的入門課程。共有下列5大課程，每項課程都由5～7堂課組成，也可只上單一課程。為了因應各種需求，想輕鬆體驗芳香療法的人，或以取得證照為目標的人都能來上課。

- 臉部保養課程（製作洗面乳等7堂課）
- 身體保養課程（製作舒緩肩頸僵硬、肌肉痠痛的護理凝膠等6堂課）
- 居家照顧課程（製作清潔用品等5堂課）
- 沐浴放鬆課程（製作入浴劑等6堂課）
- 自我保養課程（製作預防感染的護理凝膠等6堂課）

〈資格取得方法〉完成所有課程，並取得下列的芳香療法顧問資格後，申請登記認證，便能成為芳香療法基礎認證講師。

芳香療法顧問

資格持有者具備芳香療法的基本知識，並且能夠安全並妥善地使用精油。這也是NARD JAPAN裡所有認證的起點。在課程中能深入學習精油的芳香成分等化學知識，以及解剖生理學的基礎知識。

〈資格取得方法〉在NARD JAPAN認證學校完成既定課程（24小時以上）後，取得認證考試合格，辦理申請手續便可得到認證。

具備認證後方可取得

放鬆療法認證

這是一個學習芳香療法基礎的課程，讓學員能體驗成為芳香療法師的感覺。適合那些想了解芳香療法是什麼，或想確認自己是否適合成為芳香療法師的人。

〈資格取得方法〉在NARD JAPAN上完課且登錄結業後，即可得到結業證書。

具備認證後方可取得

芳香指導員

該項認證是用來評定是否能以指導者的身分，正確傳授芳香療法知識的能力。在課程中可以學習到高階芳香療法的專業知識，適合想深入學習化學知識和解剖生理學的人，以及有意成為講師的人。

〈資格取得方法〉取得芳香療法顧問的資格後，在NARD JAPAN認證學校完成既定課程（48小時以上），並在認證考試（口試、筆試）合格，方可透過申請手續獲得認證。

芳香療法師

該項認證旨在評定是否具備做為芳香療法師所需的手技、解剖生理學和診斷技巧等，以及將芳香療法做為職業提供服務的能力。課程致力於培訓學員建構出屬於自己的一套標準護理程序。

〈資格取得方法〉取得芳香療法顧問的資格後，在NARD JAPAN認證學校完成既定課程（84小時以上），並繳交芳療施作報告。經協會審查判斷有報考資格者，在認證考試（筆試、實用技術）合格後，方可透過申請手續獲得認證。

具備認證後方可取得

芳香教練

資格持有者具備能夠教導、培育芳香指導員的能力。透過累積培育芳香指導員的實績，以及參與各種研討會等來深化學習。

〈資格取得方法〉取得芳香指導員的資格後，認證考試（口試、筆試）合格，方可透過申請手續獲得認證。

芳香療法師教練

資格持有者具備能夠教導、培育芳香療法師的能力。透過累積培育芳香療法師的實績，以及參與各種研討會等來深化學習。

〈資格取得方法〉取得芳香療法師和芳香指導員的資格認證後，認證考試（筆試、實用技術、口試）合格，方可透過申請手續獲得認證。

芳療師的職業與活躍場所

學習專門的芳香療法之後，能夠在哪裡發揮作用呢？近年來，隨著芳香療法日益親近人們的生活，大眾對芳香療法效果的理解加深，也使得活用芳香療法的場所不斷增加。

●芳療館

一般而言，芳療館是芳香療法師最常活躍的地點。不僅要掌握護理的技術，也要有待客技巧，如果自己成為經營者，也必須要掌握商業技巧。

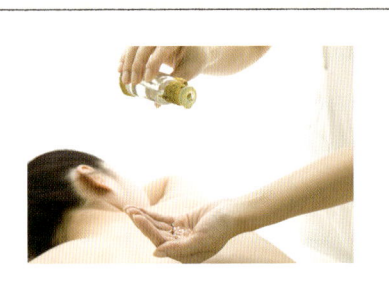

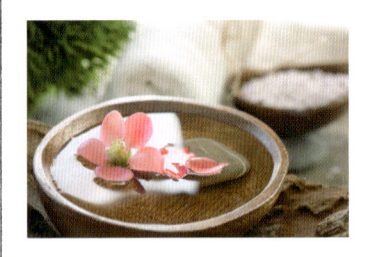

●SPA

做為提供綜合美容的場所，能夠有效運用芳香療法師的技術和知識。技巧經過磨練後，也可能有到海外發展的機會。事先取得國際通用的資格，能夠成為技術和知識的證明。

●芳療用品專賣店

活用專業的芳療知識，向來店的客人提供建議。對於芳香療法初學者而言，專賣店員工的建議是很重要的。成為大眾開始快樂芳香人生的敲門磚，有許多提供協助的機會。

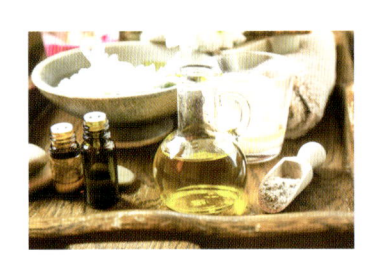

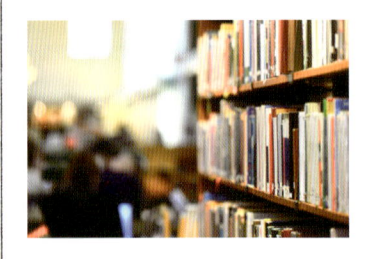

●專門課程以及認證班

教導初學芳香療法的人們，如何正確且安全享受芳香療法樂趣的職業。進一步提升技能後，也能成為培育專業芳香療法師以及指導員、講師的顧問。

●銷售芳療相關商品的公司

芳香療法的專業知識,也能夠運用在芳療相關商品的開發、促銷以及業務活動等。最近,也有越來越多商家、品牌、個人等,開始有調製香氣的需求,讓芳療師能夠發揮精油調配的技術。

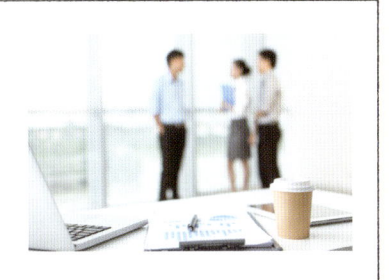

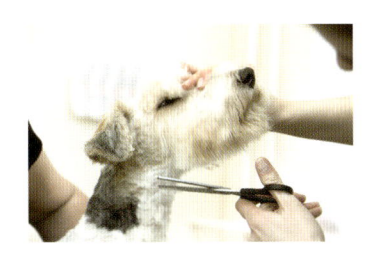

●寵物商店以及寵物沙龍

想要將芳香療法運用在寵物的健康照護、寵物溝通的人日益增加。由於動物和人類對於精油香氣的反應不同,所以正確使用方法需要另外學習,這也是很有發展性的趨勢。

●醫療設施

近年來,芳香療法導入醫療現場的情況日益增加。例如有芳香療法師參與治療,或者護理人員具備芳香療法知識等。亦運用於安寧病房的緩和照顧以及生產時的輔助。

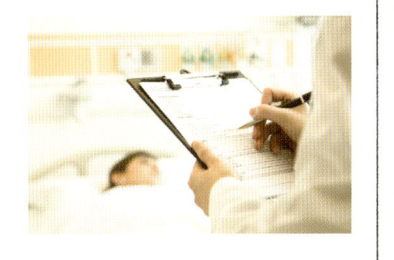

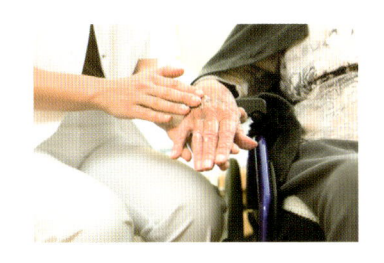

●社會福利設施

與醫療現場一樣,在社會福利設施等向高齡者提供芳香療法的案例也在日益增加中。不僅能夠緩解不適、幫助身心健康,透過手部按摩的肌膚接觸等,也能提升效果。

●志工活動場所

在社會福利設施或醫療設施等提供芳療志工活動的情況也日益增加。也有人平時以芳療師為業,於假日從事志工活動。不論如何,對於芳香療法的推廣和啟蒙都意義重大。

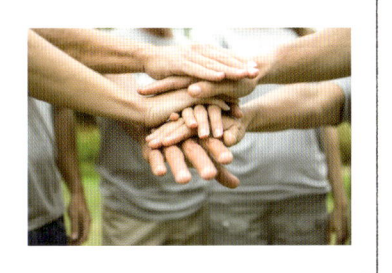

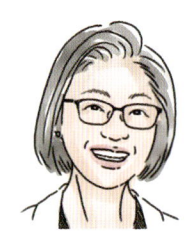

請教塩屋紹子女士──
從事芳療工作持之以恆的祕訣

COLUMN

本書的監修者塩屋紹子女士，在1997年為了深入學習芳香療法至英國留學，回國後經營芳療沙龍，並致力於推廣相關知識與技術，直到現在依舊從事芳療師的工作。究竟是什麼原因讓她始終對這項工作懷有熱忱呢？就讓我們來聽聽她的看法吧！

──請問您當初成為芳療師的契機是什麼呢？

我二十多歲時還是一名普通上班族，當時身體狀況不太好，但去醫院檢查也沒有發現任何異常。在這期間，有一位後來成為我工作夥伴的醫師對我說：「妳應該是壓力太大，不如去轉換心情吧！」聽完這個建議後沒多久，一位從事香草植物相關工作的朋友便邀約我到英國旅遊，然後在當地參加了IFA（國際芳香療法師協會）的研討會。當時我就有預感：「這正是我現在需要的！」而且我認為，芳香療法在未來這個高壓的時代必定不可或缺。因此，我隔年便前往英國留學，用一年的時間學習芳香療法、嬰兒按摩和反射療法等技術。

──您留學回國後，從事什麼樣的工作內容呢？

我開了一間小型芳療沙龍，靠口碑漸漸地累積客源。同時，我開始去那位在我身體不適時建議我「轉換心情」、從事全人醫療的醫師身邊，協助照護癌症患者；我還在內科和婦產科進行芳香療法，針對自律神經失調、更年期照護、孕婦照護、嬰兒按摩、不孕治療等予以協助。在醫療現場從事芳療師工作是極具價值的學習經驗，親眼目睹患者病況好轉，讓我更加確信芳香療法的力量。此外，我也至日本各地舉辦芳香療法課程，向護理師、脊骨神經科醫師和一般民眾傳達芳香療法的好處。目前以沙龍服務為主，並在幼兒園教授嬰兒按摩和兒童反射療法等課程，以及從事芳香療法相關的翻譯等工作。

──是什麼原因讓您持續芳療工作這麼多年呢？

隨著精油和基底油的種類增多，世界上充斥著各種資訊，我們必須從中選擇並學習自己真正需要的內容。不過，我認為最重要的是，相信芳香療法的力量，傾聽顧客的需求，並熱愛這份工作。至今透過精油的力量和我力所能及的範圍內，我見證過許多人的身心狀態變得越來越好。與此同時，我也得到了許多顧客的信賴與感謝，這種喜悅遠遠超越了等價交換的滿足。我想，正是有這些經驗的累積，才能讓我在這條路上堅持超過25年。

──隨著生活型態的轉變，工作上會面臨什麼變化嗎？

我在結婚生子後並未放棄芳療工作，而是一邊育兒一邊兼顧工作。我試著把芳香療法融入和孩子們共度的每一天，甚至取得了兒童輔導員的資格，不斷拓展芳療師的工作範疇。我認為，工作的方式因人而異，並沒有正確解答。對我而言，儘管生活有所改變，但在家人與周圍的理解和支持下，我仍然能在不勉強的情況下持續我的工作。也正因如此，我才能在年齡增長的現在，繼續以芳療師的身分走下去。

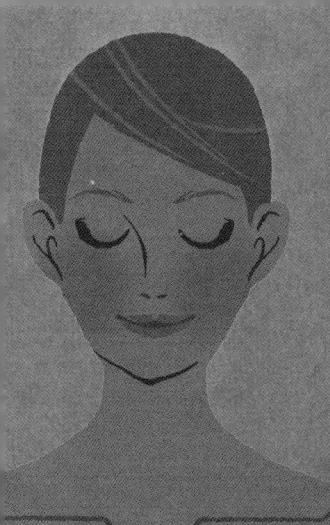

特別附錄

芳香療法按摩全書

Aromatherapy Massage Book

序言	211
按摩油的製作方法	212
開始芳香按摩	213
芳香按摩的基本技巧	214
放鬆紓壓&舒眠	216
維持荷爾蒙平衡	218
緊緻臉部線條	220
護髮・頭皮保養	222
鎖骨線・胸型保養	224
緊實腰部線條	226
緊實臀部線條	228
提升親子關係的嬰兒按摩	230
互動交流的幼兒按摩	232
舒緩疲憊的青春期按摩	234
增進情感的情侶按摩	236
安定心靈的年長者按摩	238

Introduction

所謂的芳香按摩，是芳香療法中最有效的利用方法。
透過塗抹加入了精油的基底油來按摩，
讓兩者對健康有益的成分都滲透進肌膚裡。
在嗅聞美好香氣的同時，還能獲得多重效果。

為了讓芳香按摩輕鬆融入各位的日常生活，
在身心健康、美容等方面發揮效用，
本書以儘可能簡單易懂的方式介紹按摩的技巧。
原本，芳香按摩是以溫柔的撫觸方式來執行的，
但在本書中加入了廣受歡迎的「揉捏」與「拍打」技巧。
因為是舒適的刺激，相信各位會非常喜愛。

另外，芳香按摩對於「溝通」也很有幫助，
無論是對話減少的青春期孩子、聚少離多而疏遠的伴侶，
以及長時間獨處的年長者……
透過肢體的相互接觸，即使對話不多，心靈也會自然變得安穩。
這些都是芳香按摩的顯著效果。

芳香按摩不僅有助身心健康，更是令彼此愉悅的溝通方式。
當日常生活開始有了香氣的撫觸，一定會變得更加美好。

按摩油的製作方法

參考前述內容介紹的精油配方，按照下列步驟製作按摩油吧。
基底油的選擇請參考第4章，也請務必嘗試看看第7章的配方。

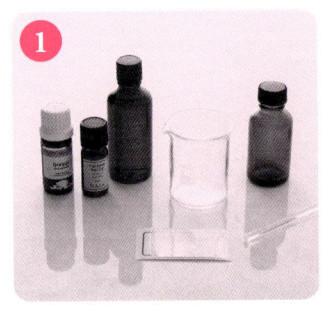

1 準備精油、基底油、燒杯、攪拌棒、保存用遮光瓶和標籤貼紙。

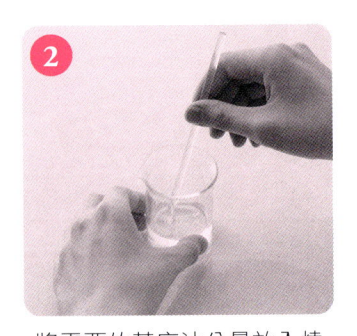

2 將需要的基底油分量放入燒杯，再添加精油，使用攪拌棒確實攪拌均勻。
※基底油的量和精油的滴數，請參考下列稀釋濃度表。

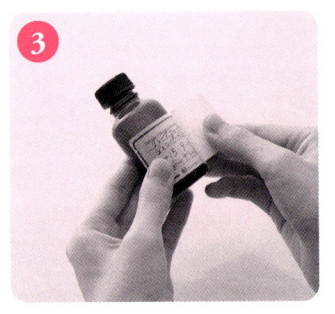

3 將製作好的按摩油裝到遮光瓶。將調配日期、使用的精油與基底油寫在標籤貼紙上後貼好。

● 按摩油的稀釋濃度和精油的滴數

括弧（）中為稀釋濃度，是表示精油的量佔基底油多少%。以1滴精油為0.05ml計算。

基底油的量	10ml	20ml	30ml	50ml
臉部按摩用（1%）	2滴	4滴	6滴	10滴
身體按摩用（2%）	4滴	8滴	12滴	20滴

※AEAJ將按摩油稀釋濃度的基準設定為臉部用0.5%、身體用1%，在此單元和第7章的芳療處方箋中，為了獲得更好的精油效果，配方中的按摩油稀釋濃度，臉部用為1%，身體用為2%。

＜關於保存＞
● 按摩油建議每次只製作一次用完的分量。
● 若要多製作一些保存時，請務必裝入遮光瓶，保管在陰涼處，並在一個月以內使用完畢。

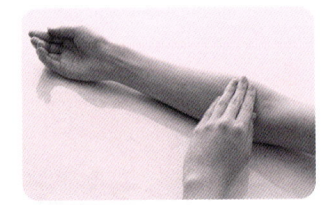

＜注意＞
● 使用前請進行肌膚過敏測試。
肌膚過敏測試的方法（參考左圖）
在手腕內側塗抹適量按摩油，放置約24～48個小時觀察狀況。肌膚發生異常時，請立即用大量流水沖洗，不要再使用該按摩油。

開始芳香按摩

為了讓芳香按摩舒適愉快,並獲得更好的效果,請在準備齊全後再開始。
一旦準備齊全,並掌握全部流程,之後就非常簡單!
請期待芳香按摩成為你的日常吧。

1 準備必須用品

為了防止按摩油沾到地板或者沙發,請鋪上浴巾後再開始。塗抹按摩油之後不要立刻清洗身體,讓按摩油滲透到肌膚裡面。事先準備好毛巾,用於在穿衣服前稍微擦拭一下身體,或者擦拭手上沾到較多的部分,這樣會比較安心。

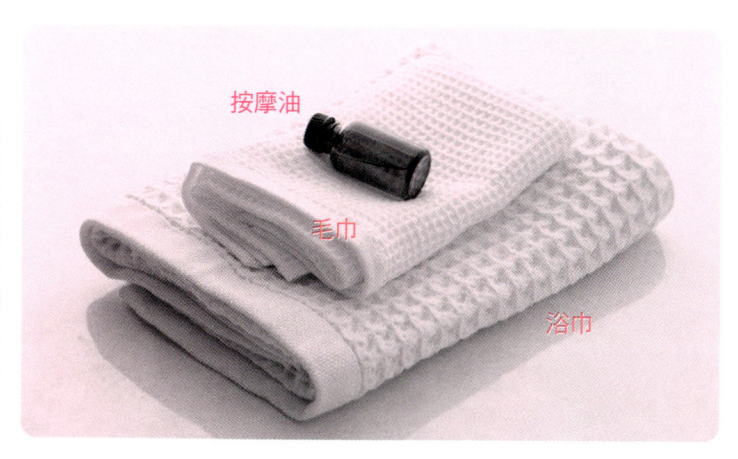

按摩油
毛巾
浴巾

2 打造能夠放鬆的環境

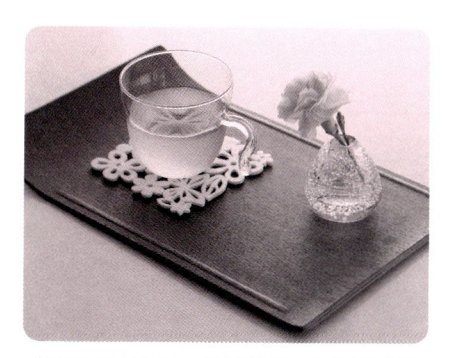

如果可以的話,請關閉電視或者手機等,打造一個安靜、能使你心平氣和的環境。旁邊備一杯香草茶、播放喜愛的音樂等,都有助身心放鬆。

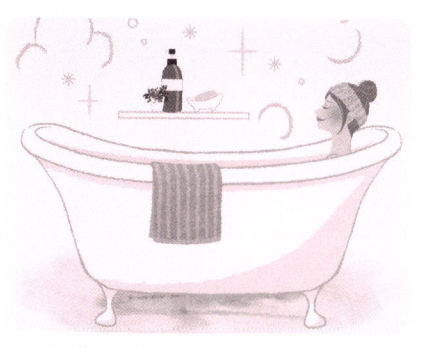

3 溫暖身體

在身體溫暖的狀態下按摩會更有效果。所以泡完澡是按摩的最佳時機。也可以利用足浴、手浴或者熱敷等方式,讓身體溫暖後再開始按摩。

→ 開始芳香按摩

213

芳香按摩的基本技巧

本單元中，主要使用右列的五種技巧，請在理解基本方法以及意義後再開始進行。技巧下方則列出了對芳香按摩共通的建議，請全部閱讀後再開始實施按摩。

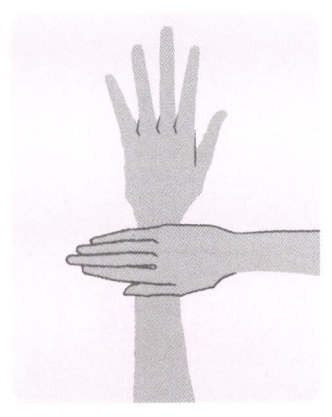

輕撫
（輕擦法）

最常使用的按摩技巧。主要使用手掌，溫柔地輕撫肌膚表面。不僅能夠讓淋巴以及血液循環變好，而且能夠得到放鬆的效果。

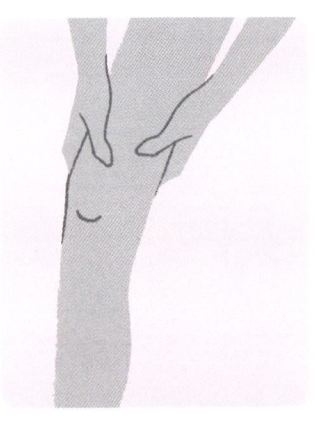

略微施力擦撫
（強擦法）

主要使用手掌以及手指，略微施力擦撫肌膚表面。相較於輕擦法，更能夠刺激到肌膚內部，讓淋巴以及血液循環變好。

實施芳香按摩的注意事項

- 正在進行疾病治療、受傷、發燒、發炎時，請勿實施按摩。
- 懷孕期間，請諮詢主治醫師後再實施按摩。
- 請勿在飲酒後實施按摩。
- 請勿在空腹時和餐後1～2小時實施按摩。
- 未滿三歲幼童，請不要使用精油，單純利用基底油實施按摩。
- 三歲以上兒童使用的按摩油，從成人濃度的1/10開始，最多使用不超過成人濃度的1/2。
- 肌膚較脆弱、老年人以及有既往病史者，請使用濃度一半以下的按摩油進行按摩。

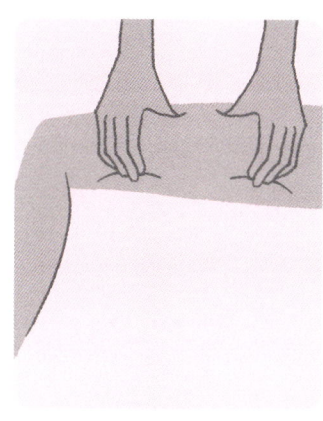

揉捏
（揉捏法）

主要使用手掌以及手指施力，反覆將肌肉捏起、鬆開以及搓揉。能夠有效放鬆僵硬的肌肉。

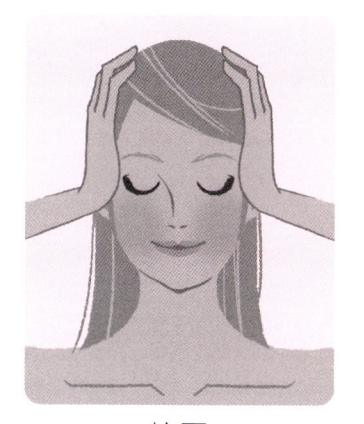

按壓
（壓迫法）

使用手掌和掌根（參考220頁）按壓。緩慢地以感覺舒服的力度施壓3～5秒，再慢慢鬆開。按壓穴位時，也同樣使用指腹以相同方式執行。刺激肌肉，也能夠得到放鬆的效果。

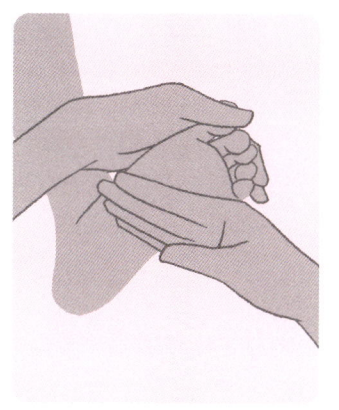

拍打
（叩打法）

使用手掌以及拳頭，輕輕拍打刺激肌肉。通常，在芳香按摩中不實施叩打法，但是本單元中，會使用在雕塑身形的用途上。

芳香按摩的基本建議

- 清潔手部，使手部溫暖後開始實施按摩。
- 沾取按摩油後，將兩手手掌合攏，溫暖按摩油後再實施按摩。
- 沒有時間製作按摩油，或者想要更簡便的時候，可以利用市售的按摩油。
- 按摩過程中手掌或手指滑動不順暢時，請再次倒取按摩油，以手溫暖後使用。
- 每個步驟以5～6次為基準。感覺舒服時，也可以增加次數。
- 不要大力揉捏或壓迫，請以溫柔、舒適的力度按摩。
- 按摩以1天1次，每次10～15分鐘為基準實施。
- 按摩後請多攝取水分，以促進體內老廢物質排出。

放鬆紓壓＆舒眠

按摩能夠消除整天累積的身心緊張，在一天的尾聲更好入眠。首先請打造出能夠使人放鬆的環境。可以悠閒地浸泡在浴缸裡，或是關閉手機以及電視後再開始按摩。

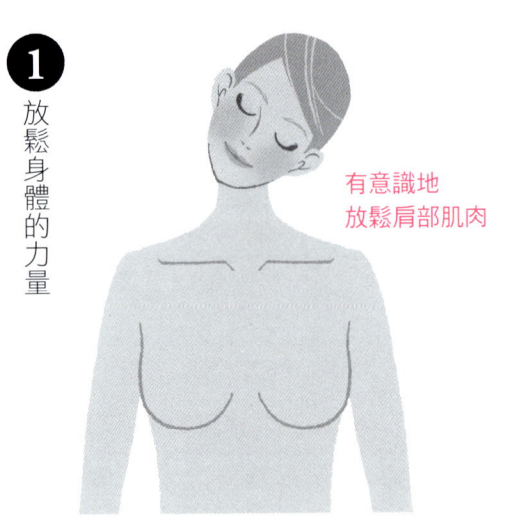

1　放鬆身體的力量

脖子前後左右伸展，肩膀輕輕地前後轉動，接著擺動整個手臂。

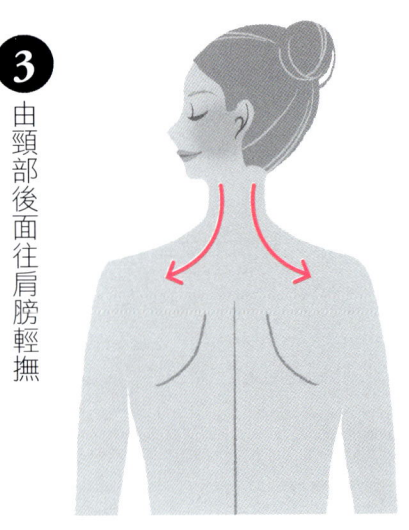

有意識地放鬆肩部肌肉

3　由頸部後面往肩膀輕撫

沾取按摩油，用四根手指，由後頸部的髮線處往肩膀輕撫。左手按摩右側，右手按摩左側。

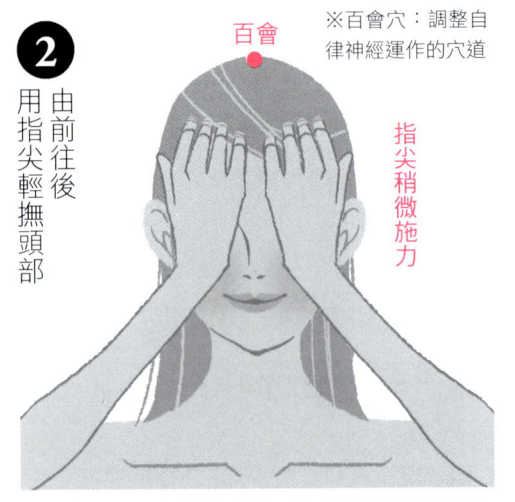

2　由前往後用指尖輕撫頭部

將手指張開，好像撥頭髮一般由頭部前面往後輕撫。刺激頭部頂端的「百會穴」。

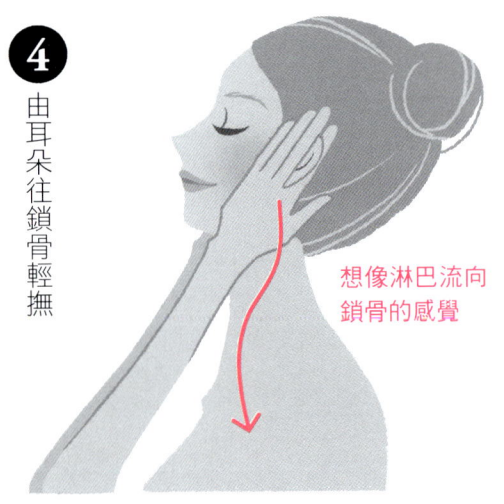

※百會穴：調整自律神經運作的穴道

百會

指尖稍微施力

4　由耳朵往鎖骨輕撫

稍微抬起下巴，用食指和中指夾著耳朵，就這樣朝向鎖骨輕撫。

想像淋巴流向鎖骨的感覺

推薦精油配方①	推薦精油配方②
緩解疲憊心靈的放鬆配方	**消除身心緊張的玫瑰香氣配方**
基底油……………………15ml 檀香………………………3滴 橙花………………………3滴	基底油……………………15ml 葡萄柚……………………3滴 廣藿香……………………1滴 奧圖玫瑰…………………2滴

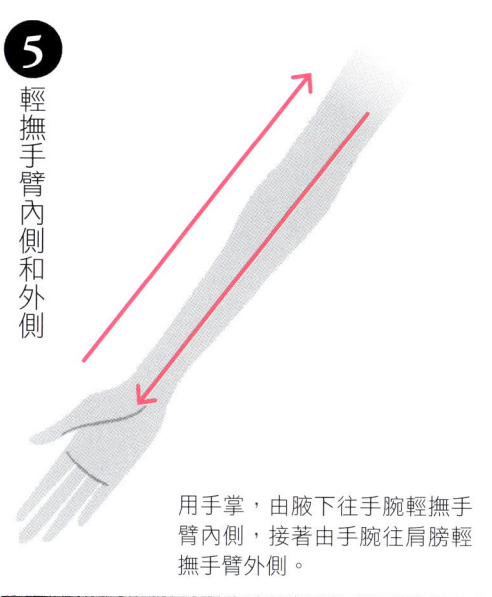

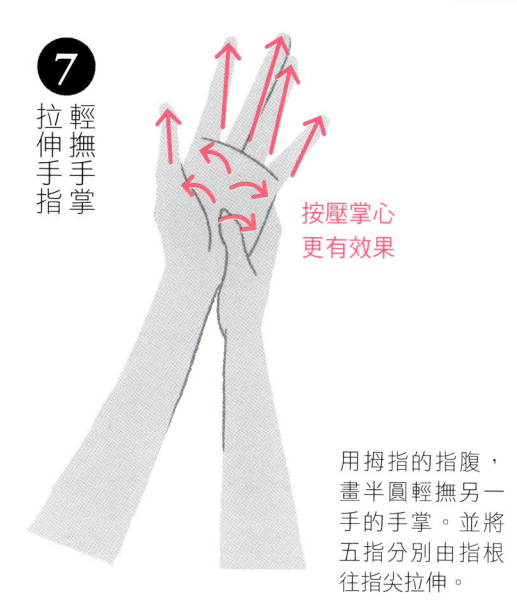

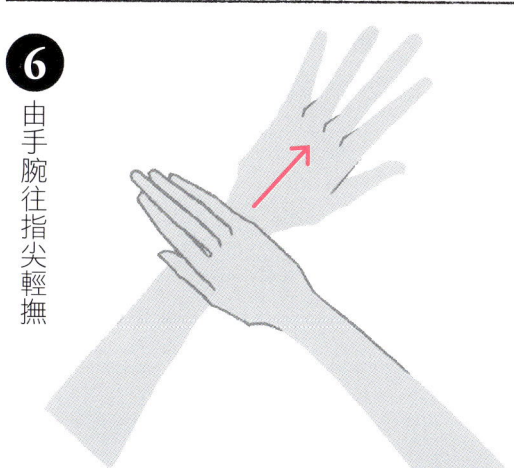

❺ 輕撫手臂內側和外側

用手掌，由腋下往手腕輕撫手臂內側，接著由手腕往肩膀輕撫手臂外側。

❼ 輕撫手掌 拉伸手指

按壓掌心更有效果

用拇指的指腹，畫半圓輕撫另一手的手掌。並將五指分別由指根往指尖拉伸。

❻ 由手腕往指尖輕撫

用手掌包覆另一邊的手，由手腕往指尖輕撫，並將雙手手指交扣做伸展運動。

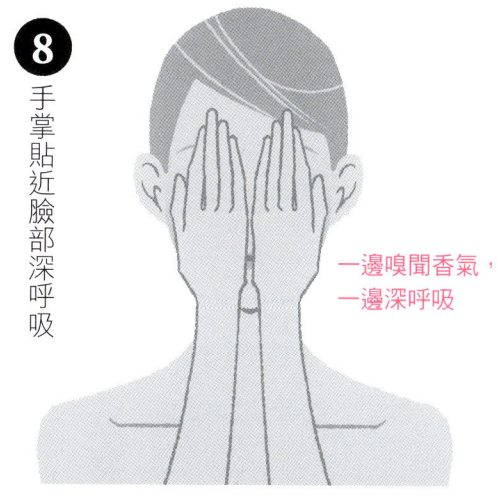

❽ 手掌貼近臉部深呼吸

一邊嗅聞香氣，一邊深呼吸

將雙手手掌合起來，拿到臉的前面，靠近臉部後打開雙掌，進行2～3次深呼吸。

維持荷爾蒙平衡

荷爾蒙平衡和女性健康密切相關。首先，規律的生活和均衡的飲食是荷爾蒙平衡的基本。別忘了溫柔善待努力的自己。不論年齡，請享受打扮以及化妝的樂趣吧。

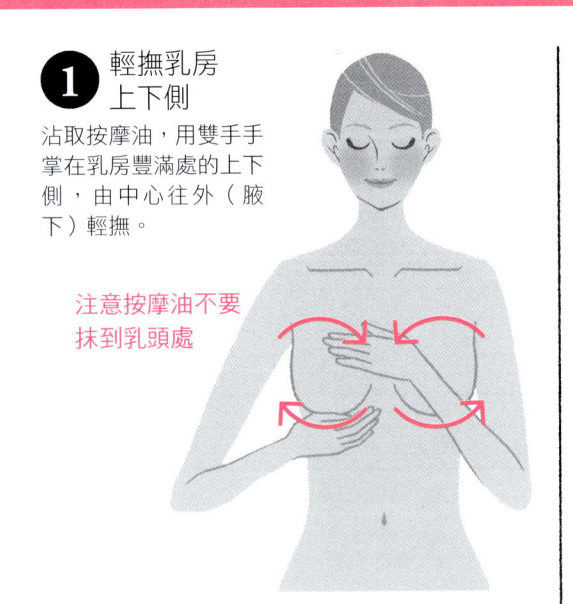

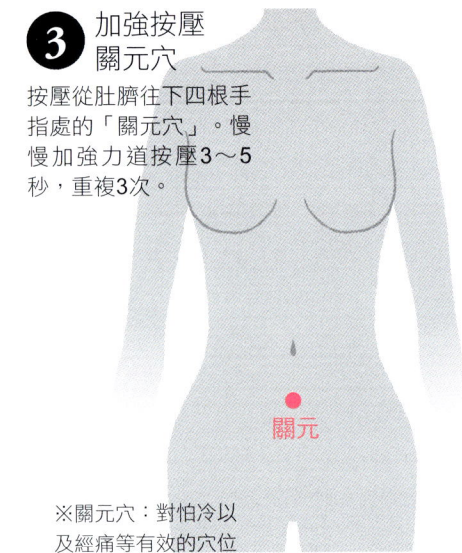

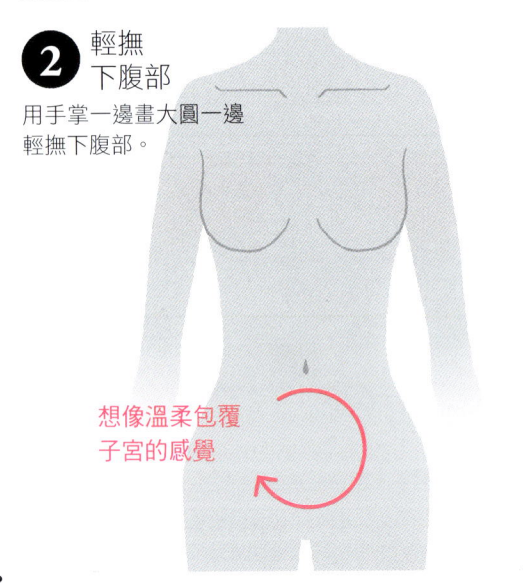

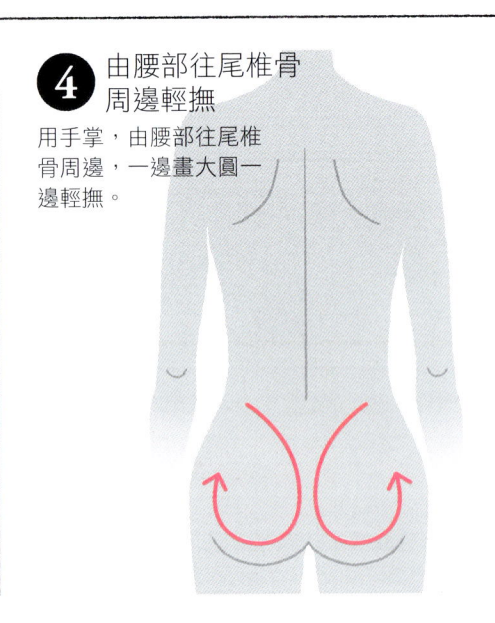

❶ 輕撫乳房上下側

沾取按摩油，用雙手手掌在乳房豐滿處的上下側，由中心往外（腋下）輕撫。

注意按摩油不要抹到乳頭處

❸ 加強按壓關元穴

按壓從肚臍往下四根手指處的「關元穴」。慢慢加強力道按壓3～5秒，重複3次。

關元

※關元穴：對怕冷以及經痛等有效的穴位

❷ 輕撫下腹部

用手掌一邊畫大圓一邊輕撫下腹部。

想像溫柔包覆子宮的感覺

❹ 由腰部往尾椎骨周邊輕撫

用手掌，由腰部往尾椎骨周邊，一邊畫大圓一邊輕撫。

推薦精油配方①	
善待自己的花香配方	
基底油	15ml
羅馬洋甘菊	1滴
天竺葵	3滴
奧圖玫瑰	2滴

推薦精油配方②	
療癒更年期身心的高雅配方	
基底油	15ml
摩洛哥茉莉	1滴
橙花	2滴
廣藿香	3滴

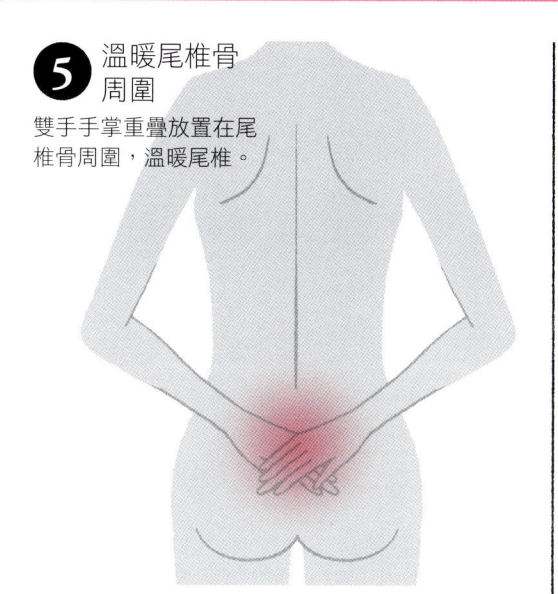

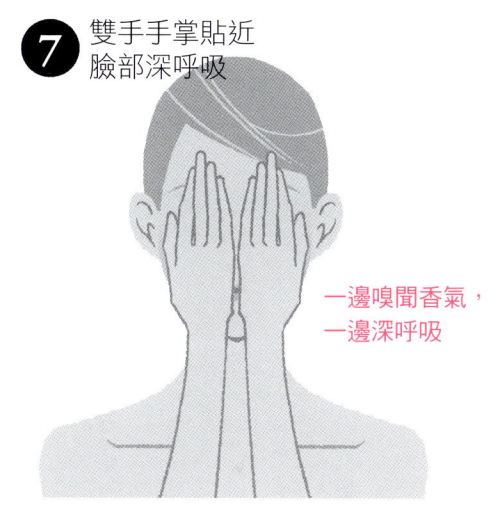

❺ 溫暖尾椎骨周圍

雙手手掌重疊放置在尾椎骨周圍，溫暖尾椎。

❼ 雙手手掌貼近臉部深呼吸

一邊嗅聞香氣，
一邊深呼吸

將雙手手掌合起來，拿到臉的前面，靠近臉部後打開雙掌，進行2～3次深呼吸。

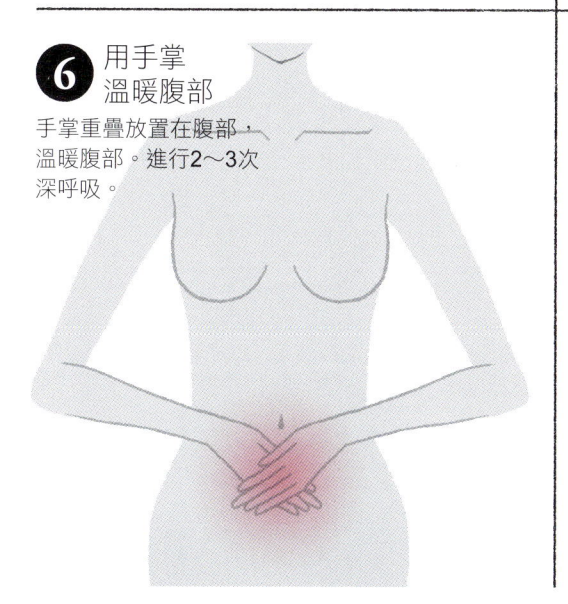

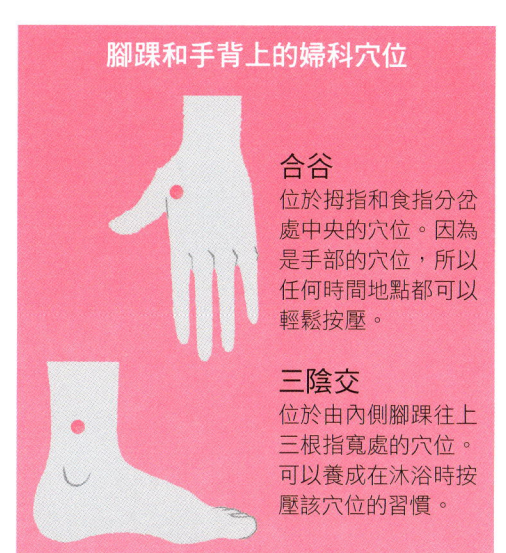

❻ 用手掌溫暖腹部

手掌重疊放置在腹部，溫暖腹部。進行2～3次深呼吸。

腳踝和手背上的婦科穴位

合谷
位於拇指和食指分岔處中央的穴位。因為是手部的穴位，所以任何時間地點都可以輕鬆按壓。

三陰交
位於由內側腳踝往上三根指寬處的穴位。可以養成在沐浴時按壓該穴位的習慣。

緊緻臉部線條

每個人都希望肌膚永遠保持年輕。要做到這一點，並不需要突然做什麼特別的事情，日常的基本保養才是最重要的，請確實卸妝、洗臉，並做好肌膚保濕，再加上每週實施2～3次臉部按摩吧。

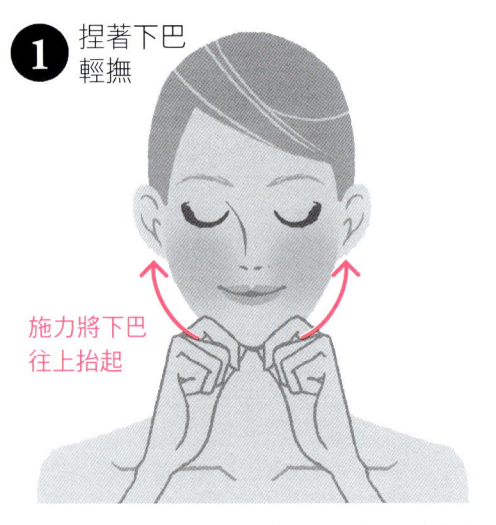

1 捏著下巴輕撫

施力將下巴往上抬起

利用溫濕巾溫暖臉部後，沾取按摩油，用食指和拇指捏著下巴，朝向耳朵輕撫。

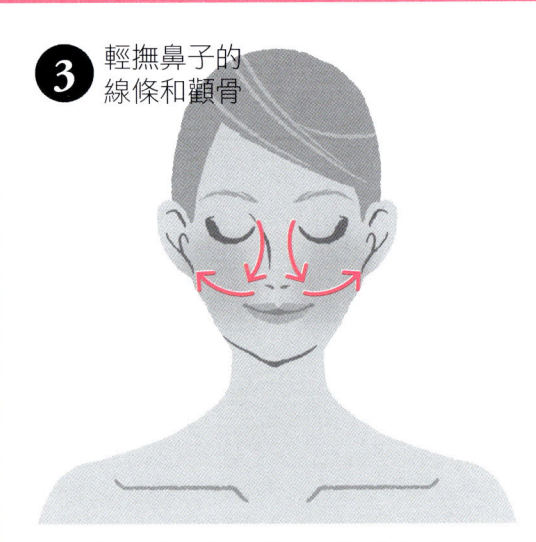

3 輕撫鼻子的線條和顴骨

用中指由眼角往鼻翼輕撫，接著輕撫顴骨。

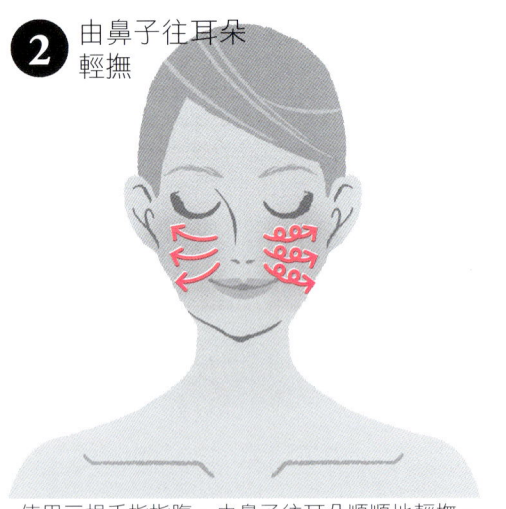

2 由鼻子往耳朵輕撫

使用三根手指指腹，由鼻子往耳朵順順地輕撫。接著一邊畫小圓一邊輕撫。

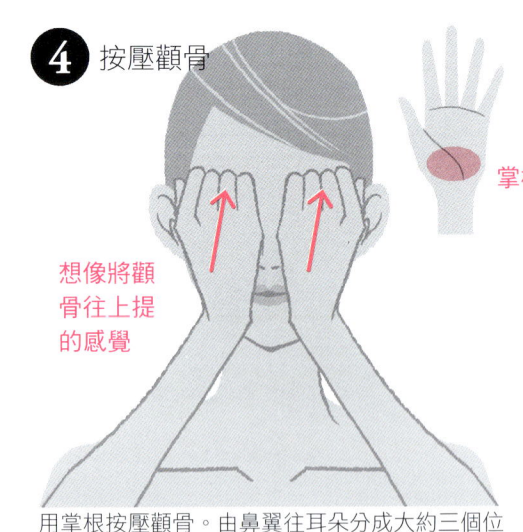

4 按壓顴骨

掌根

想像將顴骨往上提的感覺

用掌根按壓顴骨。由鼻翼往耳朵分成大約三個位置按壓。

推薦精油配方①	推薦精油配方②
中性肌膚到乾燥肌膚的保養配方	**中性肌膚到油性肌膚的保養配方**
基底油..............10ml	基底油..............10ml
天竺葵..............1滴	依蘭..............1滴
薰衣草..............1滴	葡萄柚..............1滴

❺ 輕輕按壓眼睛周圍

眼睛上方使用拇指
眼睛下方使用中指

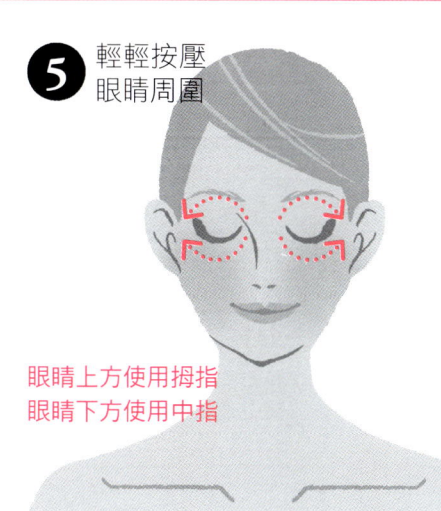

用手指由眼角往眼尾，一邊慢慢移動，一邊輕輕按壓。

❻ 捏眉毛

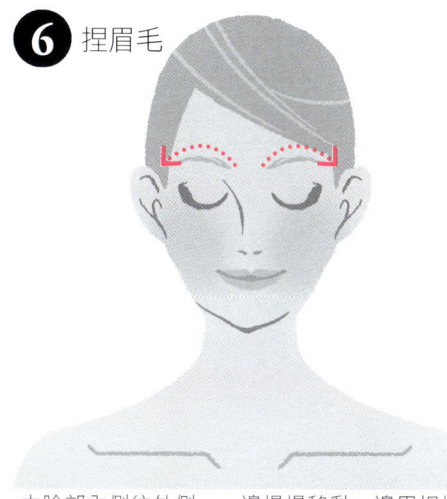

由臉部內側往外側，一邊慢慢移動一邊用拇指和食指捏眉毛。

❼ 輕撫額頭

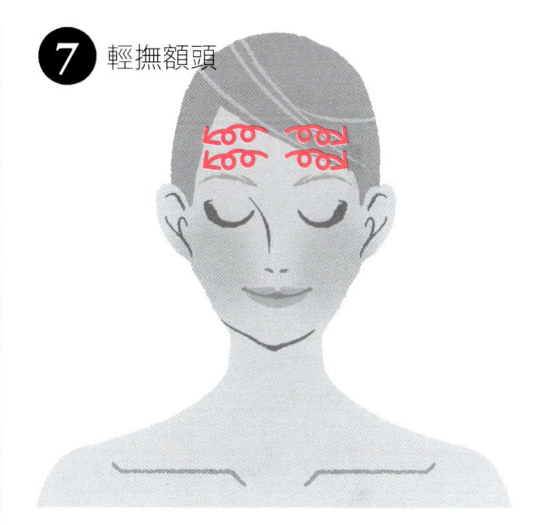

由額頭中央往外側，一邊畫圓一邊輕撫。

❽ 由耳朵往鎖骨輕撫

想像淋巴流向鎖骨的感覺

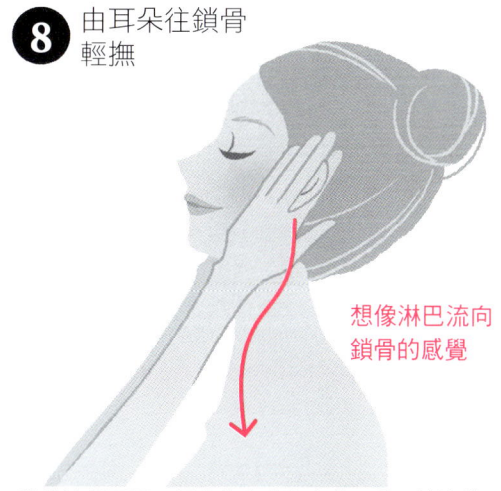

稍微抬起下巴，用食指和中指夾著耳朵，就這樣往鎖骨輕撫。

護髮・頭皮保養

漂亮的頭髮必須要有健康的頭皮，與肥沃的土壤可以培育出美味的蔬菜是同樣的道理。實施按摩時，請注意不要使用指甲。此外，因為壓力很容易造成掉髮，所以也請重視安排放鬆的時間。

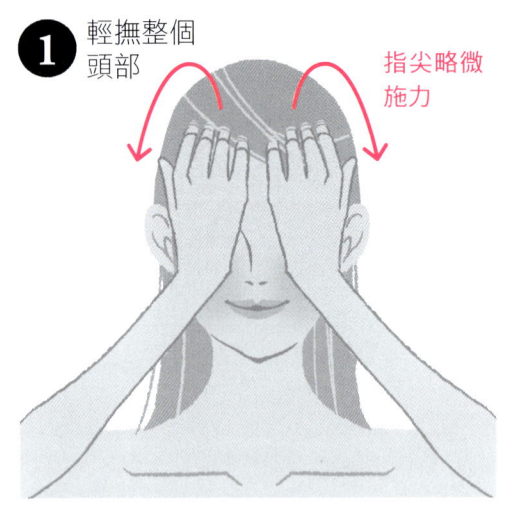

① 輕撫整個頭部

指尖略微施力

不塗抹按摩油，將手指輕輕張開，好像撥頭髮一般，由前往後輕撫整個頭部。

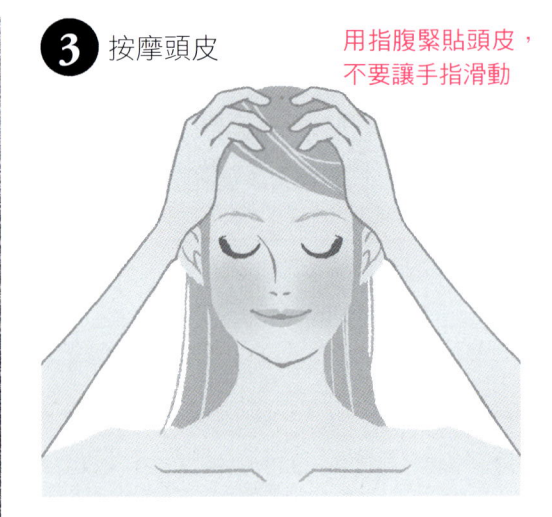

③ 按摩頭皮

用指腹緊貼頭皮，不要讓手指滑動

沾取按摩油，指腹略微施力，如畫圓般按摩頭皮。由前往後逐漸移動手指。

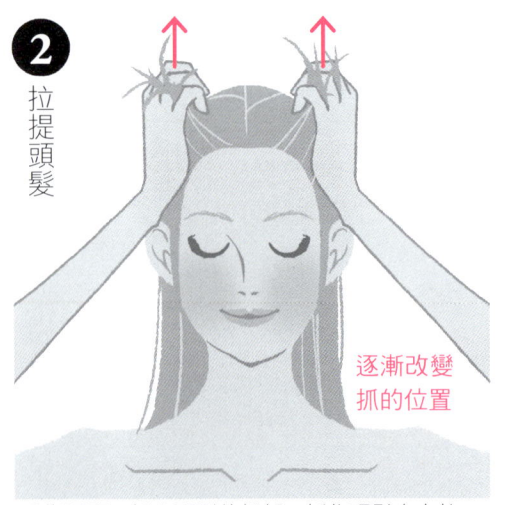

② 拉提頭髮

逐漸改變抓的位置

手指張開，插入頭髮的根部，抓住頭髮向上拉。整個頭部都要實施。

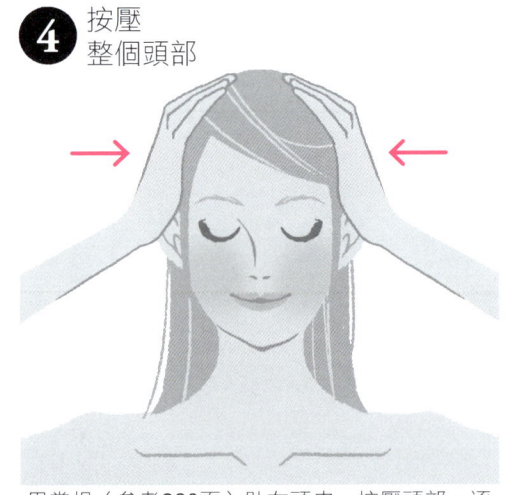

④ 按壓整個頭部

用掌根（參考220頁）貼在頭皮，按壓頭部。逐漸移動手掌，按壓整個頭部。

推薦精油配方①	推薦精油配方②
察覺掉髮時的護理配方	察覺頭皮屑時的護理配方
基底油..................10ml	基底油..................10ml
檸檬......................2滴	絲柏......................1滴
迷迭香..................1滴	薰衣草..................1滴
	迷迭香..................1滴

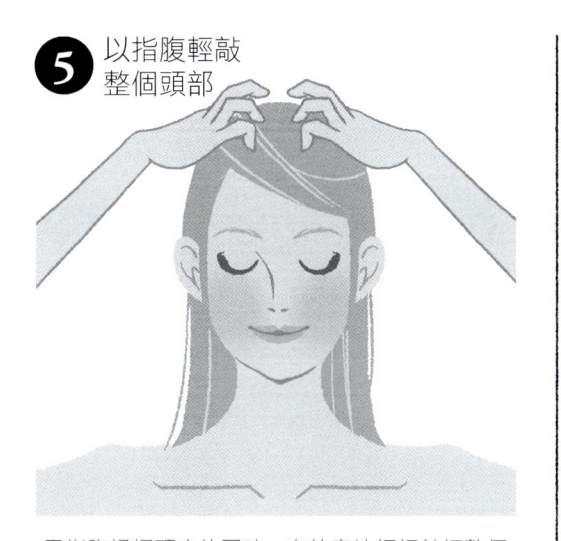

❺ 以指腹輕敲整個頭部

用指腹揉捏頭皮的同時，有節奏地輕輕敲打整個頭部。

❻ 由下往頭部頂端擦撫

想像將頭皮往上方牽引的感覺

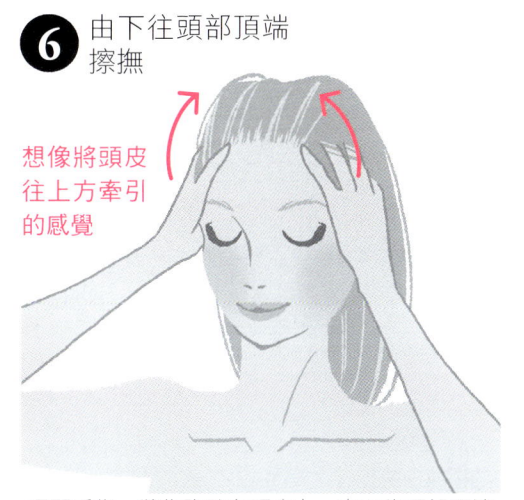

張開手指，將指腹貼在頭皮上，由下往頭部頂端略微施力擦撫整個頭部。

❼ 按壓太陽穴

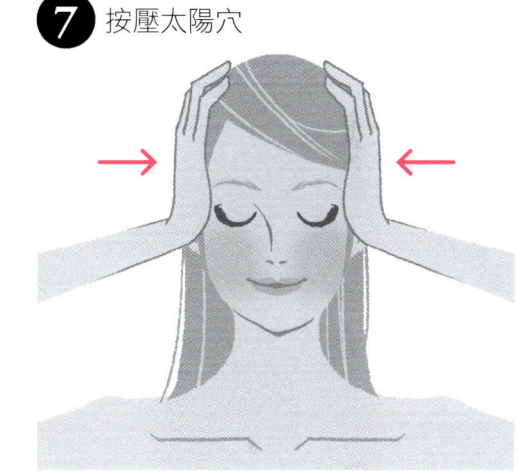

將手掌放在太陽穴處按壓。

❽ 按壓頭部頂端的百會穴

百會

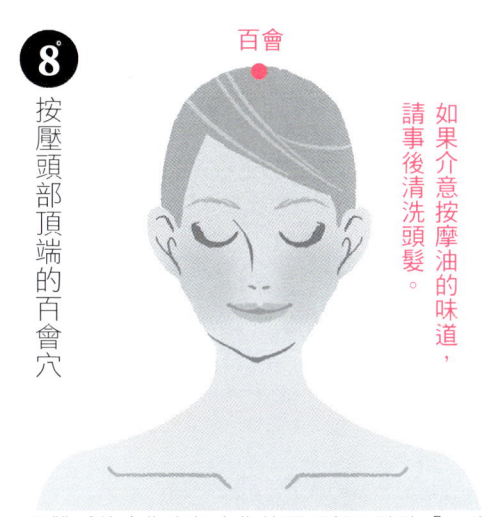

如果介意按摩油的味道，請事後清洗頭髮。

用雙手的中指和無名指按壓頭部頂端的「百會穴」。慢慢加強力道按壓3～5秒。

223

鎖骨線・胸型保養

將胸部（頸部到乳房上方）視為臉部的一部分來保養，這是變美麗的第一步。請養成將基礎保養品塗抹在胸部的習慣。也推薦時不時地將頸部向後仰做伸展運動。

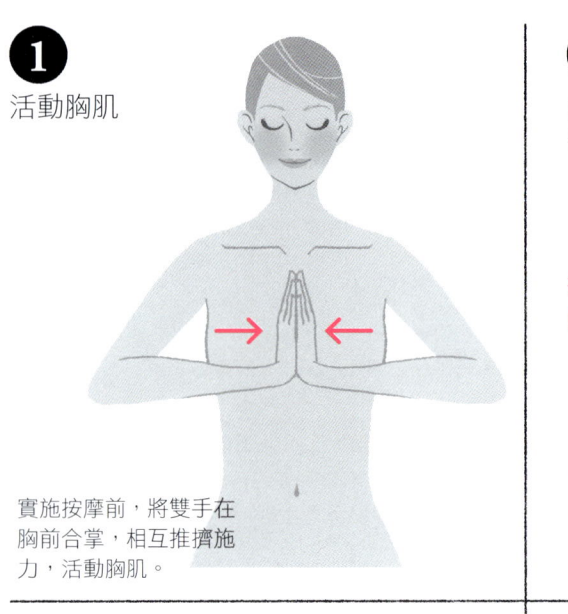

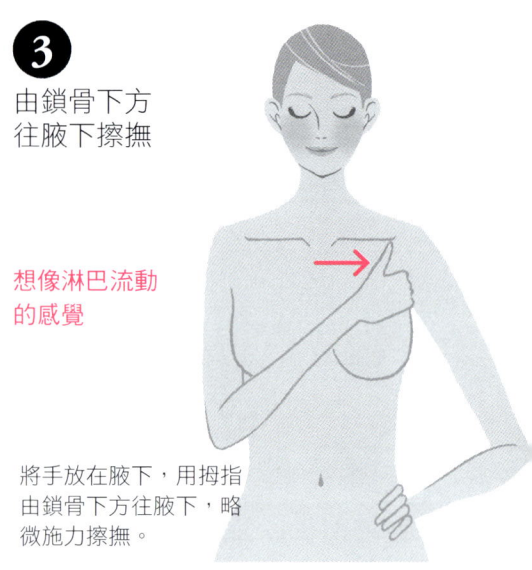

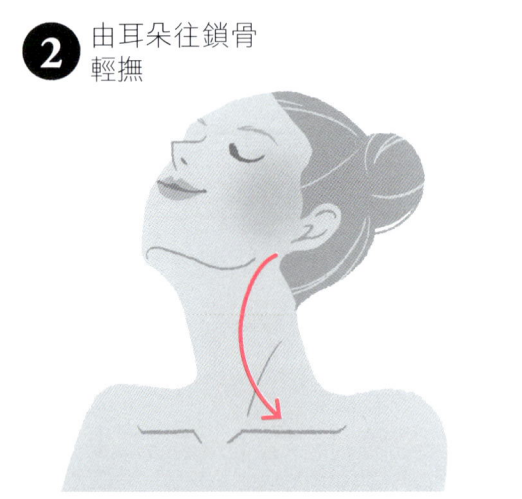

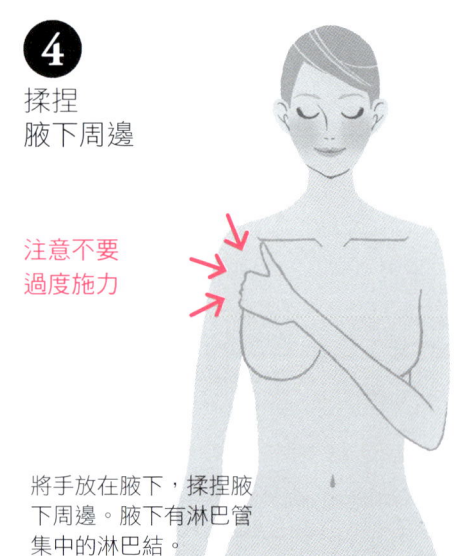

❶ 活動胸肌

實施按摩前，將雙手在胸前合掌，相互推擠施力，活動胸肌。

❷ 由耳朵往鎖骨輕撫

沾取按摩油，用手掌由頸部往乳房塗抹。接著微微抬起下巴，由耳朵往鎖骨輕撫。

❸ 由鎖骨下方往腋下擦撫

想像淋巴流動的感覺

將手放在腋下，用拇指由鎖骨下方往腋下，略微施力擦撫。

❹ 揉捏腋下周邊

注意不要過度施力

將手放在腋下，揉捏腋下周邊。腋下有淋巴管集中的淋巴結。

推薦精油配方①	推薦精油配方②
沉浸在女性氛圍的華麗配方	**帶來幸福心情的愉悅配方**
基底油..............................10ml	基底油..............................10ml
摩洛哥茉莉........................1滴	快樂鼠尾草........................2滴
乳香..................................1滴	天竺葵..............................2滴
奧圖玫瑰............................2滴	

❺ 輕撫身體側面

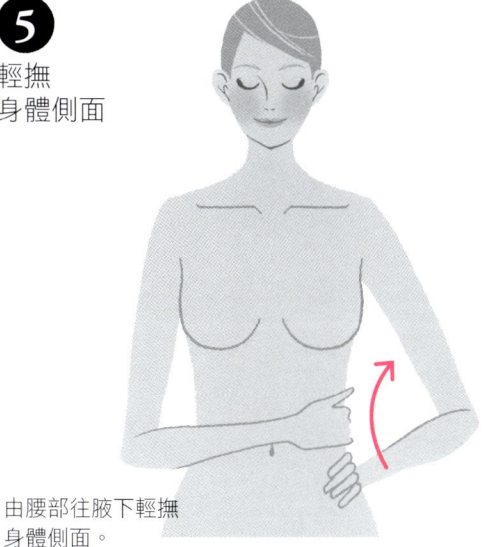

由腰部往腋下輕撫身體側面。

❻ 向上托起乳房般輕撫

想像捧起乳房的感覺

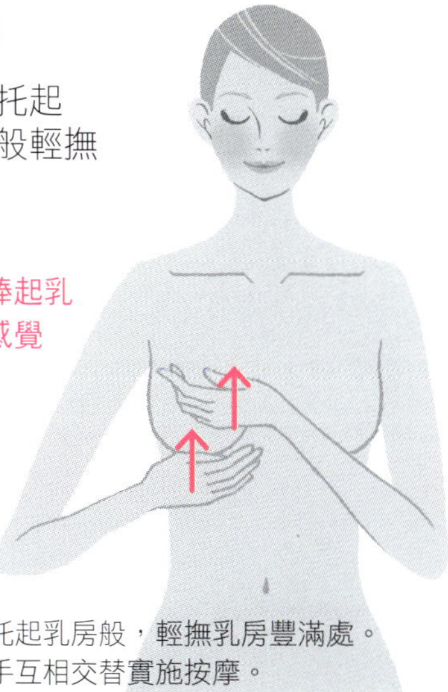

向上托起乳房般，輕撫乳房豐滿處。請雙手互相交替實施按摩。

❼ 沿著乳房豐滿處輕撫

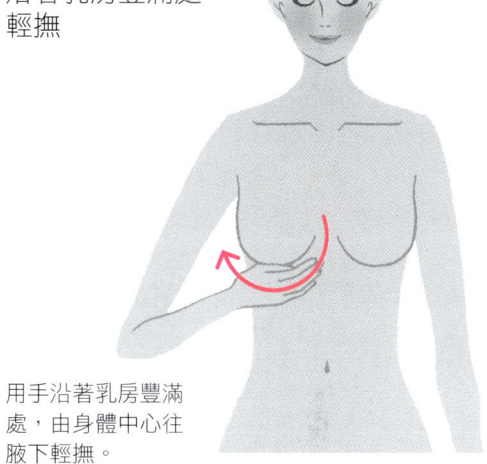

用手沿著乳房豐滿處，由身體中心往腋下輕撫。

❽ 輕撫乳房上下側

注意不要讓按摩油沾到乳頭

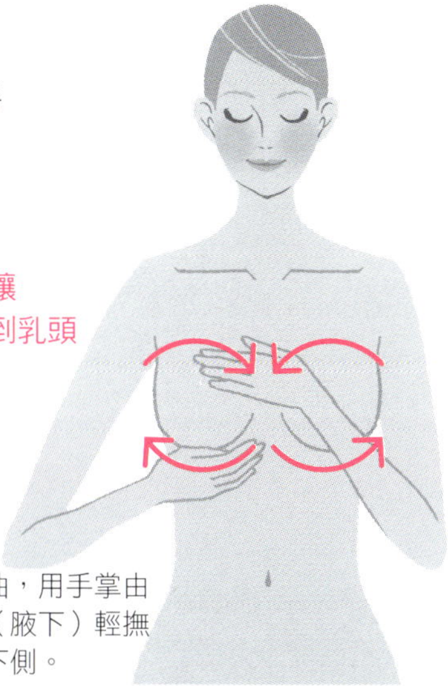

沾取按摩油，用手掌由中心往外（腋下）輕撫乳房的上下側。

225

緊實腰部線條

如果想要形塑美麗的腰部線條，不僅需要按摩和運動，注意身體的姿勢也很重要。駝著背的話，腹部看起來就會凸出。但只要下意識地收緊腹肌、伸展背肌、挺起胸部，就能夠讓身體線條發生變化。

1 輕撫整個腹部

沾取按摩油，用手掌一邊塗抹，一邊輕撫整個腹部。

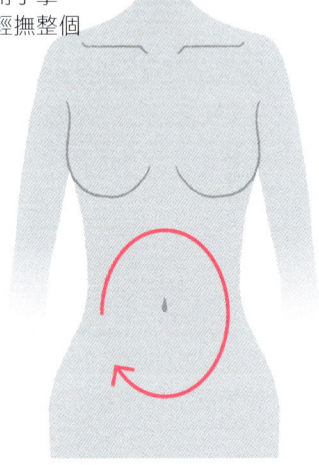

3 揉開腹部

將整個腹部好好揉開。

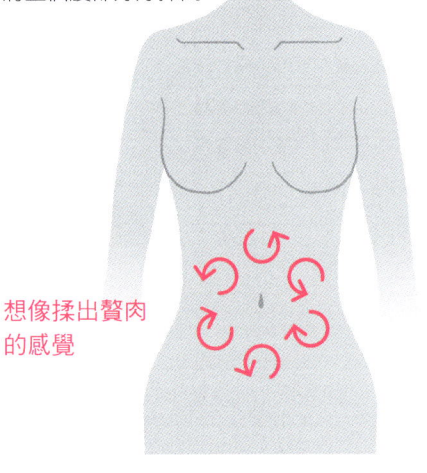

想像揉出贅肉的感覺

2 由側腹往肚臍擦撫

由側腹往肚臍處，用手掌略微施力擦撫。

想像拉提多餘贅肉的感覺

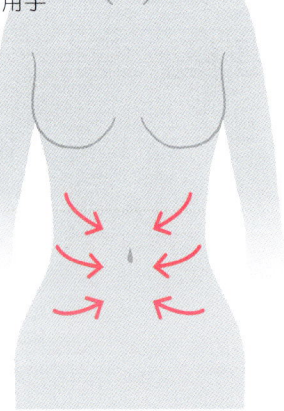

4 拍打整個腹部

張開手掌，啪噠啪噠地拍打整個腹部。接著再握拳輕敲。

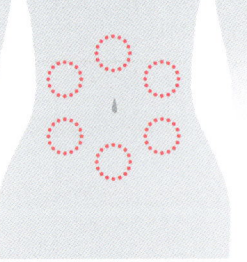

推薦精油配方①	
排出累積水分的 清爽配方	
基底油	15ml
葡萄柚	3滴
杜松	2滴
黑胡椒	1滴

推薦精油配方②	
改善消化不良的 腹部雕塑配方	
基底油	15ml
絲柏	2滴
胡椒薄荷	1滴
檸檬	3滴

❺ 輕撫上腹和肚臍周邊

用手掌在乳房下方至上腹的位置，一邊畫圓一邊輕撫。接著，以肚臍為中心，一邊畫圓一邊輕撫。

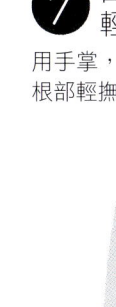

❼ 由腹部往大腿根部輕撫

用手掌，由腹部往大腿根部輕撫。

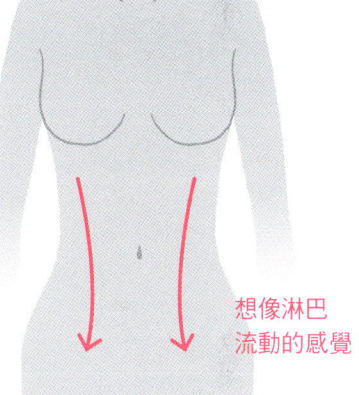

想像淋巴流動的感覺

❻ 一邊畫小圓一邊擦撫

指尖略微施力，一邊畫小圓一邊擦撫整個腹部。想像刺激大腸般的感覺。

略有便秘者可增加次數

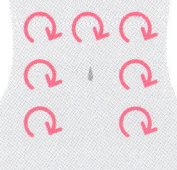

❽ 用手掌溫暖腹部

將手掌重疊放置在腹部，溫暖腹部。進行2～3次深呼吸。

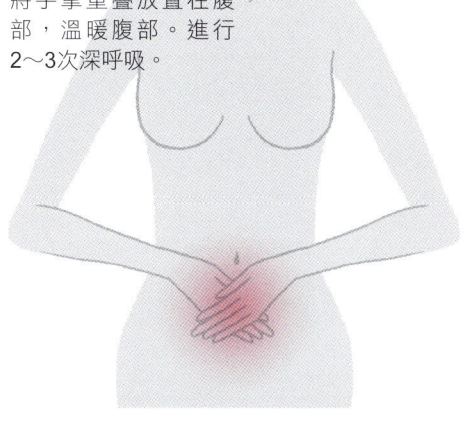

緊實臀部線條

與手臂和腹部不同，臀部是自己看不到的部位。請養成照鏡子查看臀部的習慣，光是這樣就能夠發揮超乎想像的效果，讓自己更持之以恆保養。也建議站立的時候，反覆進行臀部肌肉的施力與放鬆。

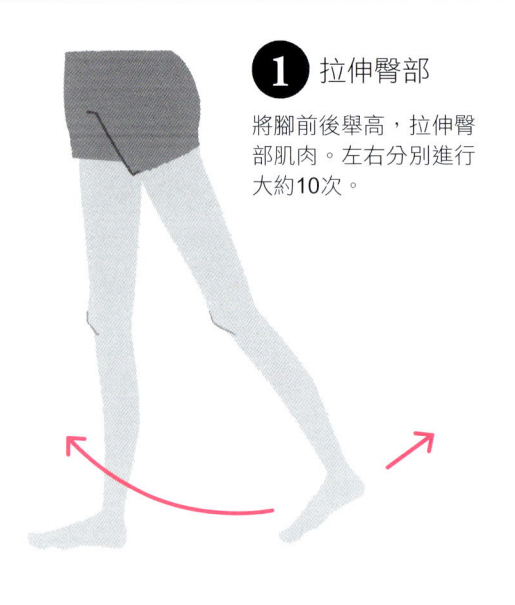

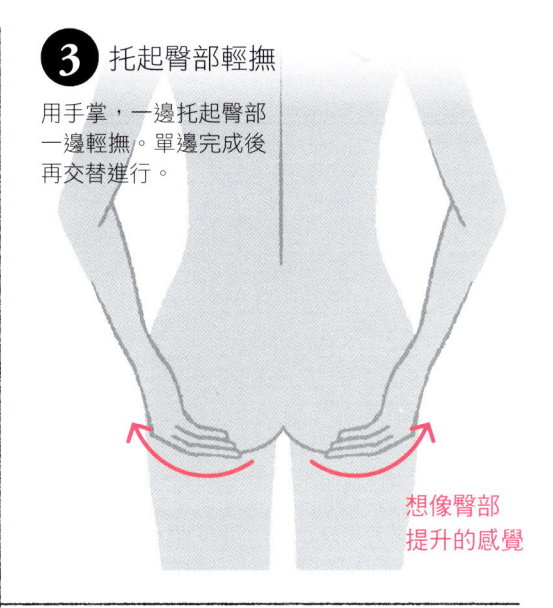

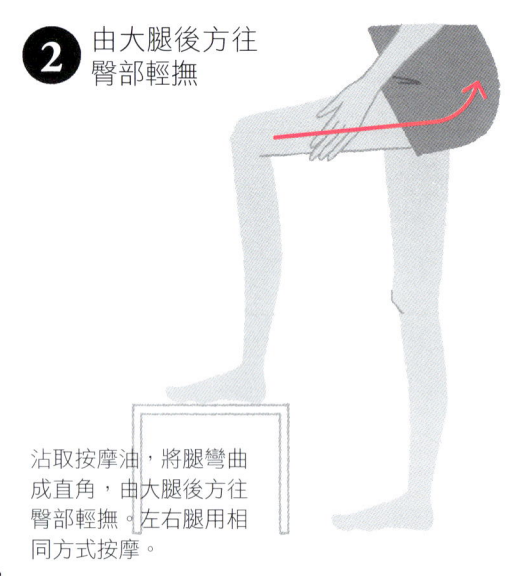

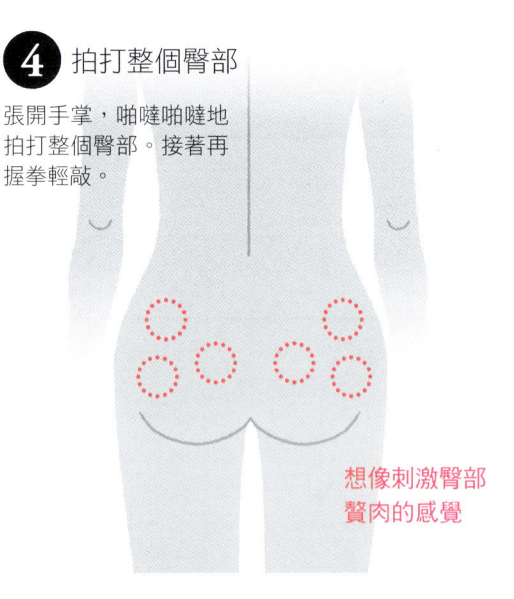

① 拉伸臀部
將腳前後舉高，拉伸臀部肌肉。左右分別進行大約10次。

③ 托起臀部輕撫
用手掌，一邊托起臀部一邊輕撫。單邊完成後再交替進行。

想像臀部提升的感覺

② 由大腿後方往臀部輕撫
沾取按摩油，將腿彎曲成直角，由大腿後方往臀部輕撫。左右腿用相同方式按摩。

④ 拍打整個臀部
張開手掌，啪噠啪噠地拍打整個臀部。接著再握拳輕敲。

想像刺激臀部贅肉的感覺

推薦精油配方①	推薦精油配方②
縮小臀圍 燃燒脂肪的配方	**改善發黑 保養臀部的配方**
基底油..............15ml 黑胡椒..............2滴 檸檬................2滴 迷迭香..............2滴	基底油..............15ml 天竺葵..............3滴 黑胡椒..............1滴 薰衣草..............2滴

❺ 搓揉整個臀部

用拳頭，略微施力搓揉臀部最豐滿處。

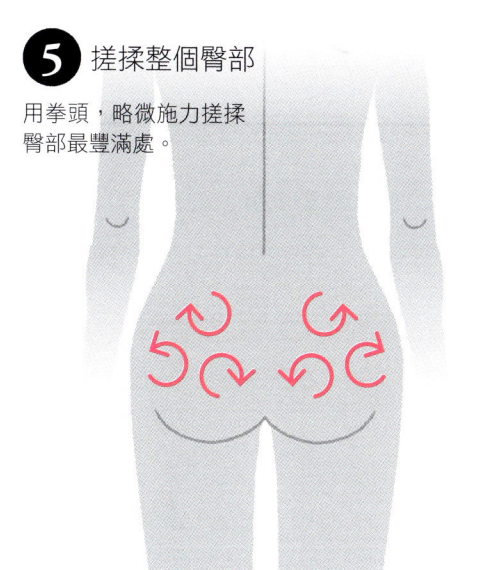

❼ 按壓臀部的次髎穴

按壓位於臀部中央部分骶骨（平整的骨頭）由上往下第2個凹陷處的「次髎穴」。

●次髎●

※次髎穴：有效改善便秘以及月經不順等的穴位

❻ 輕撫整個臀部

用雙手的手掌沿著臀部最豐滿處輕撫。

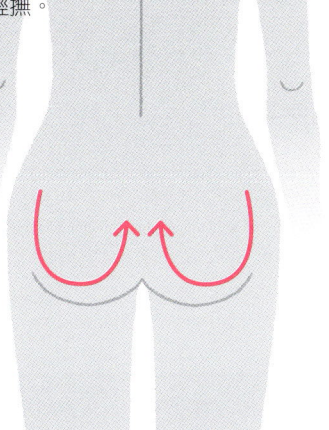

❽ 收緊臀部肌肉

臀部用力夾緊後放鬆。請重複5～6次「夾緊→放鬆」的動作。

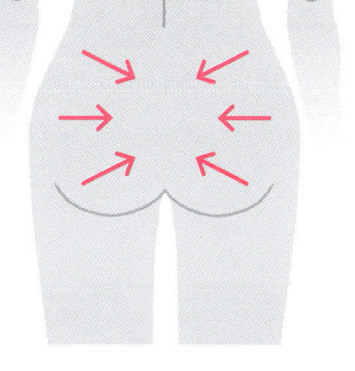

提升親子關係的嬰兒按摩

對嬰兒實施的按摩，與其期待按摩效果，不如將其視為親子間的溝通。與嬰兒間肌膚接觸的樂趣，如果能夠成為媽媽或爸爸休息放鬆的機會就再好不過了。

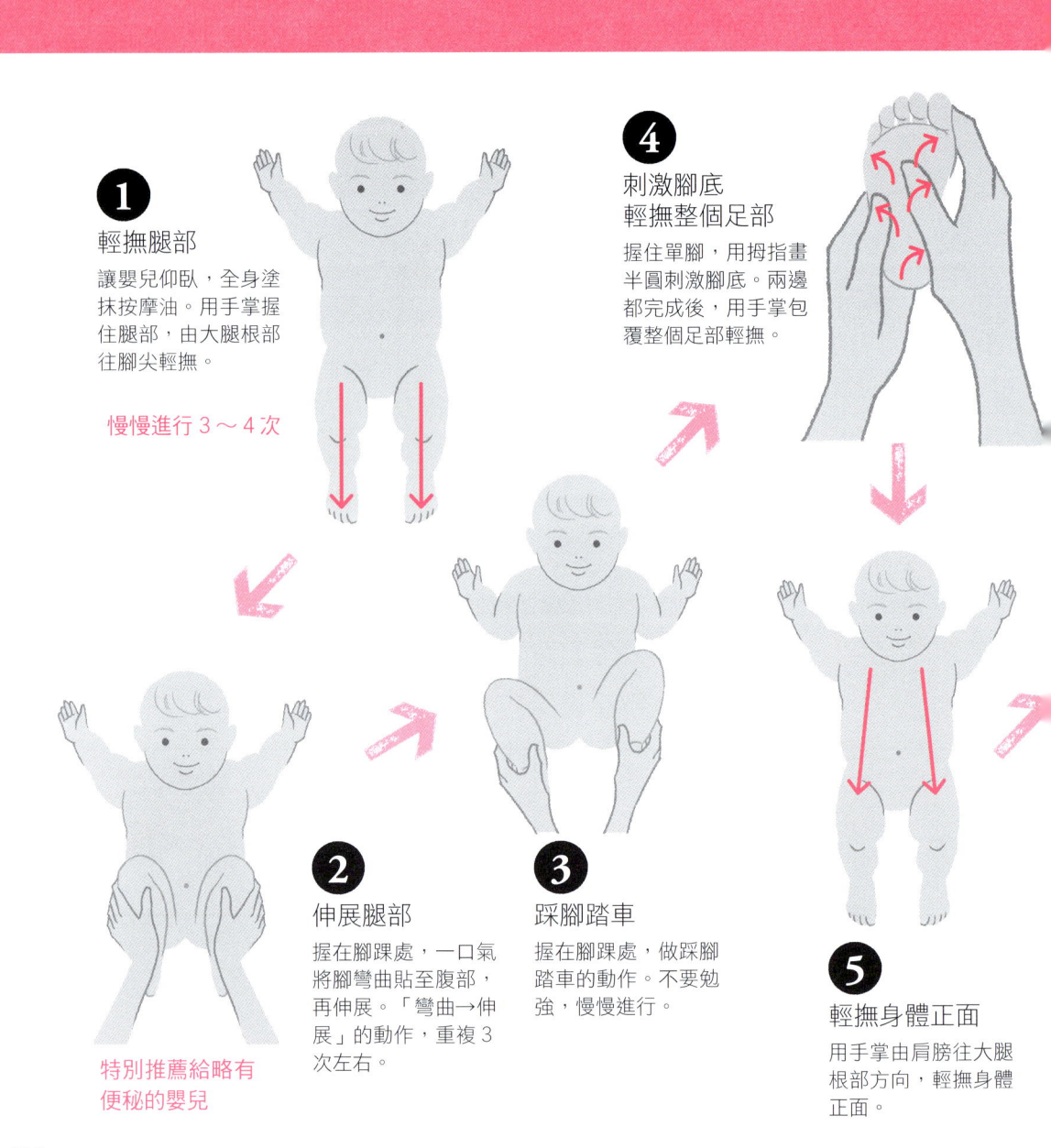

1 輕撫腿部

讓嬰兒仰臥，全身塗抹按摩油。用手掌握住腿部，由大腿根部往腳尖輕撫。

慢慢進行3～4次

2 伸展腿部

握在腳踝處，一口氣將腳彎曲貼至腹部，再伸展。「彎曲→伸展」的動作，重複3次左右。

特別推薦給略有便秘的嬰兒

3 踩腳踏車

握在腳踝處，做踩腳踏車的動作。不要勉強，慢慢進行。

4 刺激腳底 輕撫整個足部

握住單腳，用拇指畫半圓刺激腳底。兩邊都完成後，用手掌包覆整個足部輕撫。

5 輕撫身體正面

用手掌由肩膀往大腿根部方向，輕撫身體正面。

建議

未滿三歲的幼兒實施按摩時，請不要使用精油，只要使用基底油進行即可。推薦使用對肌膚柔和的甜杏仁油。使用基底油前，請實施肌膚過敏測試（參考212頁）。

開始按摩前

- 請事先溫暖房間。
- 哺乳後，等待40～45分鐘後再實施按摩。
- 請確實清潔手部，拆除所有飾品後再開始按摩。
- 基底油與媽媽或爸爸的手都要溫暖後再開始按摩。
- 嬰兒身體不適時，請不要勉強實施。

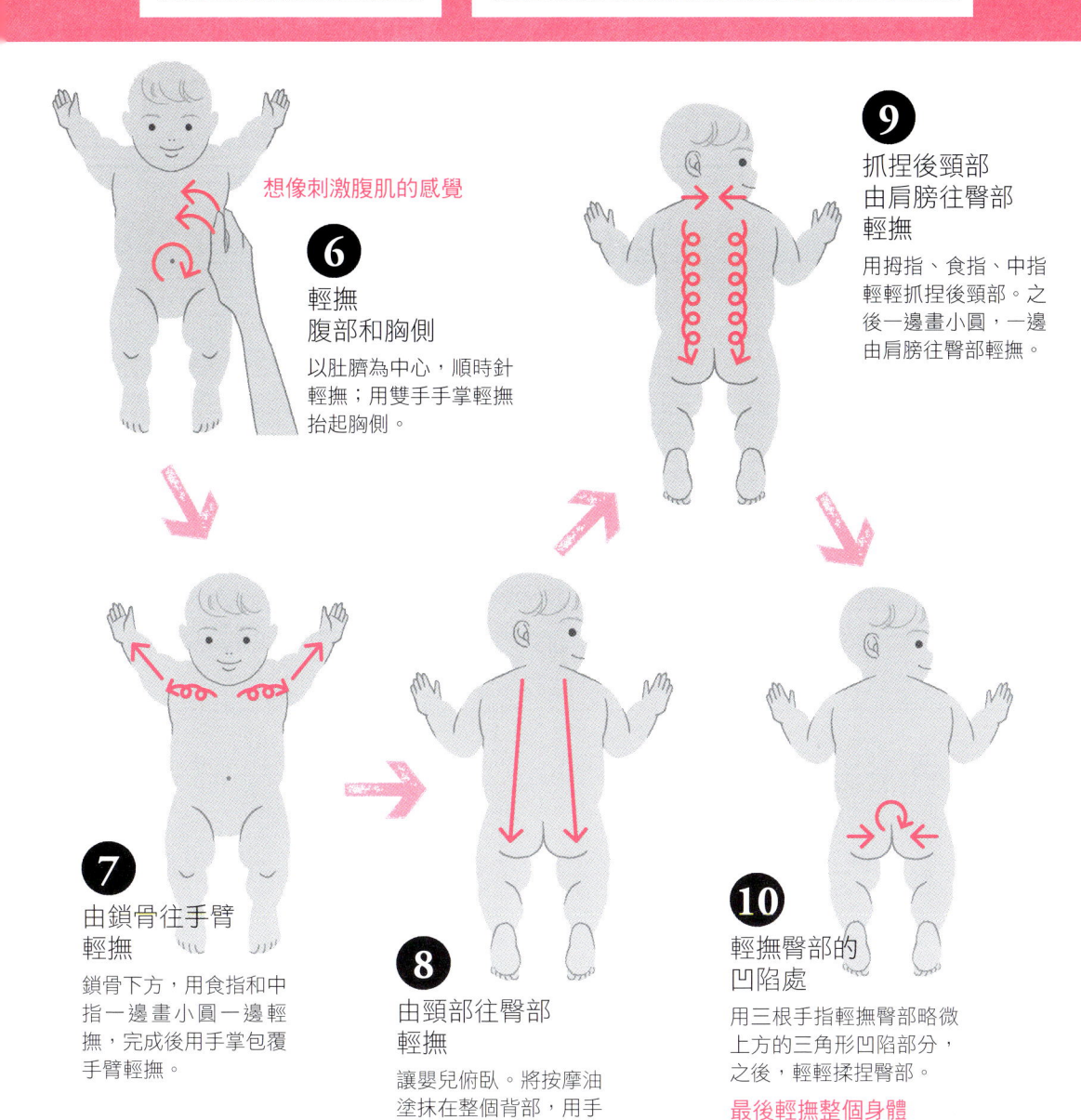

想像刺激腹肌的感覺

❻ 輕撫腹部和胸側

以肚臍為中心，順時針輕撫；用雙手手掌輕撫抬起胸側。

❾ 抓捏後頸部 由肩膀往臀部輕撫

用拇指、食指、中指輕輕抓捏後頸部。之後一邊畫小圓，一邊由肩膀往臀部輕撫。

❼ 由鎖骨往手臂輕撫

鎖骨下方，用食指和中指一邊畫小圓一邊輕撫，完成後用手掌包覆手臂輕撫。

❽ 由頸部往臀部輕撫

讓嬰兒俯臥。將按摩油塗抹在整個背部，用手掌由頸部往臀部輕撫。

❿ 輕撫臀部的凹陷處

用三根手指輕撫臀部略微上方的三角形凹陷部分，之後，輕輕揉捏臀部。

最後輕撫整個身體結束按摩

231

互動交流的幼兒按摩

孩子非常喜歡肌膚的接觸。在學會走路、開始活潑玩耍後,也請持續在不勉強的範圍內實施按摩。重要的是,因為幼兒開始理解語言,所以請一邊用漫畫對白般的表達方式與孩子對話,一邊實施按摩。這樣孩子也能夠集中精神並且感到愉悅。

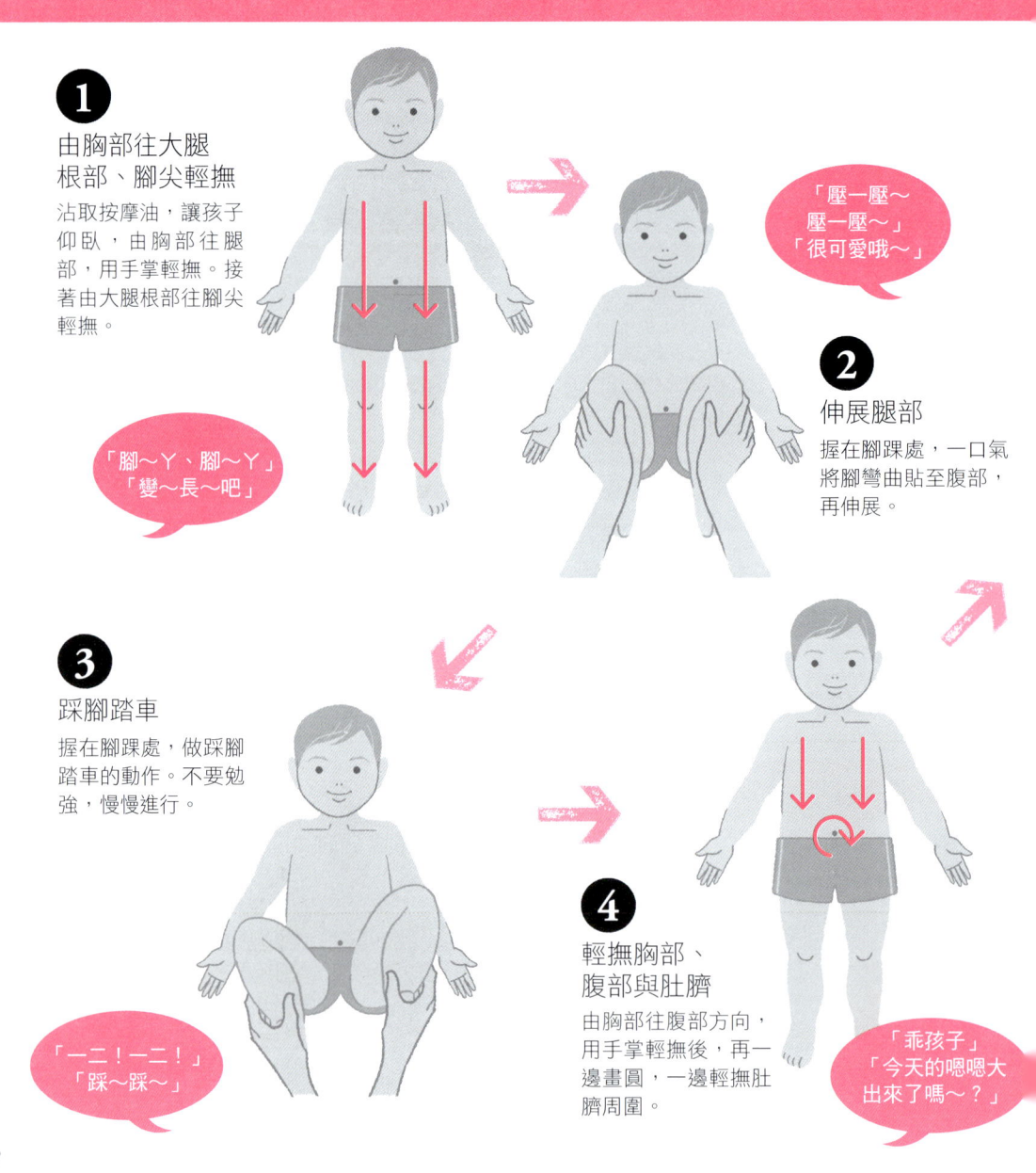

❶ 由胸部往大腿根部、腳尖輕撫

沾取按摩油,讓孩子仰臥,由胸部往腿部,用手掌輕撫。接著由大腿根部往腳尖輕撫。

「腳～ㄚ、腳～ㄚ」
「變～長～吧」

「壓一壓～
壓一壓～」
「很可愛哦～」

❷ 伸展腿部

握在腳踝處,一口氣將腳彎曲貼至腹部,再伸展。

❸ 踩腳踏車

握在腳踝處,做踩腳踏車的動作。不要勉強,慢慢進行。

「一二!一二!」
「踩～踩～」

❹ 輕撫胸部、腹部與肚臍

由胸部往腹部方向,用手掌輕撫後,再一邊畫圓,一邊輕撫肚臍周圍。

「乖孩子」
「今天的嗯嗯大出來了嗎～?」

建議

孩子到了幼稚園的年紀，能夠理解、聽從父母說的話，按摩中就不會動來動去。這時候，請利用調配了精油的按摩油給孩子按摩。如果還是會動來動去，因為也會弄髒房間，所以請不要勉強使用按摩油，只是從衣服上面輕撫身體的按摩也沒關係。

推薦精油配方

孩子也能安心使用的放鬆配方

基底油..................25ml
甜橙 or 羅馬洋甘菊 or 薰衣草
..................（擇一）1滴

※兒童從成人的1/10的稀釋濃度開始，最多使用不超過1/2的稀釋濃度進行按摩。此配方為0.2%的稀釋濃度。未滿三歲的兒童請單純使用基底油進行按摩。

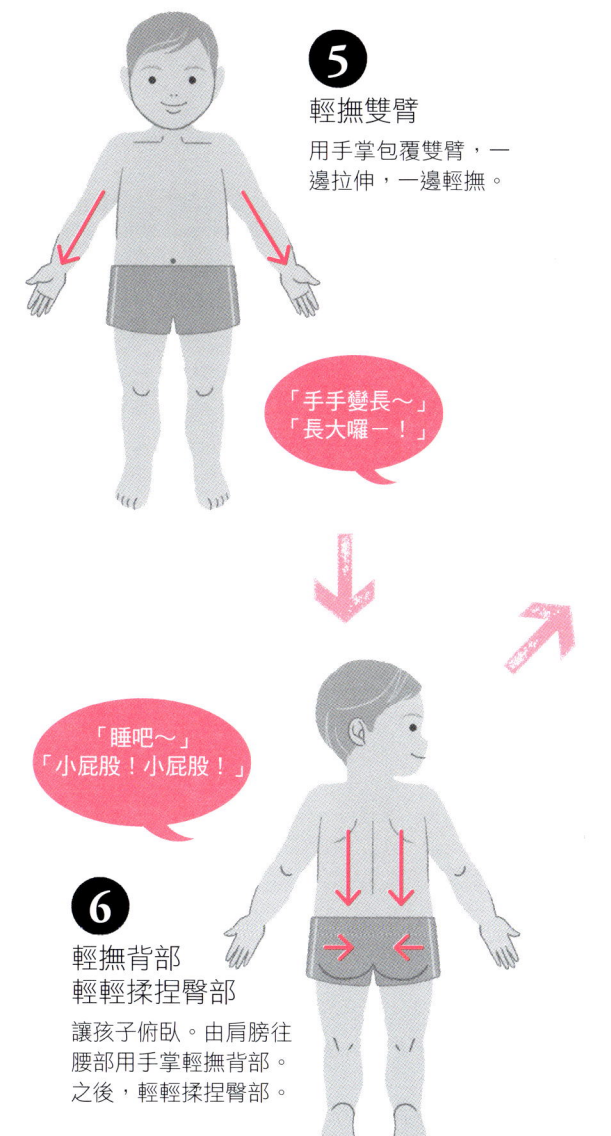

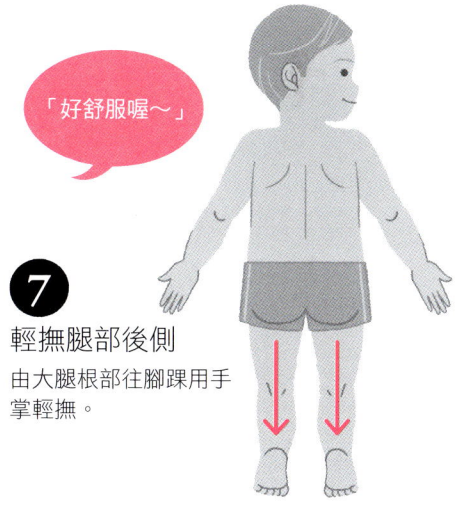

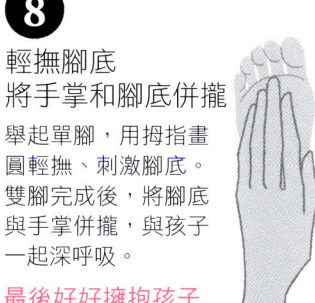

❺ 輕撫雙臂

用手掌包覆雙臂，一邊拉伸，一邊輕撫。

「手手變長～」
「長大囉—！」

「好舒服喔～」

❼ 輕撫腿部後側

由大腿根部往腳踝用手掌輕撫。

「睡吧～」
「小屁股！小屁股！」

❻ 輕撫背部 輕輕揉捏臀部

讓孩子俯臥。由肩膀往腰部用手掌輕撫背部。之後，輕輕揉捏臀部。

❽ 輕撫腳底 將手掌和腳底併攏

舉起單腳，用拇指畫圓輕撫、刺激腳底。雙腳完成後，將腳底與手掌併攏，與孩子一起深呼吸。

最後好好擁抱孩子結束按摩

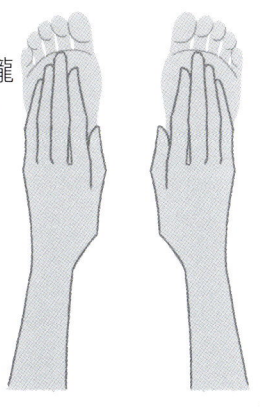

舒緩疲憊的青春期按摩

青春期是一個複雜的年紀。感覺話變少的孩子或許在按摩時能變得健談一些。這裡介紹的是緩解運動後疲勞的足部按摩，另外，也推薦使用220～221頁的臉部按摩。

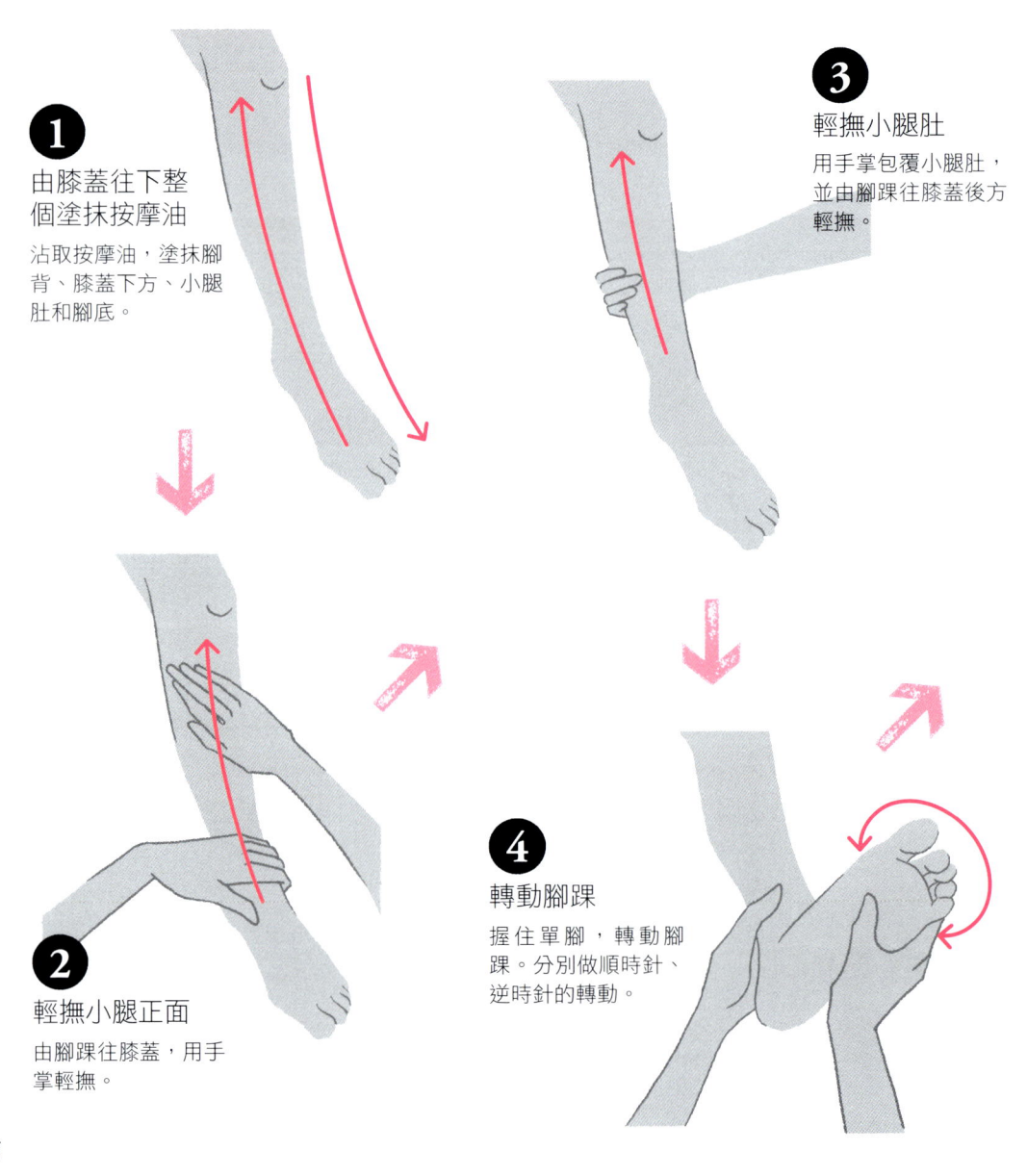

❶ 由膝蓋往下整個塗抹按摩油

沾取按摩油，塗抹腳背、膝蓋下方、小腿肚和腳底。

❷ 輕撫小腿正面

由腳踝往膝蓋，用手掌輕撫。

❸ 輕撫小腿肚

用手掌包覆小腿肚，並由腳踝往膝蓋後方輕撫。

❹ 轉動腳踝

握住單腳，轉動腳踝。分別做順時針、逆時針的轉動。

推薦精油配方①	
心情煥然一新的 清爽配方	
基底油	15ml
絲柏	2滴
檸檬	2滴

推薦精油配方②	
心情變舒坦的 甜美配方	
基底油	15ml
天竺葵	1滴
佛手柑	3滴

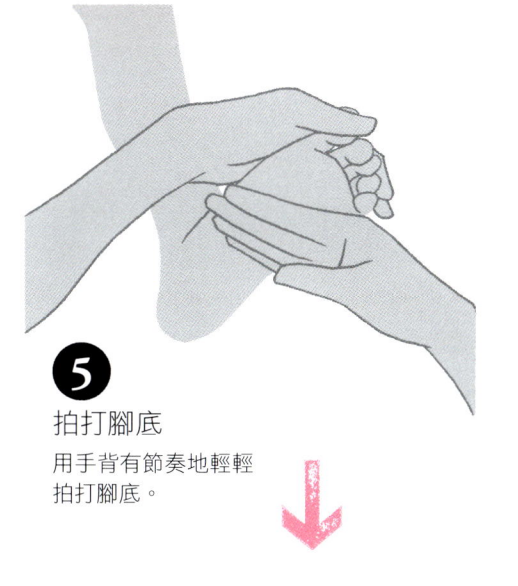

※稀釋濃度比成人略低的處方。如果與成人的體格類似，可以根據狀況，使用約2％的稀釋濃度也沒關係。

❺ 拍打腳底
用手背有節奏地輕輕拍打腳底。

略微施力到感覺舒服的程度

❻ 擦撫腳底
用拇指在腳底畫半圓，由下往上擦撫。

❼ 轉動腳趾
將每個腳趾做順時針、逆時針的轉動。完成後，抓住根部、拉伸腳趾。

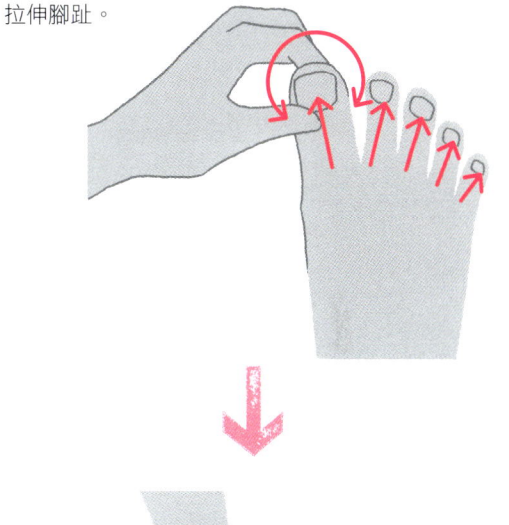

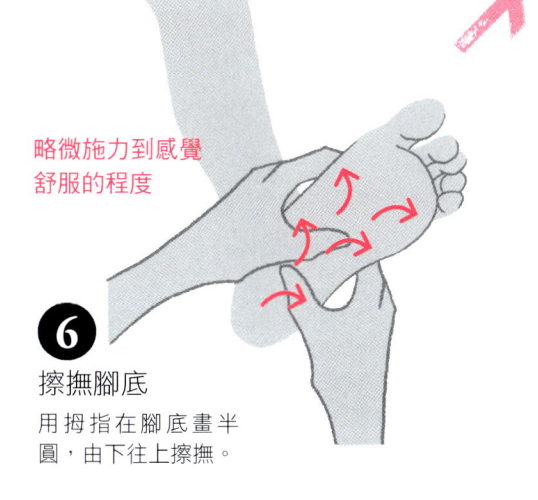

❽ 輕撫整個足部
腳背部分由腳趾往腳踝輕撫，腳底部分由腳趾往腳跟輕撫。

增進情感的情侶按摩

讓肌膚感受到身體溫度的按摩，具有良好的放鬆效果，尤其與信賴的伴侶互相按摩的話，也能夠提升幸福感。不僅能按摩自己無法搆到的部位，透過肌膚接觸，更能縮短兩人的距離。

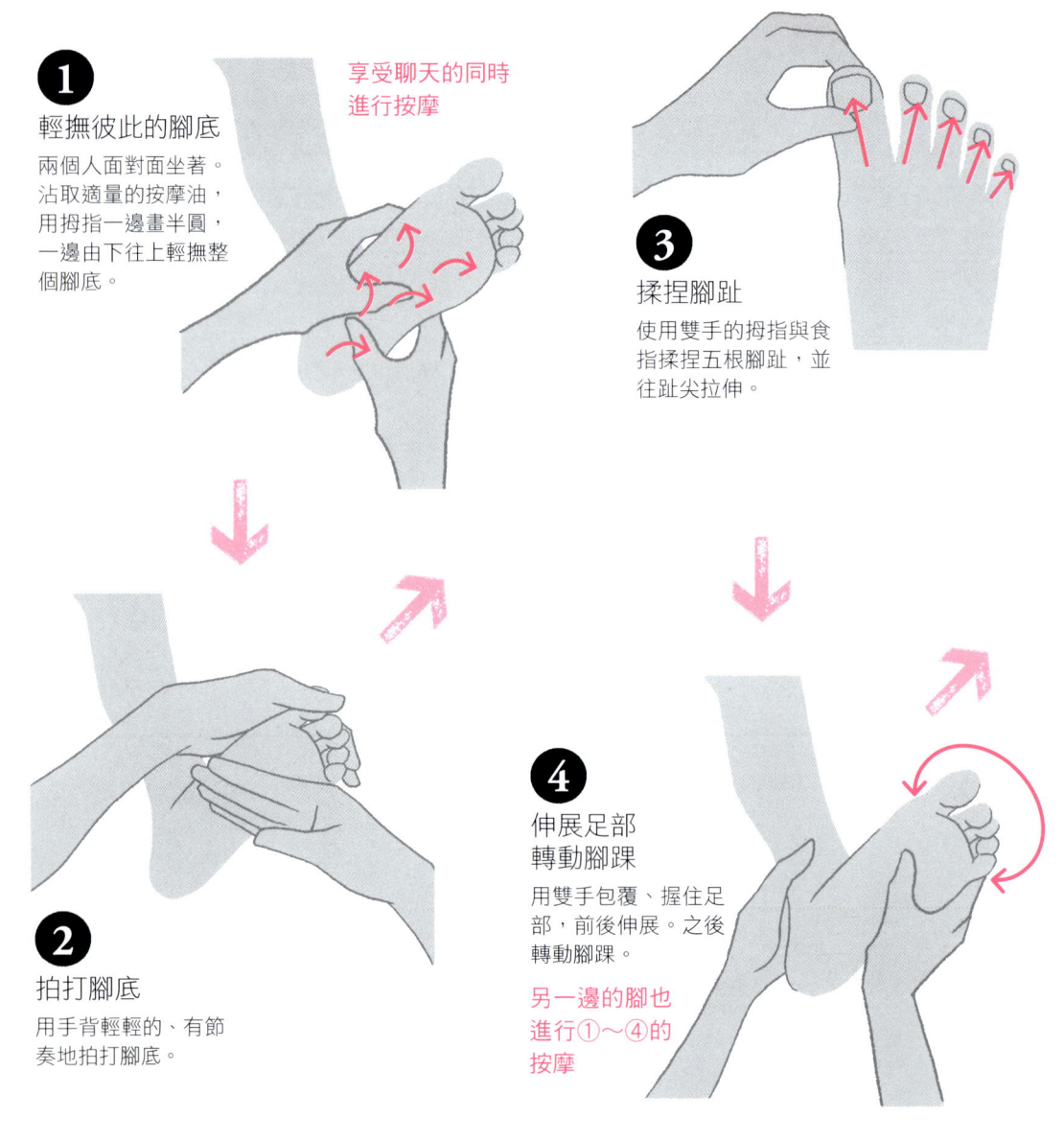

1 輕撫彼此的腳底

兩個人面對面坐著。沾取適量的按摩油，用拇指一邊畫半圓，一邊由下往上輕撫整個腳底。

享受聊天的同時進行按摩

3 揉捏腳趾

使用雙手的拇指與食指揉捏五根腳趾，並往趾尖拉伸。

2 拍打腳底

用手背輕輕的、有節奏地拍打腳底。

4 伸展足部 轉動腳踝

用雙手包覆、握住足部，前後伸展。之後轉動腳踝。

另一邊的腳也進行①～④的按摩

推薦精油配方 ①	
\multicolumn{2}{c}{卸下心防的愛意配方}
基底油	20ml
依蘭	2滴
檀香	3滴
摩洛哥茉莉	3滴

推薦精油配方 ②	
\multicolumn{2}{c}{提升浪漫氛圍的愛意配方}
基底油	20ml
甜橙	4滴
橙花	2滴
奧圖玫瑰	2滴

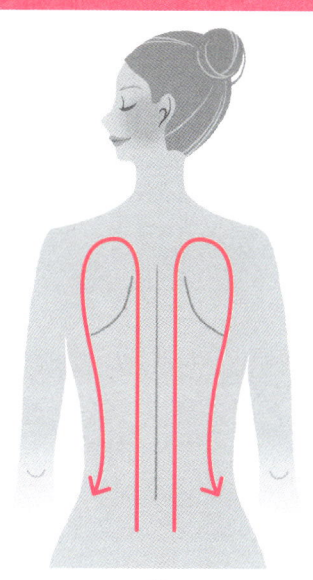

❺ 輕撫整個背部

沾取按摩油，塗抹整個背部。用雙手手掌，輕撫腰部、背部、肩部，經過身體側面回到腰部。

將身體託付給對方

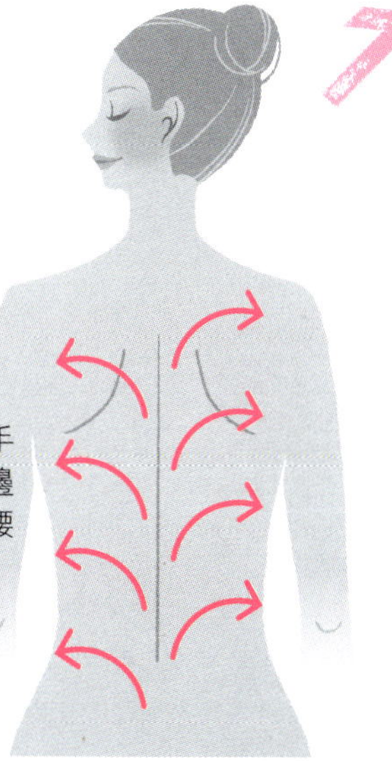

❻ 畫半圓 輕撫背部

由中心往外側，用手掌一邊畫半圓，一邊輕撫整個背部。由腰部往肩部方向推進。

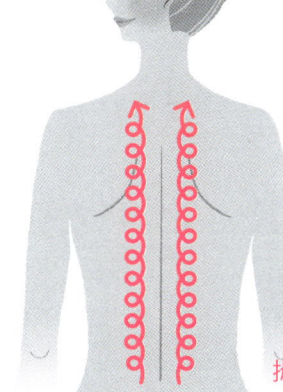

❼ 輕撫脊椎骨 的兩側

用拇指一邊畫小圓，一邊擦撫脊椎骨的兩側。由腰部往肩部進行按摩。

拇指略微 加強施力

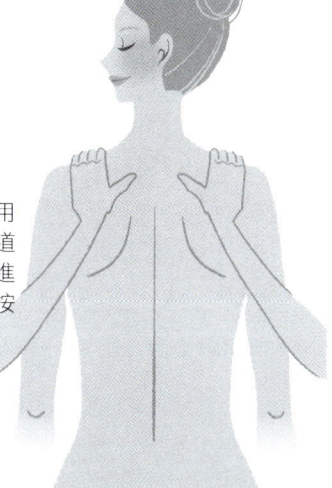

❽ 揉捏肩部

用手掌揉捏肩部，用對方感覺舒適的力道進行按摩。最後再進行步驟❺，結束按摩，相互交換。

不要忘記 感謝的言語

安定心靈的年長者按摩

隨著年齡的增長，身體接觸自然容易減少，年長者也能夠透過肌膚的接觸獲得心靈的滿足。建議一邊聊天，一邊實施手部按摩會更自在。不要用力，溫柔撫摸碰觸。

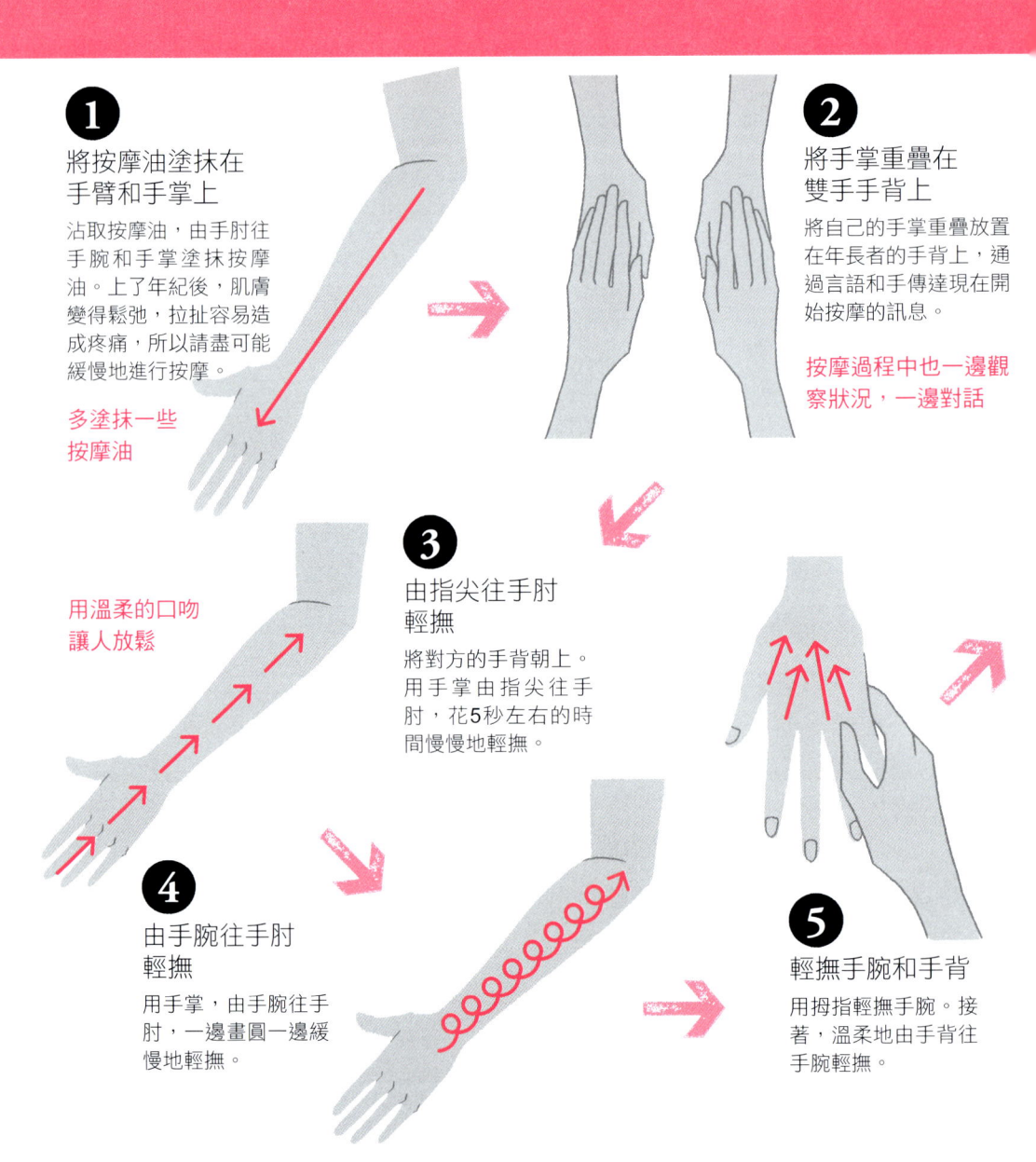

❶ 將按摩油塗抹在手臂和手掌上

沾取按摩油，由手肘往手腕和手掌塗抹按摩油。上了年紀後，肌膚變得鬆弛，拉扯容易造成疼痛，所以請盡可能緩慢地進行按摩。

多塗抹一些按摩油

❷ 將手掌重疊在雙手手背上

將自己的手掌重疊放置在年長者的手背上，通過言語和手傳達現在開始按摩的訊息。

按摩過程中也一邊觀察狀況，一邊對話

用溫柔的口吻讓人放鬆

❸ 由指尖往手肘輕撫

將對方的手背朝上。用手掌由指尖往手肘，花5秒左右的時間慢慢地輕撫。

❹ 由手腕往手肘輕撫

用手掌，由手腕往手肘，一邊畫圓一邊緩慢地輕撫。

❺ 輕撫手腕和手背

用拇指輕撫手腕。接著，溫柔地由手背往手腕輕撫。

推薦精油配方①	推薦精油配方②
讓精力充沛的元氣配方	**讓情緒穩定的安心配方**
基底油...............20ml 胡椒薄荷............1滴 佛手柑...............1滴	基底油...............20ml 甜橙..................1滴 天竺葵...............1滴

※請以1％以下的稀釋濃度為老年人進行按摩。本配方的稀釋濃度為0.5％。

❻ 輕撫並轉動手指

握住手指，由指根往第二指節，用拇指一邊畫圓一邊輕撫。接著，慢慢轉動手指。

❼ 擦撫手指

用整個手掌包覆握住手指，略微施力擦撫。所有的手指都進行❻和❼的按摩。

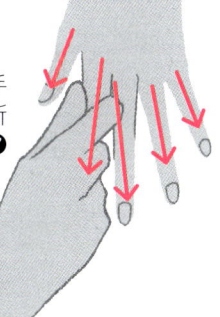

雖然要略微施力，但還是要溫柔地進行

❽ 由指尖往手肘輕撫

將對方的手掌朝上。由指尖往手肘，用手掌花5秒左右的時間慢慢地輕撫。

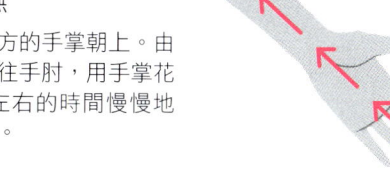

❾ 擦撫手掌

用雙手握住對方的手，拇指略微施力，慢慢地一邊畫半圓，一邊擦撫。

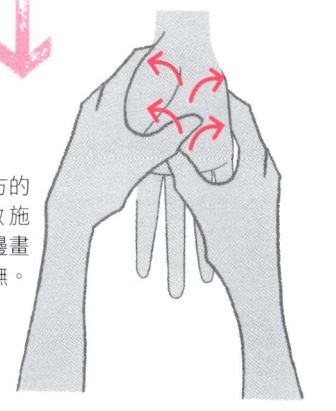

❿ 輕撫整個手掌

輕撫整個手掌。最後將手背朝上，用雙手包覆對方手掌，溫柔告訴他按摩結束了。

另一隻手
用相同方式進行

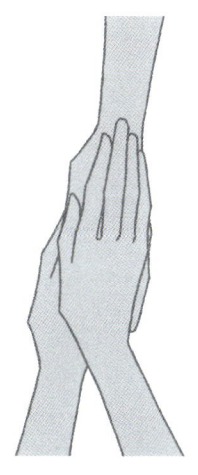

239

台灣廣廈 國際出版集團
Taiwan Mansion International Group

國家圖書館出版品預行編目（CIP）資料

芳療使用手冊【暢銷10年增訂版】：30款常備精油×107種身心對症配方×26種按摩手法，從入門到考證都適用的圖解教科書！/ 塩屋紹子著.
-- 二版. -- 新北市：蘋果屋出版社有限公司, 2025.03
240面；17x23公分
ISBN 978-626-7424-51-3(平裝)

1.CST: 芳香療法 2.CST: 香精油

418.995　　　　　　　　　　　　　　　　　　　　114001011

蘋果屋 APPLE HOUSE

芳療使用手冊【暢銷10年增訂版】

30款常備精油 × 107種身心對症配方 × 26種按摩手法，從入門到考證都適用的圖解教科書！

監　　修／塩屋紹子	總編輯／蔡沐晨
譯　　者／吳晶、張育銘、李亞妮	執行編輯／許秀妃・特約編輯／彭文慧
	封面設計／林珈仔・內頁排版／菩薩蠻數位文化有限公司
	製版・印刷・裝訂／東豪・弼聖・秉成

行企研發中心總監／陳冠蒨　　　線上學習中心總監／陳冠蒨
媒體公關組／陳柔彣　　　　　　企製開發組／張哲剛
綜合業務組／何欣穎

發　行　人／江媛珍
法律顧問／第一國際法律事務所 余淑杏律師・北辰著作權事務所 蕭雄淋律師
出　　版／蘋果屋
發　　行／台灣廣廈有聲圖書有限公司
　　　　　地址：新北市235中和區中山路二段359巷7號2樓
　　　　　電話：(886)2-2225-5777・傳真：(886)2-2225-8052

代理印務・全球總經銷／知遠文化事業有限公司
　　　　　地址：新北市222深坑區北深路三段155巷25號5樓
　　　　　電話：(886)2-2664-8800・傳真：(886)2-2664-8801
郵政劃撥／劃撥帳號：18836722
　　　　　劃撥戶名：知遠文化事業有限公司（※單次購書金額未達1000元，請另付70元郵資。）

■出版日期：2025年03月
ISBN：978-626-742-4513　　　　版權所有，未經同意不得重製、轉載、翻印。

ZOHO KAITEIBAN KAORI NO CHIKARA DE SELF-CARE SUBETE GA WAKARU ARPMATHERAPY
Copyright © 2024 Asahi Shimbun Publications Inc.
All rights reserved.
Originally published in Japan in 2024 by Asahi Shimbun Publications Inc.
Traditional Chinese translation rights arranged with Asahi Shimbun Publications Inc., Tokyo
through Keio Cultural Enterprise Co., Ltd., New Taipei City.